RESEARCH ON SOCIAL ASSISTANCE OF
URBAN ELDERLY CARE IN CHINA

我国城市老年照护
社会救助研究

刘晓雪 著

复旦大學 出版社

本书出版获中央高校基本科研业务费以及上海外国语大学学术著作出版资助

2018年上海市哲学社会科学规划项目

2017年上海外国语大学规划基金项目

第60批中国博士后科学基金面上资助项目

上海外国语大学青年教师科研创新团队项目＂中外城市基层治理的实践与经验研究＂资助

前　言

　　根据十九大报告的精神："按照兜底线、织密网、建机制的要求，全面建成覆盖全民、城乡统筹、权责清晰、保障适度、可持续的多层次社会保障体系。"2016 年 5 月 27 日，习近平总书记在中央政治局第三十二次集体学习时的讲话中提出："要加强老龄科学研究，借鉴国际有益经验，搞好顶层设计，不断完善老年人家庭赡养和扶养、社会救助、社会福利、社会优待、宜居环境、社会参与等政策……要建立老年人状况统计调查和发布制度、相关保险和福利及救助相衔接的长期照护保障制度、老年人监护制度……"2019 年 4 月 2 日，习近平总书记在第十四次全国民政会议上对民政工作作出重要指示："民政工作关系民生、连着民心，是社会建设的兜底性、基础性工作……各级民政部门要加强党的建设，坚持改革创新，聚焦脱贫攻坚，聚焦特殊群体，聚焦群众关切，更好履行基本民生保障、基层社会治理、基本社会服务等职责。"李克强总理进一步提出："要坚持以习近平新时代中国特色社会主义思想为指导，贯彻落实党中央、国务院决策部署，着力保基本兜底线，织密扎牢民生保障'安全网'。服务打赢脱贫攻坚战，做好低保和特困人员包括生活困难的老年人、重度残疾人、重病患者、困境儿童等的基本生活保障工作。"

　　作为社会保障安全网体系的"兜底线"，我国社会救助目前已经涵盖生活社会救助、生产社会救助、医疗社会救助、住房社会救助、教育社会救助、灾害社会救助和法律社会救助等专项社会救助制度，给那些生存面临困难的贫困人群给予最低生活保障。随着计划生育政策实施效应的显现、人口平均寿命的不断提高以及老年家庭的失能风险增强，我国人口老龄化及高龄化日益加重，失能老年人不断增加，一个新的社会群体——既贫困又失能的老年群体（简称"双困"老年人）出现，原有的社会救助体系只能在经济上为其提供最低保障，还没有覆盖到长期护理服务项目。

　　随着失能老年人数量的增加，加上老年失能时间的不断延长，我国也在逐步尝试通过长期护理保险制度建设来应对失能风险 。2016 年年底,中央决定上海市、广州市、成都市、青岛市、南通市等 15 个城市从 2017 年开始进行长期护理保险制度建设的试点,在试点的基础上将来在全国推广和实施长期护理保险制度。这 15 个城市根据中央的精神都出台了本地的长期护理保险方案,并开始陆续实施。从出台的方案中可以看到,有些地方(如南通)的长期护理保险制度中考虑到对贫困失能老年人的相关护理政策,但大部分地区并没有出台相关政策。"双困"老年人这个群体有其特殊性:经济收入低下且需要接受长期护理服务,而且他们没有缴纳长期护理保险费和支付长期护理服务费的经济能力,因此,建立一种全新的专项社会救助制度(即护理社会救助制度)恰逢其时。建立护理社会救助制度是维持社会最低理性、完善社会保障体系、健全老年人关爱服务体系、促进社会和谐发展的重要发展路径。

纵观国内外,大部分研究专注于对全体老年人实施长期照护保障,对"双困"老年人实施专项的照护社会救助,并从定量的角度测算"双困"老年人数量及照护社会救助成本的研究还比较少。本书将照护社会救助作为一项专项、独立的救助制度进行研究,不仅具有重要的学术价值,对保障"双困"老年人生存权利、提高"双困"老年人生活质量、维护社会安定,以及建设和谐社会等具有重要的实践意义。

本书主要围绕着三个问题逐次展开:第一,我国城市老年照护社会救助在需求和供给方面的现状;第二,我国城市老年照护社会救助存在的主要问题及其原因;第三,我国城市老年照护社会救助框架的重构。本书分析了我国城市老年照护社会救助的需求和供给状况,考察了存在的问题并分析了原因。基于相关理论,重构了由救助对象、救助标准、资格评估、资金筹集、服务提供、人才队伍建设、质量保障等子要素共同支撑的城市老年照护社会救助框架。

第一,在我国人口老龄化、高龄化程度日益加重的情况下,我国的失能老年人也在不断增加,加上家庭结构、观念习惯等因素的变化,大量失能老年人的存在对我国经济和社会提出了更多和更高的照护服务要求。同时,为了和谐社会的建设,亟须社会为"双困"老年人提供救助服务。

第二,我国城市老年照护社会救助在覆盖范围、救助标准、资金筹集、服务供给环节及监督管理方面都存在着问题,其原因主要有:缺乏对照护社会救助制度的顶层设计且法制不健全,地区之间的资源不能有效整合;资金筹集渠道单一,财政投入总量不足;照护服务设计环节、服务执行环节和服务质量监督环节缺乏科学化、规范化的制度安排;照护服务的人才队伍建设力度不够等。

　　第三,通过对发达国家照护社会救助制度的研究发现,在照护社会救助的资格评估方面,国外的经济审查比较透明和严格,并且有了比较成熟的照护需求评估标准及规范的照护需求评估流程。"就地老化"理念已经得到越来越多的认同,也逐渐成为国际认同的长期照护的发展趋势,从而要求不断实现照护资源的整合。各国非常重视对照护服务人员素质和专业技能的培养,以保障失能老年人能够得到较高质量的照护服务。为保证照护社会救助制度的健康运行,各国也建立了非常完善的监督管理机制。

　　第四,利用中国健康与养老追踪调查的数据,选取了马尔科夫模型,预测了我国未来城市"双困"老年人所需的照护社会救助费用。通过与国家未来财政收入的比较,认为满足我国未来城市老年照护社会救助的需求在财务上是具备可行性的。

　　第五,重构我国城市老年照护社会救助框架必须坚持政府主导、主体多元化、保障水平适度、实用性和法治化的原则。本书界定我国城市老年照护社会救助的救助对象为"两类六档"老年人,针对 2.5 倍低保收入以下的老年人,根据收入和失能程度实施六个档次的照护社会救助。在资格评估方面,要对"双困"老年人的经济状况和照护需求分别按照城市居民最低生活保障标准和照护需求评估标准进行资格审查和评估;在资金筹集方面,要坚持资金筹集多元化的原则,在保证持续稳定的政府财政投入的前提下,努力依靠福利彩票和社会力量筹集照护社会救助资金;在服务提供方面,要积极整合各方照护资源,为"双困"老年人提供生活照护、安全保障、医疗保健和精神保健等切实符合老年人实际需求的服务内容;在人才队伍建设方面,建设一支人员数量充足、结构合理、素质优良、照护服务质量不断提高的人才队伍;在质量保障方面,通过完善政策支持和监督管理机制,实现照护社会救助制度的规范、健康和持续运行。

目　　录

第一章 绪 论

第一节 研究背景与研究意义

一、研究背景

伴随着现代化的进程与社会进步,人口老龄化在全球范围内成为普遍现象,且趋势已经不可逆转。根据国家统计局发布的数据,截至 2019 年年末,我国 60 岁以上老年人口 2.54 亿人,占总人口的 18.1%,65 周岁及以上人口 1.76 亿人,占总人口的 12.6%。中国拥有全世界最庞大的老年人群体,呈现出人口基数大、增长速度快、未富先老的特点,给社会发展带来了诸多挑战。随着人口预期寿命的延长,高龄化现象日趋严重。由于人口的老龄化和高龄化,失能老年人口数量正逐渐上升。根据民政部、财政部、全国老龄办 2016 年共同发布的第四次中国城乡老年人生活状况抽样调查结果显示,我国失能、半失能老年人大约有 4 063 万人,占老年人口的 18.3%。[①] 同时,随着我国计划生育政策的实施以及经济社会的转型,人口流动率增加,家庭结构发生了变化,家庭规模缩小,空巢家庭增多,再加上养老观念的改变,导致传统的家庭养老功能不断弱化,对社会化养老的需求与日俱增。长期照护问题已经成为一个世界性问题,"双困"老年人具有"双困"的特殊性,他们的长期照护服务需求尤为迫切。

另外,导致老年人贫困的原因是非常复杂的。过去人们更多地关注收入的下降、能力的缺失等原因,而在当前人均寿命延长、家庭扶养能力弱化的时代背景下,高昂的长期护理费用成为导致老年人迅速跌入贫困陷阱的重要因素。目前国家的社会保障政策中,社会救助制度仅提供了生活资料的经济支持,而未包

---

① 全国老龄工作委员会办公室.第四次中国城乡老年人生活状况抽样调查总数据集[M].华龄出版社,2018.

含养老服务的经济支持;养老服务体系也仍处于初创阶段,高龄、患病和失能、半失能的贫困老年人等最低的养老服务保障仍然得不到支持。另外,高龄津贴、残疾津贴虽然也保障了部分失能老年人,但大部分"双困老年人"(即那些低龄失能、失能但非残疾的经济困难老年人)都不在覆盖范围之内。因此,基于扶危济困、查漏补缺的作用,无论是长期照护保障体系的补缺,还是社会救助体系的重要组成部分,照护社会救助制度作为一项新的制度安排,其建立势在必行,也有必要对其进行系统研究。

本书的研究背景可以概括为三个方面:首先,各种原因导致老年人长期照护已经成为一个世界性问题,照护社会救助作为长期照护保障的一部分,也已经成为我们必须面对、必须解决的社会问题之一;其次,实施照护社会救助是长期照护保障要实现的最低目标,国家应该优先对有困难的老年人提供照护服务,保障其最低的照护需求;最后,虽然我国各地相继实施了照护社会救助,但制度还不完善,照护社会救助的供求矛盾比较突出,使得照护社会救助面临着非常严峻的挑战。具体分析如下。

(一) 老年人长期照护已成为一个世界性问题

随着经济社会发展和医疗技术的进步,人类的预期寿命在不断延长,但是健康的预期寿命或是活得有意义的生命又延长了多少呢? 这引起了社会各界的关注。在漫长的老年生活中,老年人的追求并不是得到单一的经济保障,他们还希望身体健康或者能够得到照护,从而维持有质量的生命,希望建立和谐的人际关系(包括与子女、与他人的关系),退出工作岗位后依然得到社会大众的认同,能够平静自然地对待和接受死亡等,他们的追求是多方面、多层次的。老年养老、医疗等保障制度显然不能满足他们的这些诉求,老年人最终需要的不仅是经济保障,更是将经济资源转化为合适的服务①。因此,继养老保障、医疗保障等老年保障的两大支柱之后,老年人长期照护将成为第三大支柱,在老年保障体系中占据着重要的位置,成为老年保障体系的重要内容。

随着越来越多的国家进入老龄化社会,以及家庭结构核心化、女性劳动参与率提高、子女数量逐渐减少等原因,老年人长期照护正对国家的社会发展和家庭生活产生着深刻的影响,已经成为衡量一个国家老年保障体系建设水平的重要标志。因此,老年人长期照护问题已经成为一个世界性的问题,照护社

① 裴晓梅,房莉杰.老年长期照护导论[M].社会科学文献出版社,2010.

会救助作为长期照护保障的一部分,是世界大多数国家必须面对、解决的社会问题之一。

我国的经济建设自中华人民共和国成立以来取得了巨大的成就,政治面貌和社会面貌也在发生着巨大的变化,在建设和谐社会的过程中,民生和人民福祉是社会生活中的重要议题,救助"双困"老年人,保障其晚年生活质量,尽快建立和完善包括照护社会救助制度在内的照护保障制度,是适应这种时代和社会变化的必然要求。

(二) 照护社会救助是长期照护保障制度要实现的最低目标

不同老年人群体之间的特性差异很大,处于不同年龄层次、不同经济状况、不同健康状态的老年人,他们对长期照护服务的需求差异很大,所需要的照护服务的内容和程度也有很大的区别。在关注所有老年人的同时,他们当中的一些特殊群体更应该得到应有的重视。有这样一些老年人,他们首先丧失了部分或全部生活自理能力,同时又因为个人或社会的原因,经济收入低下,生活贫困,我们称其为"双困"老年人。对高、中收入级别的老年人来说,他们有足够的经济能力来购买长期照护服务,但经济困难的老年人本身生活上已经面临着沉重的经济负担,根本没有能力去购买额外的长期照护服务。老年人群体本身在社会上就是弱势群体,而"双困"老年人处于更加弱势的地位,是处在社会底层的最乏力、最无助的群体,是对长期照护服务需求最迫切的人群。

"双困"老年人群体若得不到及时的照护社会救助,其晚年生活质量将得不到保障,极端困难的群体更会面临最基本的生存问题,进而影响到家庭及社会,成为国家的困难。在自身自主能力低弱、拥有的权利资源匮乏,以及处于较低社会地位导致较高生存风险的前提下,"双困"老年人这个弱势群体必须得到一定的社会援助才能克服困难。因此,以"双困"老年人为保障对象的照护社会救助制度,将是保障社会成员生存权利的最后一道防线,是社会保障体系的最后一道安全网。同时,照护社会救助制度的完善程度直接影响着"双困"老年人的生存风险,因此照护社会救助应是社会成员的一项基本权利,这项权利必须得到国家和社会的保证,也就是说,照护社会救助是国家和社会义不容辞的责任,而非随意的施舍和恩赐,它维护的是社会成员最基本的生存权利,是长期照护保障制度要实现的最低目标。在做长期照护保障制度的顶层设计时,应该对这些面临双重困难的老年人优先提供救助服务,照护好"双困"老年人,是长期照护服务的保障底线,也是国家和社会完善养老保障机制、破解养老困局的关键。

(三) 我国城市老年人的照护社会救助面临着严峻的挑战

为"双困"老年人提供救助服务,既希望能够满足"双困"老年人的最低照护需求,使他们能够尽量享受到最适当和最有效的长期照护,同时也希望能够有效控制照护成本,减轻照护社会救助支出的负担。如何在服务需求和资源供给方面寻求平衡点是照护社会救助制度建设的关键。

我国面临着"未富先老"的问题,人口老龄化超前于现代化,人口高龄化的速度甚至高于老龄化速度,失能老年人口迅速增长,尤其是贫困老年人口的失能现象更加严重。同时,随着我国计划生育政策的实施以及经济社会的转型,"4-2-1"结构一度成为家庭结构的主流,家庭规模缩小,空巢老年人增加,导致传统的家庭养老功能不断弱化,对社会化养老的需求与日俱增。《国务院印发"十三五"国家老龄事业发展和养老体系建设规划的通知》(国发〔2017〕13号)指出,"十三五"时期,"涉老法规政策系统性、协调性、针对性、可操作性有待增强;城乡、区域老龄事业发展和养老体系建设不均衡问题突出;养老服务有效供给不足,质量效益不高,人才队伍短缺"。目前我国的养老服务体系还未真正健全起来,一项完善的照护社会救助制度还未完全建立,制度缺失严重,法制不健全,财政投入有限,公共政策支持不够,优惠政策落实不到位,区域、城乡之间发展不平衡、标准不统一,服务体系不健全,服务设施建设和人员配备不足,社会支持和老年人长期照护所需的社会资源严重不足,这些都加剧了"双困"老年人长期照护的供求矛盾,使得照护社会救助面临非常严峻的挑战。

基于以上背景,本书提出:国家在建立和完善长期照护保障制度的过程中,应该按照老年人对长期照护服务的需求程度,同时依据我国的具体国情,优先建立和完善城市老年照护社会救助制度,作为长期照护保障体系中一项最基础的制度,以期应对人口老龄化问题,构筑好"双困"老年人的生存防线。

二、研究意义

本书结合我国城市老年照护社会救助的供需状况,对照护社会救助的发展现状和存在的问题进行分析,从而建构我国城市老年照护社会救助框架,不仅对长期照护理论体系作出突出的学术贡献,而且对于我国积极应对未来人口老龄化的严峻挑战、促进社会和谐发展具有十分重要的实践意义。

(一) 学术价值

目前,有关城市老年照护社会救助的研究主要是从居家养老服务及补贴着手,虽然有关居家养老服务补贴的筹资渠道、护理需求评估、照护服务提供等方面的研究有很多,但往往都是以全体老年人口为切入点,覆盖照护保障体系的方方面面,而从老年照护社会救助视角出发,将这些照护救助内容进行整合并形成相对独立体系的研究较少。不少相关概念相互重叠或借用的情况屡见不鲜,容易造成误读和误导。

本书认为,城市老年照护社会救助是指国家和其他社会主体对于遭受经济和生活自理双重困难的老年人提供以生活照护为主的服务,以维持其生活自理的基本需求,保障其最低生活水平。本书试图在已有研究的基础上,从城市老年照护社会救助需求视角出发,研究重构城市老年照护社会救助的理论框架,这对进一步完善社会老年学、社会保障学等学科有关老年照护社会救助制度的理论建构具有重要价值。

(二) 实践意义

首先,研究重构城市老年照护社会救助框架是实施国家积极应对人口老龄化战略的重要内容。自1999年我国步入老龄化社会以来,人口老龄化的速度提高。未来我国60岁以上人口将继续呈现高位快速增长的态势,到2025年,全国老年人口规模将突破3亿,老年人口比重将达到20%。在高速老龄化的背景下,如何使需要帮助的老年人都能得到较好的照护,是摆在我们面前的一个极具挑战性的问题。建立和完善立足我国国情的老年照护社会救助制度是主动适应老龄化发展规律的客观要求,有利于解决好我国养老服务事业发展中凸显的问题,并且促进我国的养老服务事业不断进步和完善。

其次,研究重构城市老年照护社会救助框架对维护社会安定和建设和谐社会有重要意义。以人为本是社会主义和谐社会的主要特征,而社会弱势群体的存在可能会对社会安定产生不利的影响,从而影响和谐社会的建设。老年人本身就是一个弱势群体,如果经济上困难再加上失能,那就成了弱势群体中的弱势。一方面是"双困"老年人数量的不断增长,另一方面是中国实行计划生育政策30年来,家庭结构少子化、小型化加速,依靠家庭提供非正式护理的传统模式变得举步维艰。现今有一个现象,一对夫妻同时承担着双方父母的养老,同时还要兼顾工作、育儿等多重职责,照护给子女带来的经济和精神负担越来越重,"因失能致贫""空间移动能力贫困"成为贫困的又一典型形式。照护社会救助制度的建立,起到"兜底线、保基本"的作用,能够减缓社会的老龄化压力,这是党和政府贯彻民生为本的重要举措,是建设和谐社会的必然要求。同时,建立相应制度为"双困"老年人提供服务,能够直接减轻老年人及多个家庭的经济和精神负担。用较少的成本可以给老年人、给社会带来巨大的福利,建立长期护理社会救助制度是一件利国利民的好事。因此,对这部分最弱势的群体进行研究,解决他们的照护问题,显得非常必要。构建城市老年照护社会救助框架,完善城市老年照护社会救助制度,已经成为构建和谐社会的一项重要任务,有利于社会的安定团结、健康运转和可持续发展。

再次,研究重构城市老年照护社会救助框架对维护"双困"老年人生命尊严、提高"双困"老年人生活质量有着重要意义。人们都希望得到别人的尊重,渴望过着有尊严的生活,但是老年人很难再像年轻人一样创造财富了,他们很容易主动或被动地失去尊严,这其实是社会的悲哀。2010年的《政府工作报告》指出:"我们所做的一切都是要让人民生活得更加幸福、更有尊严。"在一个文明社会里,尤其是我们这样一个具有尊老爱老传统美德的社会里,实现全体人民有尊严地生活,首先应是善待老年人,让老年人活得有尊严。另外,"双困"老年人在经济和生活自理方面都处于极端的弱势地位,很多老年人会因为经济贫困而无法获得相应的照护服务,又会因为缺乏照护服务而陷入贫困,同时由于老年人在自立能力上的缺乏,导致其陷入双困境地后很难再从中得以恢复或脱贫,这种特殊性都导致"双困"老年人的生活质量严重低下,令人担忧。城市老年照护社会救助制度的建立,能够有效缓解老年人的贫困问题,解决老年人的失能问题,是让"双困"老年人有体面、有尊严、有质量地生活的重要保证。

第二节　国内外相关研究述评

本书对城市老年照护社会救助的中文文献和英文文献分别进行了检索。中文文献主要通过维普、万方、中国知网、超星数字图书馆和读秀学术搜索等网络数据库和Google学术搜索引擎,以长期照护、护理保障、照护社会救助、护理救助、社会救助、医疗救助、居家养老服务等关键词检索。英文文献主要利用Academic Research Library(ProQuest)和Academic Source Premier(EBSCOhost)数据库,以long term care, care assistance, nursing assistance, home-based care, community care等为检索词进行检索。另外,通过华东师范大学图书馆、国家图书馆、上海图书馆,主要检索相关图书。

一、国外关于老年人照护社会救助的研究综述

(一) 关于长期照护保障的研究

随着失能老年人数量的不断攀升,为满足失能老年人的养老服务需求,确保老年人的晚年生活尽量独立、安全,并保持自主和受尊重,很多国家已经建立失能老年人长期照护保障制度,以应对解决失能老年人长期照护服务费用问题的现实挑战。

Benbow 和 Jolley(1994)分析了老年弱势群体的长期照护模式,认为护理院养老可以对医院的长期病床起到一定的替代作用,完善护理院养老可以缓解长期的医院压床现象。WHO(2002)研究了瑞典、加拿大和美国老年人长期照护的法律制度,讨论了家庭在长期照护中的责任,并比较了三个国家对非正式照护和非正式照护者的界定,以及非正式照护者在提供长期照护服务过程中国家给予的护理津贴、税收优惠、带薪休假等不同层次和形式的经济和服务支持政策。Anne Tumlinson 等(2007)介绍美国的长期照护制度时指出,美国的长期照护保障体系并不是独立的,在国家层面上并没有一个适合全体国民通用的长期照护保障制度,但美国在对老年人和贫困群体的救助方面做得比较好,老年医疗保险(medicare)和低收入者的医疗救助(medicaid)都能为贫困失能老年人的长期照护提供资金。Mary Gibson(2007)在长期照护的筹资模式、服务内容、服务方式、人力资源和质量控制方面对德国和美国的长期照护制度进行了比较。Brown 和 Finkelstein(2007)通过构建模型得出结论,由于政府实施了照护社会救助制度,加上商业性保险市场的各种弊端,人们购买商业性长期照护保险的意愿降低。另外,即使商业性保险市场克服了很多弊端,照护社会救助的挤出效应仍然存在,即所谓的照护社会救助厌恶。同样提到"挤出效应"的还有 Edwards 和 Douglas J.(2004),他们认为"美国低收入家庭医疗补助计划对私人长期护理保险也起到了'挤出效应',这使得政府负担加重"。

(二) 关于照护社会救助服务需求方面的研究

Kenney(1996)发现,美国被调查的 65 岁以上的老年人中,20％老年人的日常生活活动需要得到他人的帮助,如需要他人帮助完成身体清洁、衣服穿戴和进食等;20％老年人在辅助性日常生活活动中存在生活自理方面的困难,如需要他人协助完成饭菜准备、财务管理、房屋清洁等。Moody(1998)指出,身体和心理方面的功能紊乱也会影响老年人的生活自理能力,致使他们的日常生活活动需

要他人协助才能完成。Meinow(2006)指出在长期照护服务需求的影响因素中，除了老年人的健康状态以外，经济状况也是重要的影响因素。对于低收入老年人来说，应付必需的生活消费开支都存在困难，根本没有额外的经济收入去消费长期照护服务，从而抑制了老年人长期照护服务的有效需求。Wanless(2006)认为，很多地方只对需求程度严重的老年人提供照护社会救助的做法是有争议的，因为照护需求等级较低的老年人如果没有得到相应的照护服务，会导致老年人失能程度加重等更严重的后果，最终反而会提高整个照护社会救助系统的成本。Heinz Rothgang(2010)对德国的照护社会保险制度进行了介绍，德国老年人的照护需求被划分为三个等级，每个等级的老年人每天可以接受相对应的照护时间和照护次数。除了照护社会救助需求内容的研究，学者们还纷纷利用模型对照护社会需求进行了定量研究。Richards(1996)、Malley(2006)利用 PSSRU 模型对照护服务的需求人数以及由此产生的成本进行了预测；Fukawa(2011)利用住户仿真模型测算出日本 2010—2050 年的长期照护费用；Bruce(1994)、Chan(2004)、Xie(2005)利用马尔科夫模型，结合未来人口总数，预测了长期照护需求人数及照护成本。

（三）关于照护社会救助服务供给方面的研究

Pillemer 等(1989)认为，社会上提供的家务协助服务不仅为失能老年人带来了真正的方便和实惠，而且也减轻了非正式照护者的负担。Schopflin(1991)指出，老年人的日常照护服务（如身体清洁、衣物穿戴、营养进食等）除了由非正式照护者提供之外，也可以由社会的服务组织来提供。Baldock 和 Evers(1992)指出，失能老年人接受长期照护服务应由被动适应变为主动选择，而随着社区照护服务的发展，应该设计一种"一揽子"服务，服务项目和内容具有更多的灵活性，老年人有更大的选择权；同时，提倡实行多元化的服务管理模式，从而最大限度地满足不同老年人的需求。Meredith(1993)指出，为实现老年人的全面健康，除了日常生活起居、行动护理和自我照护之外，还需提供人际交往、教育、心理等方面的专业咨询和情感援助。Fradkin 和 Heath(1992)认为，暂托服务既能够使家庭照护者获得短暂的休息、旅行、访友和娱乐时间，又能够使老年人在接受暂托服务过程中参与社会活动、增进社会交往，从而改善老年人及其家庭的生活质量。Anne Doyle 等(1997)认为，为符合照护补助资格、在家养老的弱势老年人提供照护服务时，应将病历管理、成人日间照顾、家庭健康扶助、个人照料、杂务服务等内容包括其中。Moroney(1998)将照护服务内容分为工具性的服务和认知情感性的服务两种:前者包括为老年人提供就餐服务、家政服务、代办服务和医疗保健服务等;后者包括为老年人提供心理辅导、精神支持等精神慰藉服务等。

(四) 关于正式照护和非正式照护关系的研究

正式照护和非正式照护在不同的国家,受不同的文化和制度的影响,各自发挥的作用是不同的,它们之间是替代、互补关系,还是不存在直接的相关关系,目前学术界还没有统一的定论。Christianson 等(1988)发现正式照护的增加对非正式照护的供给没有显著的影响,两者相互影响不大。Motel Klingebiel (2005)分析了挪威、英国、西班牙等国家的数据之后认为,正式照护的增加并不会减少非正式照护的供给。Adam Davey(1999)认为两者的关系是负相关的,尤其是在日常生活活动的照护方面,正式照护的确会引起家庭成员或亲属等非正式照护的减少。Stabile 等(2006)认为,政府在长期照护方面的资助导致正式照护使用量增加,而非正式照护使用量减少,这种替代效应在低收入人群中更加明显。Jesus(2011)认为,在提供相同类型的照护服务时,正式照护和非正式照护之间存在着替代关系。支持互补关系的学者有:White Means(2004)认为,正式照护和非正式照护两者需要补充协调、共同作用,任何一种都不可或缺。Sergi (2008)认为,正式照护和非正式照护是两种不同的服务形式,随着非正式照护的不断弱化,两者可以相互补充,尤其是对于年龄大且失能程度非常严重的老年人来说,这种互补效应更加明显。

当然,更有学者提出,正式照护和非正式照护之间并不是简单的替代或互补关系,它跟一个国家的文化价值理念、照护服务内容、老年人的支付能力和政府补助方式等很多种因素有关。Barresi 和 Stull(1993)认为,有佛教信仰的老年人,以及华人聚居的地区选择非正式照护的老年人比较多。Effinger(2005)认为,老年人选择家庭照护还是社会或机构照护,与老年人对家庭和政府所持的看法有很大的关系。Bolin 等(2008)认为当需要高质量和专业的照护来恢复健康时,非正式照护是正式照护的互补品,但在其他维持健康的方面,两者又呈替代的关系。

无论如何,不管是在强调个人主义价值观的欧洲发达国家,还是受"孝"文化影响的东亚国家,非正式照护在整个长期照护体系中都发挥着重要的作用。但是,随着社会的发展,妇女参与工作的比率不断提升,Burau(2007)认为,妇女比过去更不愿意或更难放弃工作来提供照护;此外,生育率下降、家庭结构的核心化,以及家庭迁徙率上升等原因,导致非正式照护体系的功能不断弱化。同时,非正式照护者在提供照护过程中承担着巨大的负担和压力。Dooghe(1992)认为,非正式照护者在照护老年人的过程中,其身体和心理都承受着很大的压力,时间一久,家庭照护者的健康状况也会受到影响。Kinney(1996)认为,与非照护者相比,照护者的社会功能更差,其对社会活动的满意水平更低。Whitlatch(1996)指出,非正式照护者承受着直接的或因工作状况改变导致的间接经济压力。Cantor(1985)认为,照护老年人更容易造成家庭成员之间的冲突。在这种情况下,Bass 和 Noelker(1997)指出,非正式照护应重新成为老年学研究的一个重要课题,必须认真考虑帮助非正式照护者的方法,尽量减轻非正式照护者的负担和压力。

二、国内关于老年人照护社会救助的研究综述

(一) 关于长期照护保障的研究

我国正处于人口老龄化加速发展的时期,尚未建立完善的老年人长期照护保障体系,学者们对此纷纷提出建议。王波(2004)指出,上海经济的快速发展为长期照护保障制度奠定了经济基础,通过测算困难老年人的护理需求论证了对困难老年人施行护理保障的可行性。钟仁耀(2010)建议,在老年人照护服务日益社会化的今天,我国应当坚持覆盖全民和适度保障的原则,从宏观和微观两个层面来建立长期照护保障制度。在微观领域,应当考虑引进市场竞争机制,提高照护资源的使用效率;在宏观领域,将长期照护风险看作一种社会化风险,应由全社会来共同克服与承担,政府应当承担起相应的责任,发挥公共管理和公共监督的职能,保障公民享有接受照护服务的权利。何玉东(2011)指出,长期照护保障制度的设计应当重视政府与市场关系的准确定位,建立可持续性的筹资机制,严格审查、控制资金给付条件,以及注重社会保障体系的顶层设计,我们的政策出发点应当是立足于为广大中低收入阶层提供保障。钟仁耀(2011)建议,把现有的养老服务补贴政策在名称上更改为"照护社会救助",把它作为社会救助体系中一个独立的社会救助项目,并从目前的由社会福利部门主管改为由社会救助部门主管。施巍巍(2012)按照筹资来源将长期照护的模式分为了救助式和普享式制度模式、长期照护社会保险制度模式、商业长期照护保险制度模式。通过对发达国家制度的分析和比较,提出我国在短期内应积极鼓励商业长期照护保险,发展老年人长期照护救助模式;长期目标是建立统一的老年人长期照护社会

保险制度。张盈华(2012)指出,国家在规划长期照护保障制度时,不能一蹴而就,长期照护保障制度的实施和发展是一个从不完善走向全面、从低水平向高水平逐渐过渡的过程。因此,在制度设计初期,面向困难群体的"补缺"型的照护社会救助制度是首选。张奇林、赵青(2012)认为,将来各种制度都建立起来时,长期照护保障体系的结构模式可以是照护社会救助、照护社会保险和照护商业保险三足鼎立的状态,三者分别起到了保底、保基本和补充的作用。

(二) 关于老年弱势群体的研究

首先是关于老年弱势群体概念界定问题的研究。有的研究是将老年弱势群体作为一个整体来看待,有的研究则是将老年人群体进行了细分。高灵芝(2003)将老年弱势群体分为三种情况:一是生活需要照顾,但有一定的经济保障;二是生活能够自理,但经济没有保障;三是生活需要照顾,而且也无经济保障。穆光宗(2005)解析,丧失劳动力的农村老年人、独居的高龄老年人、无自理能力的老年人是弱势群体中的重要组成部分,尤其老年妇女是老年人口中值得关注的易受伤害和脆弱的群体。安婧(2007)认为,在城市中有这么一部分老年人,他们的退休金不够生活开支、自己单独居住、健康状态堪忧,无论是经济方面还是生活照护方面都身处窘境,这部分老年人即城市老年弱势群体,他们仅靠自己很难生活,只有靠外界的支持才能维持正常的生命状态。

其次是为老年弱势群体提供社会支持的研究。许振明(2004)从医疗保障角度研究对老年弱势群体的支持。李玉玲(2007)从社会救助角度研究,认为应对老年弱势群体提供法律、社会政策、社会网络和人文关怀等方面的支持。安婧(2007)从社会保障角度提出,要从制度和精神层面完善老年弱势群体的社会保障体系。李维洁(2004)认为最担忧养老问题的往往是那些缺乏固定养老保障和医疗保障的群体,这部分老年人的收入较低、支付能力弱,国家必须建立一套严格的救助资格评定体系和稳定的长期照护救助体系,为这部分老年人的长期护理提供基本的保障。景天魁(2007)认为,保护弱者的权益不受损害至关重要,即使不能实现完全公平,也要尽量做到适度公平。根据边际效应的原理,在当前我国的长期照护资源有限的情况下,应该优先保护弱者,对长期照护服务需求最迫切的困难老年人实施救助,即用有限的社会资源实现社会整体福利的最大化。曹煜玲(2011)从权利的角度论述了对困难老年人实施照护社会救助的必要性,指出养老服务属于社会公共物品,是每个公民都应该享有的基本权利。如果对困难老年人的生活照护置之不理,就是变相地剥夺他们的基本权利。陈琼

(2012)提出实行适度普惠社会福利制度,特征之一是弱势群体优先性。享受最低生活保障的老年人、身体有障碍的老年人、没人照护的老年人等,他们自身的能力有限,在获取社会资源方面没有任何优势,基本的生存需求都难以得到保证,他们应该得到国家和社会更多的关爱和支持,因此应该集中资源,积极地向这些群体提供物质和服务帮助。张向东(2005)、杨玲、刘远立(2010),以及易景娜、陈利群、贾守梅(2011)都认为要建立针对贫困老年人等老年弱势群体的长期照护服务制度。

(三) 关于照护社会救助相关需求的研究

王石泉(2004)指出,老年群体在个性、所处的社会环境、家庭情况、经济条件、心理要求、生活方式等方面存在差异,对养老方式的需求也各不相同。在为老年弱势群体提供服务时,应使需要的多样性和共同性得到平衡。胡娟(2008)通过 logistic 回归结果表明,经济状况不好尤其是极其困难的老年人,除去日常生活消费开支以外如果还有剩余的话,只敢考虑看病、家务协助等物质层次的长期照护服务需求,安全保障、人际交往等精神方面的保障对他们来说是一种奢求。伍小兰(2008)认为,老年群体虽然被看作弱势群体,但其内部有很大的异质性。李绍军等(2009)通过分析得出,经济水平低下的老年人在短期内得病的比例比较大,因此他们的医疗服务需求更为迫切。同时,存在另外一种现象,虽然经济困难的老年人医疗服务需求高,但是由于他们的收入不高,因此有病不就医的现象比较普遍。陈亚鹏(2009)认为,老年人是一个异质性很大的群体,不同群体的老年人所需要的照顾服务的种类和程度都是不一样的,现有的研究往往是将老年人作为一个同质性群体提供相似性的照顾服务,而在城市真正面临生存风险的是那些年纪大的、没有配偶或失去配偶的、单独生活的、身体有障碍的和经济收入水平低下的老年人,很少有人对这部分老年人的长期照护需求进行单独研究。刘成军等(2010)研究了老年人对医疗服务的利用情况,指出经济状况是一个重要的影响因素,虽然经济困难的老年人身体状况比一般老年人要差,但是他们往往不会一有病就去医院,因此贫困的老年人入住医院的比例并不高于一般老年人,说明贫困老年人的部分卫生服务需要没有得到满足,需要对贫困老年人实施照护社会救助,提高贫困老年人抵御失能风险的能力。石梅华(2011)认为,国家和社会需要重点关注不同老年人之间的不同照护需求,不能对所有老年人实施内容一致的照护服务,应该做到区别对待。

国内关于长期照护需求的定量研究有:李强(2002)用多状态生命表法计算

了老年人的平均预期生活自理能力寿命。曾毅、顾大男(2007)用拓展的多状态生命表法预测了我国日常生活需要照护的老年人口总数。彭荣(2009)将65岁及以上老年人的生活自理状态分为七个状态。蒋承等(2009)基于拓展的多状态生命表方法首次对我国65岁及以上老年人的日常生活照护成本和临终前照护成本进行了分析,计算出了老年人余生的日常照护期望总费用。戴卫东(2012)根据市场服务价格及失能老年人每天需护理的时间,对长期护理服务资金进行了测算。景跃军等(2014)运用环比平均增长法预测了我国失能老年人的人口规模变化状况。何文炯(2014)利用精算模型预测了我国老年照护服务补助制度的运行成本,其对"双困"老年人数量的假设是"假定这个人群占失能老年人总数的30％"。

(四) 关于照护社会救助服务提供方面的研究

在服务内容和服务质量方面的研究有:杨福彬(2003)指出,我国目前照护社会救助的服务水平还较低,内容只是停留在身体护理、家务协助等简单的照护服务方面。王石泉(2004)建议,要根据不同老年人的需求提供特定的照护服务,照护社会救助的资源也要得到合理分配。由于老年人对服务的需求状况存在较大差异性,因此对各种服务的供给应该具有灵活性。吕津(2010)提出,要设立由各个领域的人才组成的审核和管理部门,对申请照护社会救助的老年人的资格条件进行审查,符合条件之后进入下一环节,同时根据老年人的不同需求量身打造个性化的照护服务计划。田青(2010)认为上海的老年人社区照料服务提供是对老年人不同照料服务需求的迫切程度和服务的可提供性综合考量的结果,缺乏整体的框架性规划,其结果是照护服务不是根据老年人的实际需求来提供,而是比较随意,完全按照政府的意愿行事。没有长远的规划或法制的约束,照护社会救助资金的来源也难以得到保证。

在服务队伍建设方面的研究有:张赛军(2001)指出,虽然志愿者在长期照护服务提供环节扮演着重要角色,但志愿者服务也存在着很多不足,如服务提供的时间可能无法得到保证、志愿者队伍人员不稳定等,志愿者队伍建设有待加强。杨福彬(2003)认为,很多从事照护服务工作的是年龄大而且失去工作的女性,她们并不是主动或愿意从事这项工作,而是因为她们的文化水平比较低,在市场上无法找到理想的工作,同时迫于生活压力,不得不从事照护服务工作。这些大龄女性一旦找到好的工作或者有更好的选择,她们很可能会立即放弃照护服务行业的工作。李培林、李强、孙立平(2004)提到,一项在63个城市中对69项职业声望的调查(1999)表明,社区服务人员的职业声望非常低,仅排第52名。付红丽(2008)认为,由于没有统一的服务标准,规章制度又未细化,缺乏有效的评估机制和奖惩措施,因此照护服务提供者完全是凭着自己的道德行事,服务质量无法得到保证。也有人站在服务提供者立场上提出观点。陈亚鹏(2009)认为,目前市场上为老年人提供的照护服务主要围绕着被照护方即老年人的需求来开展,而很少有研究涉及照护供给方,如家庭照护者、亲朋好友、志愿者、养老服务中心、居家管理中心和居委会等。对照护供给方研究的缺失,可能会导致照护服务在实施过程中管理上的松懈、项目设置的不科学等问题。张白(2010)指出,养老服务人员主要存在的问题有:文化水平很低,年龄也普遍偏高,因此不能很好地掌握照护专业知识;没有职业的归属感和自豪感,因此人员容易流失;年龄结构和性别结构不合理,因此不利于人才队伍的建设。陈婕(2010)认为,大家把研究焦点更多地集中在被护理的老年人身上,大量地去研究如何才能让老年人享受到社会福利,而对于护理员群体自身的发展,以及作为一种新兴的职业,在社会生活中发挥的作用和造成的影响还没有深入探究。秦勃(2012)指出,照护服务人员之所以从事照护服务工作是不得已的选择,因此他们工作没有上进心、动力不足,而且很多工作人员都没有接受过专业的教育,特别是年龄较大的照护服务人员,本身不具备照护服务专业技能,掌握理论知识和实践技能的速度也非常慢,因此照护质量难以提高,而且老年人在精神层面的照护需求很难得到满足。

(五)关于照护社会救助资金来源的研究

付红(2008)认为,随着生活水平和工资水平的调整,居家养老补贴逐年递增,且增幅较大,如此庞大的资金,仅靠政府补贴,对于政府来说确是一种不小的压力。吕津(2010)认为,应该加大政府的投入力度,为弱势老年群体创造更多的接受照护服务的选择,政府投入多了,老年人的选择多了,被照护老年人的满意度自然会提高。李新刚(2011)认为,仅仅依靠政府是不够的,资金筹集应走向多元化道路,通过优惠政策吸引社会企业的投资和捐赠,鼓励社会力量共同参与。何玉东等(2011)就长期照护保障制度的筹资机制发表了观点,认为长期照护服务是老年人基本生存权利的保障,因此不能将责任全部交给市场,政府理应担负起相应的责任,通过对困难老年人实施照护救助,实现社会资源在低收入老年人和高收入老年人之间的再分配,从而确保困难老年人也能享受到经济社会发展带来的丰硕成果。陈友华(2012)认为,政府有义务保护每一个社会成员的生存权利不受损害,每当个体的生存权利受到威胁需要得到外界支持时,政府必须站出来承担相应责任。可见,为经济困难的失能老年人无偿或低偿提供照护服务是政府义不容辞的义务。胡良喜(2012)指出,照顾长者是政府的基本责任,不应因社会的具体情况变化而推卸。

(六) 关于救助的支付方式的研究

对困难老年人的救助是采用货币化方式还是实物救助,很多人对此发表了自己的看法。

王石泉(2004)建议,政府发放带有现金性质的兑换券或者购物券,让享受照护社会救助服务的人在规定的金额内购买自己需要的物品或者服务,鼓励他们对特定物品和服务进行消费,规范政府补贴的资金用途。程伟(2007)认为,发放服务券,有利于更好地发挥政府、市场、非政府组织(NGO)、志愿团体、家庭、个人的优势来解决护理保障问题。有人认为服务券制度也不是十全十美的。高春凤(2011)建议完善救助服务券制度,其文章指出,由于老年人消费观念跟不上,社区服务供给体系不完善,经过统一标准发放到老年人手中的照护社会救助服务券没有被合理利用,服务券已经成为另类养老补贴,与服务券发放初衷相悖,建议加强老年人消费观念的引导,逐渐改变老年人传统的不愿花钱买服务的消费习惯,同时完善社区服务体系及相关服务供给载体。米红、杨贞贞(2011)认为,"比例补贴式的、最高限额的、多选择性的"补贴制度的建立具有一定的必要性和现实性,困难老年人先购买等值的服务券,由政府提供一定比例的财政补贴,然后他们可持券进行消费,为避免将责任全部推给政府,可规定政府补贴的最高限额。张盈华(2012)认为,直接为老年人提供照护服务而非给予现金的做法,可以实现长期照护服务的本意,防止救助资源被挪作他用,但是直接提供服务的做法也有刻板的一面,可能会激励家庭照护者过分地依赖社会公共资源,逃脱本应他们承担的照护老年人的责任。罗楠(2012)指出,现金方式存在缺陷,很多老年人拿到养老服务的现金后,可能不舍得将其用于养老服务(如医疗保健项目),老年人如果不享用,短期内可能不会有什么影响,但长期缺少医疗保健,慢性病很容易拖成难以治疗的疾病,而养老服务券的发放,可以激励老年人主动获取社会的支持。

三、国内外关于老年人照护社会救助的研究评析

纵观国内外研究现状,可以看出两者在研究视角方面存在着一定的差异。国内对失能老年人长期照护保障制度,尤其是照护社会救助的研究才刚刚起步,

因此国内学者或政府部门的重点放在照护社会救助的制度政策和制度建设研究上;而国外研究大多是从微观层面,以实务的方式探讨照护服务需求、正式照护和非正式照护关系等具体内容。两者差异性的原因在于:一些发达国家已经建立起相对完善的长期照护保障制度,照护社会救助制度作为一项兜底制度,其立法和政策都已得到广泛实施,而我国尚未建立完善的长期照护保障制度,再加上经济发展水平仍不高的具体国情,照护社会救助的研究仍处在一个探索阶段,因而理论研究更多的是宏观性的和基础性的,且多是定性分析,鲜有涉及定量分析。

我国有关照护社会救助的研究虽然取得了一定的进展,但距我国未来长期照护保障制度的发展以及"双困"老年人的需求还存在很多不足,主要表现在以下三个方面。

(一) 对城市老年照护社会救助的研究缺乏长远性和战略性

目前,有关城市老年照护社会救助的地方性试点探索较多,而对适于全国推广实施的制度顶层设计的研究较少,缺乏关于"双困"老年人照护社会救助的长远性战略规划。虽然一些学者对我国未来的照护社会救助发展有一定的设想,但所提出的设想大多是宏观性的,缺乏相应的可操作性和指导意义。目前,全国还没有建立完善的照护社会救助制度,因此全国没有统一的照护社会救助标准,没有统一的需求评估标准,很多研究都只针对某一地区的制度,而不适用于全国。

(二) 缺乏对"双困"老年人享有照护社会救助的研究

目前的老龄问题研究大多专注于一般老年人,将老年人这个群体按照经济收入和失能状况再细分,从"双困"的角度(即同时考虑经济困难和自理能力困难的老年人)进行研究的还比较少。针对所有老年人群的长期照护保障制度的研究多,针对"双困"老年人的照护社会救助制度的研究少。

实际上,"双困"老年人已经成为一个数量比较大的群体,面对这一群体,他们的日常生活活动必须有人照护,需要大量的社会照护资源。与一般老年人不同,在老龄化和家庭养老功能弱化的背景下,经济贫困使得"双困"老年人的生活照护问题更加凸显,因此有必要从"双困"的角度研究老年人的长期照护问题,即照护社会救助的研究。

(三) 对照护社会救助的研究缺乏定量分析

我国照护社会救助研究的相关文献主要集中在定性研究上,从定量的角度(诸如测算需照护人数和照护成本等)方面的研究却很少。一方面,我国照护社会救助方面的数据缺乏或不完整,如我国的失能老年人数、"双困"老年人数等尚没有一个官方统一的数据,也就无法为研究提供充分完整的数据信息;另一方面,照护社会救助的需求和供给方面的数据涉及部门多,数据统计和整理的难度很大。

本书试图在重构适合我国国情的城市老年照护社会救助框架的基础上,对上述问题进行深入分析和研究,以提出未来我国城市老年照护社会救助重点推进建设的前瞻性、针对性、可行性的对策建议。

第三节　研究目标与研究内容

一、研究目标

本书的研究目标是重构能够满足"双困"老年人最低照护服务需求,具有可行性并且能在全国通用的城市老年照护社会救助框架。

(一) 满足"双困"老年人最低照护服务需求

社会救助是一种最低层次的社会保障,维持的是人们最低的生活水平,因此照护社会救助制度也只能满足"双困"老年人的最低照护需求。同时,根据需求层次理论,在新形势下"双困"老年人的照护需求也是多方面的。除了有基本的生活照护需求之外,也有安全、医疗和精神照护等方面的需求。照护社会救助只能满足"双困"老年人的最低照护服务需求,这里的"最低",并不意味着只能为"双困"老年人提供生活上的照护等单类服务内容,它也可以囊括类别丰富的内容,只不过每类服务内容的服务水平会比较低,起到保底的作用,仅能满足老年人的最低照护服务需求。也就是说,照护社会救助服务的内容与照护保障制度中的服务内容相比,在种类上差别不大,都可以囊括生活照护、安全照护、医疗照护和精神照护四大类,但在每一类服务内容里,照护社会救助的服务项目和服务水平要低于照护保障制度。

(二) 具有可行性的城市老年照护社会救助框架

重构的城市老年照护社会救助框架必须具备可行性,要顺应我国的经济社会发展水平,渐进建立并逐步完善照护社会救助制度。

首先,顺应我国的经济社会发展水平。城市老年照护社会救助的发展会受到经济发展水平、社会文明程度和社会政策等多因素的影响。在一个文明的社会里人有各种权利,如生存的权利、财产不受侵犯的权利、弱势群体获得救助的权利等。社会文明程度的标志很多,但最核心的标志是"对人尊重的程度"。看一个社会的文明程度,就看这个社会对人权尊重的程度,以及对弱势群体实施救助的程度。在经济不发达、社会文明程度不高的情况下,照护社会救助的救助水平不高,即救助的范围、内容和标准会处于比较低的层次,救助范围可能仅限于最贫困的老年人,救助内容仅限于身体上的照护,救助标准会非常低;照护社会救助的水平会随着经济发展水平、社会文明程度的提高而提高,如照护社会救助的范围会从最贫困的老年人逐步扩大到低保老年人、低收入老年人,照护社会救助的内容会由单纯生活方面的照护逐步丰富至安全照护以及精神上的照护,照护社会救助标准也会相应提高,满足"双困"老年人的基本照护需求。照护社会救助水平可以用三维坐标图来表示(见图1-1),坐标轴分别用照护社会救助内容、照护社会救助范围、照护社会救助标准来表示,那么坐标系中的点即表示照护社会救助水平。当前我国正处于中等偏上收入国家行列,照护社会救助水平应当与当前我国经济和社会文明程度相适应。本书将预测我国"双困"老年人数量及其需求,并与财政收入进行比较,从而保证城市老年照护社会救助制度能在国家财政可承受的范围之内。

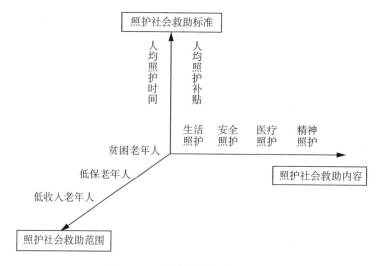

图1-1　照护社会救助水平图示

其次,制度建立的渐进性。自步入老龄化社会以来,我国老龄化加速发展,与其他已经进入人口老龄化的国家相比有很大的不同,人口的基数大,发展速度非常快,老龄化、高龄化、空巢化同时发生、同时叠加,而且未富先老,这些特点给我们应对人口老龄化增加了难度,任何一个政策的施行或改变都会激起非常大的波澜,因此照护社会救助的建立只能是一个渐进的过程,先从制度层面将其独立起来,使其成为一个为"双困"老年人提供照护保障的一个独立的体系。照护社会救助的范围、内容和标准可以先从低水平开始,随着国家经济社会的发展逐步提高救助水平,还要考虑与将来国家实行的照护社会保险等其他照护保障制度的衔接。

(三) 可在全国通用的城市老年照护社会救助框架

目前,国家对城市老年照护社会救助制度的建立还缺乏一个顶层的设计和整体发展的规划布局,虽然很多城市针对"双困"老年人实施了照护社会救助,但是各个城市之间都是根据自己的实际情况在开展工作。有的城市照护社会救助制度已经实施多年并切实为"双困"老年人解决了困难,但仍有很多城市还处于制度空白阶段。缺乏顶层设计、立法层次低,还会导致城市之间标准不统一、资金划拨不合理、照护社会救助待遇差距过大等问题。

重构全国通用的照护社会救助框架,需要对我国"双困"老年人在照护方面的需求供给状况进行全面的梳理、统计及规划,充分考虑我国的具体国情,坚持政府主导、主体多元化、保障水平适度、实用性和法治化的原则。全国统一的照护社会救助制度,可以对照护社会救助对象、救助标准、照护需求评估、资金筹集、服务提供、人才队伍建设和监督管理等给予统一的立法或规定,这样"双困"老年人的基本生存权利才能得到保证。

二、研究内容

(一) 相关概念

本书将辨识"双困"老年人、失能老年人、贫困老年人、长期照护、照护社会救助等相关概念,尤其是对"照护社会救助"这个名词给予合理解释,并从照护社会救助和长期照护的关系、照护社会救助和社会救助的关系中来理解它的含义。

(二) 城市老年照护社会救助的需求和供给状况分析

关于城市老年照护社会救助的需求状况,本书首先从我国人口老龄化的状况、失能人口状况和老年贫困状况三个方面介绍我国的城市老龄化和"双困"老年人状况;其次利用中国健康与养老追踪调查 2011 年开展的全国基线调查数据,从我国城市老年人的基本情况和失能情况两个大的方面对我国城市老年照护社会救助的需求状况进行了数据分析。

关于城市老年照护社会救助的供给状况,本书首先阐述我国城市老年照护社会救助的发展过程。21世纪初,居家养老服务补贴制度的实施,标志着照护社会救助由隐性救助阶段向显性救助阶段的过渡。融通居家和机构的照护社会救助的法律、政策的实施,标志着我国照护社会救助制度建设进入了一个新的发展阶段。其次从救助对象、救助标准、资格评估、服务提供等方面分析我国各城市照护社会救助的相关制度和政策,指出各地区之间的差异,从而对目前我国城市老年照护社会救助的供给状况有一个全面的了解。

(三)我国未来照护社会救助费用预测

本书首先对我国城市老年照护社会救助的对象和救助标准进行界定;其次选取马尔科夫模型对我国城市老年人的失能状态转移概率进行计算,进而对我国未来城市老年人口失能率、失能老年人口数量、"双困"老年人的数量及所需的照护社会救助费用进行一系列的预测;最后将预测的照护社会救助费用总额与国家未来的财政收入做比较,判断我国财政收入对于本书预测的老年照护社会救助费用的承受能力。

(四)我国城市老年照护社会救助框架重构

通过分析我国城市老年照护社会救助的需求供给状况,并在总结借鉴国外照护社会救助经验的基础上,本书重构了由救助对象、救助标准、资格评估、资金筹集、服务提供、人才队伍建设、质量保障等子要素共同支撑的城市老年照护社会救助框架。

本书对我国城市老年照护社会救助的救助对象和救助标准分别进行了界定。另外,资格评估是指对提出照护服务需求的"双困"老年人的经济和身体状况进行客观公正的审查和评估,包括经济状况审查、照护服务需求评估人员、评估过程及评估标准等;资金筹集是指寻找照护社会救助资金的来源,主要解决救助资金由哪些主体分担和如何分担的问题;服务提供是指照护服务提供者在特定场所为"双困"老年人提供的照护服务,包括服务资源的整合、服务内容、服务水平和服务方式等;人才队伍建设是指对照护服务的管理人员、服务人员进行的规划管理、培养、激励和使用等;质量保障是指保证照护社会救助制度能够有效运行的支撑要素,包括政策支持、质量控制和监督管理等。

第四节　研究方法与框架

一、研究方法

本书采用规范分析和实证分析相结合的研究方法,即在重视定性分析的同时,进行了大量的定量分析,将定性分析和定量分析融为一体。在具体的研究方法上,本书采用统计分析法、调查分析法、比较分析法、模型分析法等方法。

(一) 统计分析法

运用数理统计分析法对中国健康与养老追踪调查的数据库资料进行综合分析。其中,第三章在分析我国城市老年照护社会救助的需求状况时,采用的资料来源于中国健康与养老追踪调查 2011 年基线调查的数据库;第七章在计算老年人失能状态转移概率时,对中国健康与养老追踪调查 2008 年、2011 年和2012 年的数据库资料都有所采用,分别统计了上述 3 年的失能率。

根据分析结果确定关键的照护社会救助要素与体系框架等,为我国城市老年照护社会救助建设的具体内容提供相关参考依据。

(二) 调查研究法

在撰写本书期间,笔者作为主要参与人员参与了国家社会科学基金重大项目"未来十年我国城市老年人居家养老保障体系研究"。结合地域分布、城市规模和人口老龄化程度等指标,此项目选取了大连市、呼和浩特市、成都市、广州市和上海市五个城市,又从每个城市中分别抽取了部分街道展开问卷调查和访谈。笔者主要承担了照护社会救助服务供给方面的访谈,访谈对象是民政局、街道或居委会的基层管理人员。通过访谈,有针对性、系统地搜集我国代表性区域的城市老年照护社会救助的实践资料,为研究我国城市老年照护社会救助框架的构建等问题提供辅助材料。

(三) 比较研究法

选择国外主要国家(如日本、美国和英国等)和国内东部、中部和西部等主要代表性城市的照护社会救助内容作为研究对象,有针对性、系统地搜集老年照护社会救助的现实状况和历史状况的材料,进行比较分析,总结它们之间的优缺点,为研究我国城市老年照护社会救助框架的重构等问题提供辅助。

(四）模型分析法

人口老龄化问题已经成为各级政府、社会和学术界普遍关注的焦点、热点问题之一,有关老年人照护社会救助的定量研究已陆续展开,本书分析了目前国内外对老年长期照护需求的预测所运用的主要模型,比较各种预测模型的优劣之后选取了马尔科夫模型来对我国城市老年的照护社会救助费用进行预测。

首先运用马尔科夫模型计算老年人失能状态转移概率,进而对"双困"老年人数量及照护社会救助成本等进行预测,为本书的实证研究、定量分析提供补充数据,为相关部门做决策提供帮助。

二、研究框架

本书将按照图 1-2 所示的技术路线进行,框架由九章构成。

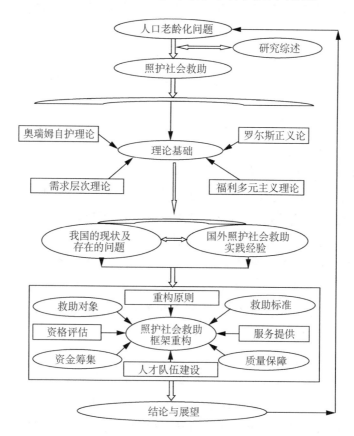

图 1-2　技术路线图示

　　第一章是绪论部分,对本书的选题背景和研究意义进行阐述,同时综述并评析国内外关于照护社会救助的研究,指明本书的研究目标、研究内容和研究方法等。

　　第二章是相关概念及研究的理论基础,对"双困"老年人、失能老年人、贫困老年人、长期照护和照护社会救助等相关概念加以分析界定,并研究分析了奥瑞姆自护理论、罗尔斯的正义论、需求层次理论、福利多元主义理论等理论基础。

　　第三章是我国城市老年照护社会救助的需求状况分析,包括我国城市老龄化及"双困"老年人状况,并结合数据分析我国现阶段城市老年照护社会救助的需求状况。

　　第四章是我国城市老年照护社会救助的供给状况分析,阐述我国城市老年照护社会救助的发展过程,比较国内各地区城市老年照护社会救助的相关政策,分析我国各城市照护社会救助的相关制度和政策,指出各地区之间的差异。

　　第五章是我国城市老年照护社会救助存在的主要问题及原因分析。

　　第六章是国外老年照护社会救助制度的比较及经验借鉴,选取了日本、美国、英国三个国家,对其老年照护社会救助进行了重点分析,同时对其他发达国家的部分照护社会救助经验也进行了介绍和分析。

　　第七章是我国城市老年照护社会救助费用预测,先后对我国城市老年人口失能状态转移概率、我国城市"双困"老年人人口规模和我国城市老年照护社会救助费用进行了预测。

　　第八章是我国城市老年照护社会救助框架的重构,包括城市老年照护社会救助的救助对象、救助标准、资格评估、资金筹集、服务提供、人才队伍建设和质量保障等。

　　第九章是总结与展望,包括主要研究结论、主要创新点、不足之处及未来的研究方向等。

第二章　相关概念及研究的理论基础

第一节　相　关　概　念

一、"双困"老年人

进入 21 世纪以来,"弱势群体"已经成为从政府到社会各个阶层日益关注的字眼。弱势群体是相对于主流群体而言的,主要是指由于某些缺陷而导致在经济、政治或社会方面处于竞争的不利地位,依靠自身能力又无法摆脱这种劣势,需要社会提供帮助的社会群体。老年人由于生理因素已经成为社会的弱势群体,但老年人群体之间又存在较大的差异。按照年龄、地域、经济收入、健康状况、受教育程度、是否有子女及子女是否同住等状况来分,老年人又有很多不同的类型,如低龄老年人和高龄老年人,城市老年人和农村老年人,低收入、中收入和高收入老年人,失能老年人和非失能老年人等,另外还有空巢老年人、孤寡老年人、失独老年人等不同的类型。在这些分类因素中,经济收入和健康状况对老年人群体差异的影响是最大的,同时两者对维持老年人生存又起着至关重要的作用。单纯经济状况差的老年人尚且可以生活;经济收入状况良好、生活不能自理的老年人,他们自己是有能力购买照护服务的;如果两者都处于劣势,收入低下,生活又不能自理,那这类老年人就处于弱势群体中的弱势,依靠自身力量将无法生存下去,必须依靠社会的支持。因此,本书对"双困"老年人做如下界定:一是失能老年人,他们的生活活动需要靠外界的支持才能完成;二是贫困老年人,即经济收入低下,在维持最低的物质生活需求的基础上无力承担最低的照护生活需求的老年人。

二、失能老年人

失能老年人是指因年老、疾病、伤残等原因导致机体功能障碍,自理能力有困难的老年人。目前国际上通常用两种指标来评定失能老年人的生活自理能力，分别是基本日常生活活动能力（activities of daily living，ADL）和辅助性日常生活活动能力（instrumental activities of daily living，IADL）。评估基本日常生活活动能力的量表非常多，据费斯坦、佐斯朋和韦尔斯等人统计约有 43 种之多，若评估的范围扩及职业、社会、情绪功能等层面则会更多。常用的标准化的日常生活活动能力评定方法有巴氏量表（或称 Barthel 指数，1965 年）、Katz 指数（1983 年）、Frenchay 指数（1983 年）、修订的 Kenny 自理评定、FIM（功能独立性评定，1985 年）、PULSES 评定等。一般而言，辅助性日常生活活动能力评定主要有两种：快速残疾评定量表（rapid disability rating scale，RDRS）和功能活动问卷（the functional activities questionary，FAQ）。主要的日常生活活动能力一般由吃饭、穿衣、上下床、上厕所、室内走动和洗澡六个指标构成，这些指标反映了老年人的基本自我照顾能力及需要他人协助的程度，无论哪一项活动不能独立完成，都将导致老年人在日常生活中对他人的严重依赖而需要他人照护。实际生活中，一般以此指标分辨老年人对照护需要的程度和等级。辅助性日常生活活动能力一般采用洗衣、做饭、购物、服药、打电话、理财及独立外出等指标，这些指标衡量的是老年人进行社会活动的能力，反映了老年人生活的独立自主程度。按照国际通行标准，进食、身体清洁、如厕、房内活动、穿脱衣服、上下床这六项指标，五至六项无法完成的界定为"重度失能"，三至四项无法完成的界定为"中度失能"，一至两项无法完成的，界定为"轻度失能"。

（一）巴氏量表

巴氏量表（Barthel scale 或 Barthel index）是美国巴尔的摩市州立医院的物理治疗师巴希尔（Barthel）于 1955 年开始使用，测量住院病患的康复进展情况，以此判断病患是否该出院。自 1965 年公开发表，巴氏量表就被广泛使用在评估康复和老年病患日常生活活动功能状况的领域。巴氏量表的日常生活活动能力评估总分为 100 分，共包含十项评估项目。其中，七项与自我照护能力有关，包括进食、修饰或个人卫生、如厕、身体清洁、穿脱衣服、大小便控制；三项与行动能力有关，包括移位、平地走动、上下楼梯。各项根据以下三种情况进行分级：完全依赖、需求协助和完全独立。各项在同一级有不同的加权计分，给分是依据该项活动障碍需要多少人力和时间的协助而定。如移位和平地走动的项目，若完全独立就能得到满分，也就是 15 分；而身体清洁、修饰或个人卫生的项目，若完全独立就能得到满分，但只有 5 分；剩余项目若完全独立的满分则是 10 分，总分可以是 0—100 分。巴氏量表评估共分五个等级,第一等级为完全独立,即 100 分;第二等级为轻度依赖,即 91—99 分;第三等级为中度依赖,即 61—90 分;第四等级为严重依赖,即 21—60 分;第五等级为完全依赖,即 0—20 分(具体见附录一)。

(二) Katz 指数

Katz 指数是由 Katz 等人设计并制定的,Katz 等人认为移动、吃喝与大小便控制能力这三项功能为人类生存的基本条件,此三项功能在人类发展过程中为基本、简单的功能,也是人类生存条件中最迫切需要的必须具有的时间最长的功能。Katz 等人认为功能活动的丧失是根据特定顺序进行的,复杂的功能首先丧失,简单的动作丧失较迟。应用 Katz 的指数评价表可评定 96% 患者的日常生活活动能力,是目前应用最广泛的功能评价指数。

Katz 指数将日常生活活动能力分为六项指标:洗澡、穿衣、如厕、转移、大小便控制和吃喝。上述六项评定指标的难度依次递减,即由难到易,不要轻易改变其顺序。将功能状态分为 A(完全独立)、B、C、D、E、F、G(完全依赖)七个等级(七级分法),七个等级的独立性按照递减的顺序进行排列。

(三) PULSES 评定方法

PULSES 方法起源于 20 世纪中期,属于总体功能评定且其可信赖程度较高的一种评定方法,具有运动、言语、视听、心理、身体状况等方面的内容。后来 Granger 等对 PULSES 评定方法进行了修改和完善。

此方法有六项评定项目:身体状况(physical condition,P)、上肢功能(upper limb function,U)、下肢功能(lower limb function,L)、感觉功能(sensory component,S)、排泄功能(excretory function,E)和精神和情感状况(mental and emotional status,S)。PULSES 的每一个评定项目分为四个功能等级,分别评为 1(最好)—4 分(最差),各项评分相加后得到总分。

(四) 功能活动问卷(FAQ)

功能活动问卷(FAQ)由 Pfeffer 在 1982 年提出,1984 年重新修订。该功能活动问卷大致有十项指标内容,每一项指标内容根据失能老年人对相关活动的完成程度进行评分,从 0 分(正常或从未做过,但能做)一直到 5 分,小于 5 分(正常),大于等于 5 分(异常)等几个等级,总分越低,表示障碍越轻。该功能活动问卷(FAQ)评定项目较全面,且效度是目前 IADL 量表中最高的。

常用的 ADL、IADL 量表如表 2-1 所示。

表 2-1　常用的 ADL、IADL 量表

常用的 ADL、IADL 量表	分级方式	评估项目
巴氏量表	0—20 分:完全依赖 21—60 分:严重依赖 61—90 分:中度依赖 91—99 分:轻度依赖 100 分:完全独立	进食、修饰或个人卫生、如厕、洗澡、穿脱衣服、大小便控制、移位、平地走动、上下楼梯
Katz 指数	良:即 A 级与 B 级合并,可独立完成 5 项活动以上 中:即 C 级与 D 级合并,可独立完成 3—4 项活动以上 差:E、F、G 级合并,至少能独立完成 1—2 项活动以上	洗澡、穿衣、如厕、转移、大小便控制、进食 A 级:全部项目均能独立完成 B 级:只有一项依赖 C 级:只有洗澡和其余五项之一依赖 D 级:洗澡、穿衣和其余四项之一依赖 E 级:洗澡、穿衣、如厕和其余三项之一依赖 F 级:洗澡、穿衣、如厕、转移和其余两项之一依赖 G 级:所有项目均依赖
PULSES 评定	6 分:功能最佳 6—12 分:各项功能均基本正常 12—16 分:独立自理能力	身体状况、上肢功能 下肢功能、感觉功能 排泄功能、精神和情感状况

三、贫困老年人

政府、专家、学者在关于城市贫困老年人的众多研究中对贫困并没有统一的定义[1],鉴于数据的可获得性,普遍使用的是将城镇居民最低生活保障线这一救助标准作为划分城市老年人贫困的标准。这一标准的界定更多地考虑了老年人的物质生活困难,如果将老年人的生活照护支出考虑在内的话,这一贫困线的标准有必要上调。孙陆军等部分专家和学者为了研究最低生活保障线和贫困率的影响,采用通用的 10% 敏感性进行分析,上海等地区的贫困率在低保线上浮 10% 的基础上将增加 50%,福建增加 100%,北京等将超 30%[2]。

因此,本书照护社会救助的救助对象不单单限于城镇居民最低生活保障线以下的失能老年人,确切地说应该是收入低下的失能老年人,城镇居民最低生活保障线以上如城镇居民最低生活保障线的 1.5 倍或 2.5 倍以内收入的失能老年人,都有接受救助的可能,具体依据当地的经济发展水平或财力可承受程度而定。

---

[1]　姚学丽,李明刚.中国城市贫困老年人问题[J].乐山师范学院学报,2004(9).

[2]　孙陆军,张恺悌.中国城市老年人贫困问题[J].人口与经济,2003(5).

四、长期照护

长期照护在英语里基本上有一个统一的名称,即 long-term care,区别于 health care(医疗照护)。国内的称谓有很多种且很不统一,除了"长期照护"以外,还有"长期照料""长期照顾""长期护理""长期看护""长期健康护理""长期养护"等。医学研究一般使用护理一词,指专业的医疗护理。护理可分为急性护理(acute care)和非急性护理(postacute care)两种:急性护理是针对急性疾病或慢性病急性发作治疗后的护理,需要入住医院;非急性护理一般针对慢性病或急性疾病治疗之后的护理,无需入住医院,但需要日常帮助。本书认为用长期照护比较合适,可以理解为长期照顾和护理的结合,它既包括对失能老年人在日常生活上提供的帮助,又包括一定的医疗护理,且是非急性护理。

长期照护一个经典的定义就是桑特勒等人提出的:长期照护是指,如果有的老年人在连续的某个时间段内不能活动或一直不具备特定的自理能力,社会或各种组织给予的一连串的健康保障、个体护理以及其他服务等。世界卫生组织提出,长期照护由两类群体提供:专业人员和非专业人员。其中,专业人员包括健康、卫生等专业人士;非专业人员包括家人、友人等。这两类群体为失能老年人带来健康、医疗等服务,使失能老年人的生活质量得以提高,重获独立和尊严等。美国保险学会(Health Insurance Association of America, HIAA)也对长期照护进行了定义:一段时期内,在家中、社区或专业机构,针对有慢性病、伤残性疾病的老年人,由家人、友人、医生、护士等提供的非正规和正规服务。长期照护有别于传统健康护理,其目的是对丧失日常生活的能力或慢性疾病进行恢复和修补,并使不利影响降至最小。

通过以上定义可以看出,长期照护有如下两个特点:第一是持续性。需要长期照护的老年人一般是患有短期内难以治愈的慢性疾病或是长期处于伤残和失能状态,因此照护一般要持续很长时间,甚至要持续到他们终老。长期照护有别于临时照护,长期照护也有别于短期照护,一般而言,长期照护比较合理的期限是至少六个月。因为,少于六个月,老年人的照护任务可以由其家人维持,但是超过了六个月甚至再长期限,家人就难以承受甚至成为负担①。第二是照护的整合性。由于长期照护分为非正式照护和正式照护,因此对应的照护地点、照护服务提供者、照护服务内容都是正式和非正式的整合,是可以在家中、社区或专业照护机构进

---

① 田申.我国老年人口长期护理需要与利用现状分析[J].中国公共卫生管理,2005(1).

行的,由生活护理人员、专业医疗保健人员(医师、护士、药师、康复师和营养师等)及社会工作人员组成的服务团队,提供生活照护为主、医疗照护为辅的服务。

当然,有的学者认为,虽然在公共政策的辩论中关于长期照护的讨论比较多,但是长期照护本身却是很难定义的。实际上,当一个人既处于长期失能的状态,又在进行医药治疗需要护理,此时接受的照护是否属于长期照护也是争论的一个关键点。随着远程监护、照护辅助等技术的进步,以及照护供给方面的发展趋势(如从机构照护向居家照护的转变),对长期照护的定义将变得更加复杂。因此,无法给长期照护下一个精确的定义。

五、照护社会救助

我国的社会救助制度形成于 20 世纪 50 年代,主要采取两种形式:临时救助和定期定量救助。主要对象是国家规定的一部分特殊救助对象和"三无人员"。随着经济和社会的发展以及改革的不断深化,同原有传统的救助对象一样,一些新的社会群体也成为社会的弱者。为了保障不断出现的社会弱势群体的最低生活水平,我国陆续建立了生活社会救助、生产社会救助、医疗社会救助、住房社会救助、教育社会救助、灾害社会救助和法律社会救助等专项社会救助项目。例如,随着国有企业改革的深化,城镇居民中出现了新的贫困问题,于是在 20 世纪 90 年代建立了城市居民最低生活保障制度;随着我国福利分房制度的逐步废除和货币分房制度的全面实行,为了改善低收入者和贫困家庭的住房条件,住房社会救助项目应运而生;随着公费医疗制度和劳保医疗制度的改革以及我国城镇医疗保险制度的建立,针对难以应付医疗费用的贫困家庭建立了医疗社会救助项目;随着社会主义市场经济体制的不断建立和完善,尤其是高等教育缴费制度的逐渐引进,为了帮助贫困学生顺利完成学业而建立了教育社会救助。这些专项社会救助项目是社会救助的一种表现形式,其主要目的是给予生活有困难的贫困群体一种最低生活保障,属于社会保障体系中的一个重要组成部分。

随着我国人口老龄化现象的加重,"双困"老年人这个新的社会群体出现,同样成为社会的弱者,他们在收入低下的情况下,又面临着生活不能自理的困境,依靠自身力量不能摆脱困境,必须依靠国家和社会,在这样的情况下,有必要建立新的专项社会救助制度,即照护社会救助制度。

目前对"照护社会救助"这个名称的提法还比较少,多是以"养老服务补贴""护理救助""护理补贴"等名称出现。人们还会用到"照顾""照料"和"护理"等词来表达跟"照护"同样的意义。本书之所以选择"照护社会救助"这个名称,基于以下三个原因:第一,制度的主要目标是为"双困"老年人提供救助,而且这种救助的实施主体必须是国家或政府,而非个人或集体行为。第二,此制度的救助内容是解决"双困"老年人的照护问题,而非经济、住房、灾害等其他问题。第三,"照顾"一词偏重对老年人在生活上的照料,"护理"一词常见于医学中,偏重对老年人在医疗上的照料,"照料"一词有照看料理之意,也是偏重照顾,而"照护"一词兼顾照顾和护理之意,既为老年人的生活起居提供帮助,也提供必要的医疗护理。本书将"照护社会救助"定义为:国家和其他社会主体对于遭受经济和生活自理双重困难的老年人提供最低的照护保障,以维持其最低的照护生活需求,保障其最低生活水平。

另外,我们可以从照护社会救助和长期照护的关系、照护社会救助和社会救助的关系中来理解它的含义,照护社会救助是长期照护保障的一部分,也是整个社会救助体系的重要组成部分,照护社会救助应归入我国的社会救助体系当中(见图2-1、图2-2)。

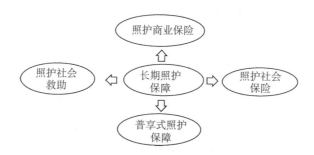

图 2-1　照护社会救助和长期照护保障的关系

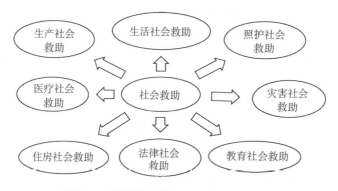

图 2-2　照护社会救助和社会救助的关系

第二节　研究的理论基础

一、奥瑞姆自护理论

奥瑞姆自护理论是由美国著名护理理论学家奥瑞姆(Orem)提出的,20 世纪 70 年代,她出版了《护理:实践的概念》这本书,对奥瑞姆自护理论做了详细阐述。

(一) 理论内容

奥瑞姆认为,判断 个人是否具备自理能力就是判断自护能力和自护需要之间的关系问题。当前者大于后者时,意味着一个人具备自理能力;当前者小于后者时,意味着一个人的自理能力出现了缺陷,必须依赖外界的协助。奥瑞姆自护理论有三个组成部分:自我护理理论、自我护理缺陷理论和护理系统理论。三者由点及面、相互关联、紧密衔接。

1. 自我护理理论

这个理论结构对自理的概念做了阐释,并且详细列示了人类的生活活动中有哪些具体的需求。

奥瑞姆认为,自理是人类自身为了达到一定的目的而采取的自我行动。一般情况下,人类是具备自理能力的,除非因为某种因素的破坏,导致人类的自理能力受到损害。影响自理能力的因素非常多,会因个体的年龄、健康状态、生活习惯、价值观念的不同而不同。

人类的自理需求包括三个大的部分:基本的自理需求、积极的自理需求和被动的自理需求。基本的自理需求是为了维持人的正常的生命过程及生命完整性的需求,如对空气等维持生命必需品的需求、对劳逸平衡的需求等;积极的自理需求是指人类在生长发育过程中积极主动地寻求某方面的发展而产生的自理需求;被动的自理需求是人类的正常生活活动被改变时产生的需求,如生病时产生的自理需求。

2. 自我护理缺陷理论

奥瑞姆认为当人类产生了被动的自理需求,而此时人类自身具备的自理能力去无力应付,这时自理能力和自理需求之间的平衡关系被破坏,即出现自我护理缺陷。一旦出现了自我护理缺陷,需要外界及时支持,来帮助个体逐步恢复自理能力或者帮助个体满足自理需求。

3. 护理系统理论

此理论是指外界为了克服自我护理缺陷而采取的具体行动。奥瑞姆提出三种护理系统:指导系统、部分补偿系统和完全补偿系统。这三个系统依据个体的自理能力程度依次递进:指导系统是指外界仅需要为个体提供必要的指导,无需进行特别的护理;完全补偿系统则需要外界为个体提供全面的协助和护理活动;部分补偿系统则介于两者之间。三种护理系统以弥补不足、克服缺陷、最大限度地提高个体的自理能力为最终目的。

(二) 相关启示

奥瑞姆自护理论的指导,使得老年人的照护工作及内容更具有针对性、具体化,照护模式更加规范化、专业化,有利于人力、物力、时间、财力等各方面的合理分配,有利于提高管理效率,有利于提高照护服务水平和服务质量。

自我护理理论解释了人有哪些自理需求,在了解老年人有哪些需求的基础上开展照护工作,从老年人的实际需求出发为每一位老年人量身打造个性化的照护方案,从而避免对所有失能老年人提供一刀切的服务项目,使照护服务内容更具有针对性。

奥瑞姆认为家庭成员对个人的自理活动也有价值,鼓励他们参与到照护过程中,以弥补自我护理的缺陷。非正式照护者不仅要具备最低的生活照护技能,还需要掌握更加复杂的医学知识、更多的照护技巧和照护注意事项等。可见,奥瑞姆自护理论肯定了非正式照护者的地位,最大限度地发挥了非正式照护者参与照护的能力。

奥瑞姆自护理论对照护服务人员的理论水平、知识结构、服务理念和职业素质等方面均提出了新的要求。照护服务人员必须接受系统的教育,不仅要掌握全面的理论知识和专业的照护技能,还要求有端正的服务态度和良好的职业素养,从老年人生理、心理、社会文化和发展的角度出发,科学地解决老年人现存的和潜在的健康问题,并给予失能老年人全面的照护服务和健康指导,从而在照护者和被照护者之间建立起良好的关系,提高照护服务质量。因此,为了改善我国当前照护服务人才在数量和质量上的问题,必须加快照护服务专业人才的培养,加强照护服务人才的队伍建设,推动照护服务人才的专业化、职业化进程。

二、罗尔斯的正义论

在 20 世纪六七十年代,在西方国家出现种族冲突、民权运动、经济危机等各种矛盾和问题的背景下,罗尔斯(John Bordley Rawls)的正义论问世。

(一) 理论内容

罗尔斯提出了正义的两大基本原则:平等自由原则和差别原则。

平等自由原则是指基本自由是每个人都应享有的权利,这一原则不应因经济、社会、文化的发展而有所改变。平等自由原则的提出保障了每个人平等地享有基本自由与政治权利。差别原则是指在社会上出现不和谐的因素时,应当对整个社会,特别是对那些处于弱势地位的人提供平等的机会。由此可见,社会正义要求社会既要为属于同一基本范畴的人同样的待遇,也要给处于社会弱势地位的人们以特殊的待遇。

罗尔斯认为人一出生会因自然天赋等个人无法选择的因素的影响,后天还会受到政治体制、经济条件、社会条件的限制和影响,从而处于不平等的地位。因而,需要以两个正义的原则为标准来安排和调节主要的社会制度,使之尽可能地排除种种不平等因素对人们生活的影响。罗尔斯的正义论从问世后就对西方国家产生了重大的影响,各国学者也纷纷开始研读这本经典著作。

(二) 相关启示

罗尔斯正义论对我国建设和谐社会的进程有重要的理论借鉴价值。构建和谐社会应该一切从实际出发,自觉地把社会和谐的要求贯穿于中国特色社会主义建设的各个方面。罗尔斯正义论对推进我国的民主政治建设、处理公平与效率的关系和保护弱势群体的权利等方面具有重要的理论指导和现实意义。罗尔斯正义论对当前和谐社会中的不平等因素进行了合理解释,并为如何应对和克服这些不平等提供了"反思的平衡"。

老年弱势群体是社会弱势群体的重要组成部分,造成这一群体弱势的原因,一方面是由于人类难以抗拒的衰老原因造成的生理弱势,是个体老龄的必然结果;另一方面是社会或个人的原因造成的经济上的弱势。老年弱势群体事实上承受着生理上和经济上双重弱势的压力。老年弱势群体仅凭其个人能力维持一定的生活水平相当困难,所以政府和社会应该通过救助途径帮助其渡过难关并维持最低生活水平,使这一特殊的弱势群体不被社会边缘化,过上有尊严的生活。罗尔斯正义论为我们解决当今人口老龄化背景下的老年弱势群体权利的保护提供了理论上的支撑。

三、需求层次理论

需求层次理论(hierarchy of needs)或基本需求层次理论,属于行为科学范畴,由美国心理学家马斯洛(Maslow)提出。

(一) 理论内容

马斯洛认为,人类的需要是分层次的,由低级到高级(生理—安全—社交—尊重—自我实现),最低等级是生理需求,最高等级是自我实现需求,呈金字塔形。

美国心理学家奥尔德弗(Alderfer)对需求层次理论进行了完善,提出了一种新的人本主义需求理论,即"ERG 需求理论"。ERG 需求理论包含了三类核心需求:生存(existence)需求、相互关系(relatedness)需求和成长(growth)需求,简称为"生存、关系和成长"需求。

奥尔德弗的 ERG 需求理论与马斯洛的需求层次理论内容很相似。两者的差异在于:前者暗含了人在同一时间可以同时存在高等级需求和低等级需求,无刚性、阶梯式、次序性、上升性;后者则说明了需求具有刚性、阶梯式、次序性、上升性,首先是满足低等级需求,再是高等级需求。

(二) 相关启示

随着社会的发展,老年人的养老服务需求表现出来明显的时代特征,在新的社会形势下必须大力发展老年服务产业、提供丰富的为老服务项目,以逐步解决老年人养老服务需求的满足问题。如何提供能满足老年人需求的为老服务,需求层次理论是重要的理论依据。

根据马斯洛需求理论,我们首先要解决老年弱势群体的生存需求问题。由于行动不便等原因,人进入老年时期在生活中对于吃、穿、住、用、行等生存需求要高于非老年时期,而且失能老年人的生存需求要高于非失能老年人,经济困难老年人的生存需求也要高于非困难老年人。安全需求在老年人的生存需求中占的位置也很关键,尤其是在老年人的身体器官机能随着年龄的增长而逐步下降的情况下,其医疗需求就变得更加迫切。

几种需求有时同时存在,但可能各个阶段的需求侧重点不同。对"双困"老年人而言,除了有生理、安全等低层次的需求之外,也有高层次的需求,只不过多数时间他们对低层次的需求更为强烈一些。因此,在提供照护社会救助服务项目的时候,要根据"双困"老年人的实际情况,在优先并重点提供低等级的需求服务项目之后,还需考虑适当向较高等级需求发展,既要提供多样化的服务项目,又要细化服务内容,尽量满足不同老年人的多样化需求。

四、福利多元主义理论

传统的福利社会主要存在于 19 世纪 80 年代以前,到 20 世纪 30 年代时,国家已经取代家庭、社区和各种非营利组织成为社会福利的主要提供者,福利国家逐渐形成。以 20 世纪 70 年代的石油危机为标志,战后经济发展的黄金时代终结,一系列社会问题和福利国家危机问题随之产生,福利多元主义就是在此背景下而产生的一种新的理论范式。

自 20 世纪 70 年代以来,此理论在西方国家快速兴起,占据了社会福利领域的主导地位,在西方社会政策领域中扮演越来越重要的角色,属于社会福利理论的主流派别之一。

(一) 理论内容

在不同的历史时期,福利多元主义理论的观点是不断演进的,但主张福利提供者的多元化一直是其核心观点。

福利提供者多元化的观点最早是由蒂特姆斯提出来的,福利多元主义的概念首先在 1978 年英国《沃尔芬德的志愿组织的未来报告》中使用①;美国学者罗斯在《相同的目标、不同的角色——国家对福利多元组合的贡献》一文中,也对福利多元主义做了详尽而明确的论述②;欧尔森也采用了国家、市场和民间社会(家庭、邻里、志愿组织等)三分法来分析福利国家;德国学者伊瓦斯将社会福利的来源分为四个:市场、国家、社区和民间社会,并特别强调民间社会的社会资本对社会福利整合的重要意义③;约翰逊则是在福利三角国家、市场和家庭的基础上加入了志愿组织,这样提供社会福利的部门就有四部分④。

总之,通过国内外实践来看,福利多元主义主张福利责任由不同的部门分担,减少政府部门干预,强化市场、家庭和社会团体的多方作用。主要包括福利多元主义理论的"三分法"和"四分法",两者并没有绝对的区分,核心理念都是分权(decentralization)和参与(participation)。伊瓦斯福利多元主义四个部门的特

---

① Wolfenden. The Future of Voluntary Organizations: Report of the Wolfenden Committee [M]. Croom-Helm Press,1978.

② Rose, R. Common Goals but Different Roles: The State's Contribution to the Welfare Mix[A]. Rose, R. & Shiratori, R. The Welfare State East and West[M]. Oxford University Press,1986.

③ Evers, A. & OIL, T. Wohlfahrts Pluralismus: Vom Wohlfahrts Staat Zur Wohlfahrts Gesellschaft [M]. Opladen,1996.

④ 彭华民.福利三角:一个社会政策分析的范式[J].社会学研究,2006(4).

征如表 2-2 所示。

表 2-2　伊瓦斯福利多元主义四个部门的特征

部门	市场	国家	社区	民间社会
福利生产部	市场	公共部门	非正式部门/家庭	非营利部门/中介机构
行动协调原则	竞争	科层制	个人责任	志愿性
需方的角色	消费者	社会权的公民	社区成员	市民/协会成员
交换中介	货币	法律	感激/尊敬	说理/交流
中心价值	选择自由	平等	互惠/利他	团结
有效标准	福利	安全	个人参与	社会/政治激活
主要缺陷	不平等、对非货币化结果的忽视	对少数群体需要的忽视，降低自助的动机，选择的自由度下降	受道德约束降低个人选择的自由，对非该团系成员采取排斥态度	对福利产品的不平等分配，专业化缺乏，低效率

资料来源：Evers, A. & OIL, T.. Wohlfahrts Pluralismus: Vom Wohlfahrts Staat Zur Wohlfahrts Gesellschaft[M]. Opladen, 1996.

转引自：彭华民，黄叶青.福利多元主义：福利提供从国家到多元部门的转型[J].南开学报（哲学社会科学版），2006(6).

（二）相关启示

老年人照护社会救助的供给是多元的，如资金筹集、服务提供等呈现的多元化，这意味着仅仅依靠单方的力量是无法满足老年人的照护需求的，需要由市场、政府、家庭及非营利组织的共同参与才能够解决，因此福利多元主义成为目前老年人长期照护政策或照护社会救助政策中最重要的理论基础。

我国照护社会救助服务提供的发展路径是建立一个以政府科学掌舵为主导，以家庭照护为基础，以社区服务为依托，以机构养老为补充，同时非营利或中介组织共同参与的居家养老服务体系。照护社会救助制度是社会救助制度的组成部分，因此政府承担着首要责任，其责任包括制定政策法规、筹措资金、统筹规划监督评估等。虽然现今我国的家庭养老功能不断受到冲击并被弱化，其他养老主体的参与也在不断增加，但由于未富先老的现实，以及几千年来集经济支持、生活照护、精神慰藉功能于一身的家庭养老仍发挥着重大作用，因此家庭养老的功能不能被取代，我们应该努力创造条件，挖掘家庭的养老潜力，巩固家庭养老的基础地位。除了家庭，社区作为老年人晚年生活的第二空间，是多元化养老服务的核心。要充分发挥社区居委会在养老服务中的组织管理、协调和监督功能，加强社区基础设施建设，搭建社区居家养老服务平台，通过给予生活照料、提供卫生服务和举办文体活动等服务来满足他们的物质和精神养老需求。由政府出资向非营利组织购买服务是一种既节约资源又提高效益的措施,政府要运用经济手段和行政手段为非营利组织的发展创造良好环境,同时非营利组织自身也要健全机制,提高服务人员素质,从而提高其参与居家养老服务的能力。

第三章 我国城市老年照护社会救助的需求状况分析

第一节 我国城市老龄化及"双困"老年人状况

一、我国人口老龄化状况

(一) 我国人口老龄化的趋势不可逆转

我国人口老龄化的特点是人口基数大、增长速度快、未富先老,被称为"跑步进入老龄化"。根据国家统计局统计数据,2018 年我国 60 周岁及以上人口为 2.49 亿人,是目前唯一一个老年人口过亿的国家,人口老龄化水平达到 17.9%。

在未来的 40 年,我国人口结构将从轻度老龄化向重度老龄化转变。在人口规模上,我国老年人口呈持续扩大趋势,2014 年超过 2 亿,2025 年预计达到 3 亿,2034 年预计超越 4 亿,约每 10 年增加 1 亿老年人口,2050 年预计达到 4.4 亿。在人口老龄化水平上,进入人口老龄化的高速发展阶段,2030 年将增长到 23.4%,2045—2050 年达到 30% 以上,进入重度老龄化的平台期。换言之,1999 年老年人口占总人口的 1/10,目前为 1/6,2025 年预计为 1/5,2030 年预计为 1/4,2050 年预计达到约 1/3[①]。

与国际上比较,我国老龄化的速度也是最快的。根据联合国公布的人口数据,1990—2010 年世界各国老龄人口平均增长速度为 2.5%,而同时期,我国老年人口的年平均增长速度为 3.3%。发达国家老龄化进程长达几十年到 100 年,如法国 115 年、美国 60 年、德国 40 年、日本 24 年,而中国仅用了 18 年时间。

(二) 人口预期寿命延长,高龄化现象日趋严重

在研究长期照护问题时,80 岁及以上老年人(即高龄老年人)的数量也是衡

---

① 胡鞍钢.中国中长期人口综合发展战略(2000—2050)[J].清华大学学报(哲学社会科学版),2007(9).

量人口老龄化的一个重要指标,因为高龄老年人是容易发生失能的高危人群,高龄老年人比低龄老年人在日常生活方面更有可能需要他人的协助,对长期照护的需求更大些。历年中国统计年鉴数据显示,我国的人口预期寿命由1949年之前的35岁左右,提高到1978年的68岁、2000年的71.4岁,再到2010年的74.8岁,半个多世纪以来人口预期寿命提高了近40岁(见表3-1)。其中,2010年,北京和上海的人口预期寿命已经超过80岁,而女性预期寿命超过80岁的有北京、上海、天津、浙江、海南5个省市。按照世界卫生组织的规定,如果一个国家的人均预期寿命超过70岁,意味着这个国家已经属于长寿国家。也就是说,我国在2000年已经迈进长寿国家的行列。从国际比较来看,中国人口预期寿命的变迁也是不断追赶美国的过程。1950年,中美预期寿命差距为33岁,到1980年缩小为7岁,1980—2010年,中国人口预期寿命进一步提高,与美国的差距进一步缩小为4.5岁。如人口预期寿命已经超过80岁的上海、北京、杭州等发达城市,均超过高收入发达国家的平均水平(2006年为79岁)。胡鞍钢等还预测,到2020年我国人口预期寿命将达到77岁,到2030年达到80岁[1]。2007年《中国可持续发展总纲(国家卷)》中也提出:在未来50年内,人均预期寿命将达到85岁。

表3-1　我国历年人口预期寿命

年份	预期寿命(岁)	年份	预期寿命(岁)
1981	67.77	2006	74.30
1990	68.55	2007	74.40
1996	70.80	2008	74.60
1999	70.20	2010	74.83
2000	71.40	2011	75.00
2001	72.31	2012	75.20
2002	72.88	2013	75.40
2005	74.10	2015	76.34

资料来源:中国统计年鉴及世界银行(www.worldbank.org)。

　　人口预期寿命的不断延长,导致了我国高龄老年人口迅速增长。第六次全国人口普查结果显示,80岁及以上的老年人人数超过2 000万,占65岁及以上

_____

[1]　胡鞍钢,等.2030中国:迈向共同富裕[M].中国人民大学出版社,2011.

人口总数的 17.7%。据有关专家测算,我国 80 岁以上的高龄老年人平均将以 5.4% 左右的速度增长[1],预计至 2050 年,80 岁以上的高龄老年人将达 1.1 亿人,占总人口的 7.4%,占 65 岁及以上人口总数的 20%[2],也就是说每 4 位 65 岁以上老年人中将有 1 位高龄老年人,高龄化的速度超过了老龄化。可见,在人口整体老龄化的同时,高龄化现象是非常严重的。

人口预期寿命的延长及高龄人口的增加,显示了经济发展水平及医疗卫生服务水平的提高,但同时疾病和健康问题也困扰着很多老年人,尤其是慢性疾病导致的失能老年人口会增加,照护服务需求也将随之增加。

(三) 独生子女父母老龄化

由于计划生育政策的实施,我国的第一代独生子女逐渐步入婚育期,他们的父母已经慢慢成为老龄人口,如果独生子女不和父母一起居住,跟过去相比,我国的家庭空巢时间将提前。自 20 世纪 70 年代末实行计划生育政策以来,我国的家庭规模呈明显缩小趋势(见表 3-2)。从表中和"第六次人口普查"资料的数据显示,目前的平均家庭规模为 3.10 人,由于城市严格实施了独生子女的计划生育政策,绝大多数城镇家庭为独生子女家庭,因此城市的独生子女父母老龄化现象更加严重,如上海从 2013 年起,新增老年人口中 80% 以上为独生子女父母。我国在 2005 年就对独生子女的数量进行了调查,30 岁以下的独生子女数量为 1.58 亿,占同龄人口的比例为 29.3%[3]。目前,城市空巢老年人已占城市 60 岁及以上老年人口的 49.7%[4],少子老龄化、独生子女父母老龄化现象带来的一系列经济社会影响不容忽视。

表 3-2　我国计划生育前后人口、户数和户均规模

年份	人口数(万人)	家庭户数(万户)	户均规模(人)
1970	82 922	17 515	4.71
1986	107 507	24 927	4.20
1990	114 333	28 830	3.97
1995	121 121	31 658	3.71
2000	119 839	34 837	3.44

---

[1] 程永.21 世纪的朝阳产业——老龄产业[M].华龄出版社,2001.

[2] 萧振禹.我国人口革命转变与老龄化[C].中国老龄科学研究中心 2003 年度优秀论文集,2004.

[3] 原新.中国人口问题的承上与启下——"六普"数据的人口学意义透视[J].探索与争鸣,2012(5).

[4] 原新.从"六普"看我国人口新变化[N].中国人口报,2011-11-21.

（续表）

年份	人口数(万人)	家庭户数(万户)	户均规模(人)
2001	122 056	35 509	3.42
2002	128 453	36 517	3.39
2003	126 049	37 092	3.38
2004	125 307	37 079	3.36
2005	130 756	39 519	3.13
2006	131 448	38 205	3.17
2007	132 129	38 938	3.17
2008	132 802	37 137	3.16
2009	133 474	36 951	3.15
2010	133 973	40 152	3.10

资料来源:戴卫东.中国长期护理保险制度构建研究[M].人民出版社,2012(5):66-67.

二、人口老龄化与失能

一般来说,随着年龄的增长、机体的不断老化,老年人的健康状况会日益恶化,患各种疾病的可能性更大、带病时间较长。而且,由于人口老龄化和高龄化,因疾病、伤残、衰老而失去生活自理能力的老年人口数量也会显著上升[①]。

(一) 生活自理预期寿命

一直以来,人们习惯用死亡率或平均预期寿命来衡量一个国家或地区的健康状况,人类也将降低死亡率、提高人口的预期寿命作为社会进步的标志。但是随着人口的老龄化及人口预期寿命的不断延长,人们发现单纯反映死亡水平的指标只是反映了人类生命的长度,不能完全客观地反映人类的健康状况,即生命的质量。因为健康的人可能寿命长,但寿命长的人不一定健康,寿命长一方面是身体健康的原因,另一方面也可能因为医疗技术发达、照护水平提高,而相对延长了带病期或不健康的寿命。实践中也出现了人口寿命在延长,但健康水平却在下降的情形。澳大利亚调查了1981—1988年国民的预期寿命,男性预期寿命提高了1.7岁,女性提高了1.1岁,但是他们的健康寿命却分别下降了0.8岁和1.6岁[②]。美国曾经对1970—1980年的人口预期寿命进行了跟踪调查,在这10年时间里,

---

① 田申.我国老年人口长期护理需要与利用现状分析[J].中国公共卫生管理,2005(1).

② Mathers C. D, and Robine J. M. How good is Sullivan's method for monitoring changes in population health expectancies? [J]. Journal of Epidemiology and Community Health,1997(51):80-86.

男性和女性的预期寿命分别提高了 3.1 岁和 3.0 岁;虽然预期寿命提高了,但健康寿命却没有同等程度地提高,而且男性和女性之间有明显的差异,男性只提高了 0.7 岁,女性几乎没变①。这两个例子说明预期寿命的提高并不意味着健康预期寿命也在提高,恰恰相反,预期寿命的延长只是延长了非健康的预期寿命。这说明用死亡率或预期寿命来反映健康状况是不全面的。在这样的背景下,"健康预期寿命"这个名词应运而生,人类生命的长度和质量在这个指标中都能得到反映。当然,在研究老年人长期照护问题上,我们还需要将健康预期寿命这个指标加以改进,因为不健康并不意味着失能,在带病期间或不健康期间内,又可以分为生活自理期和生活不能自理期(即失能期)两个阶段,因此在研究老年照护社会救助问题时,需要考虑在人口预期寿命延长的同时,生活自理期和失能期是如何变化的,这样才能做到对老年人的身体健康状况进行合理的评估,并有效配置照护社会救助的资源。

(二) 健康、失能和死亡三者的关系

在探讨健康、失能和死亡三者的关系时,世界卫生组织曾于 1984 年提出了"生存曲线模型"②(见图 3-1)。

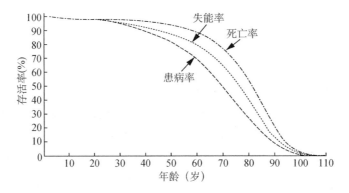

图 3-1　生存曲线模型

资料来源:世界卫生组织(WHO),1984。

转引自:乔晓春.健康寿命研究的介绍与评述[J].人口与发展,2009(2).

---

① Crimmins EM, Saito Y, Ingegneri D.Changes in life expectancy and disability—free life expectancy in the United States[J]. Population Development Review, 1989(15):235-267.

② WHO scientific group. The uses of epidemiology in the study of elderly[J]. Geneva: World Health Organization,1984.

　　在图 3-1 中可以看到三条曲线,分别为患病率曲线、失能率曲线和死亡率曲线,原文中间一条是残障率曲线,笔者认为失能率更适合于照护社会救助的研究需要,因此将残障率改进为失能率。三条曲线分别表示了同一时间出生的人群达到某一个年龄时其罹患疾病的比重、失去生活自理能力的比重和死亡的比重。患病率曲线围成的区域面积称为平均健康寿命;失能率曲线围成的区域面积称为生活自理的平均寿命;死亡率曲线围成的区域面积称为平均寿命。同样道理,患病率曲线和失能率曲线之间的区域面积表示了患病但未失能的平均年数;失能率曲线和死亡率曲线之间的区域面积表示了失能的平均年数。因此可以看出,在研究长期照护问题时,失能率曲线和死亡率曲线之间区域面积的变化趋势是重点,因为从失能开始到死亡这段时间,就是需要他人提供照护的时间,掌握了这段区域的面积,就能够为预测照护成本提供数据上的支持。

　　关于健康、失能和死亡三者的关系问题,还存在着三种理论假说,即"失能压缩理论""失能扩张理论"和"动态平衡理论"。

　　"失能压缩理论"认为,一个国家或地区医疗卫生技术的进步,或是人们采取体育锻炼、避免肥胖等健康的生活方式而减缓了慢性病的发生,使得人们在延长寿命的同时也延长了非失能的时间,即失能到死亡的这段时间被压缩了,从而会降低照护资源的使用。这个理论反映在"生存曲线模型"中就是,三条曲线在都上移的情况下,患病率曲线和失能率曲线上移的幅度更大些,患病率曲线和死亡率曲线之间的面积及失能率曲线和死亡率曲线之间的面积都缩小了,而且后者面积缩小得更多些。

　　"失能扩张理论"认为,一个国家或地区医疗卫生技术的进步,没能给人们带来健康的生活,人们寿命的延长只是通过延长本应死亡人的带病期或失能期来实现的,人们保持健康的寿命是不变的。这个理论反映在"生存曲线模型"中就是,患病率曲线不变而失能率曲线和死亡率曲线上移,但失能率曲线上移的幅度小于死亡率上移的曲线,即失能率曲线和死亡率曲线之间的面积反而扩大了。

　　"动态平衡理论"介于前两种理论之间,该理论认为寿命的延长会导致患病期的增加,但由于医疗保健活动的推广、人们注重身体保健的意识增强,人们的慢性病转变为急性疾病的时间拉长了,即失能的年数和平均寿命的增长是同步的。这个理论反映在"生存曲线模型"中就是,三条曲线都上移,但死亡率曲线的下降速度快于患病率曲线的下降速度,失能率曲线和死亡率曲线之间的面积保持不变。

大部分学者仅仅从失能和非失能两种状态来对生活自理预期寿命进行总体考察,这是不够的,因为同一部分老年人在各个年龄段或同一时期健康老年人和不健康老年人的生活自理状态都是有差别的。例如,杨贞贞等人将同一群体患病期间的生活自理状态和失能状态进行了比较,得出结论:对于 60—97 岁的老年人,其患病期间主要处于患病但生活能自理状态,而对于 97 岁以上老年人,其患病期间主要处于患病但生活不能自理状态,患病但生活能自理的时间在 60—77 岁是缩短的,在 77 岁以后又有所延长,而生活不能自理的时间在所有年龄段都是缩短的,从而认为短期照护服务已经成为当前老年个体的主要照护服务需求种类,所有年龄段老年个体的长期照护服务需求量均大幅度减少[①]。另外,老年人群体是个异质性很大的群体,在同一时期不同的群体也可能会表现出不同的失能变化趋势,失能压缩、失能扩张及动态平衡三种状态可能同时存在,用一个总体的生活自理平均寿命不能反映子群体的具体状况。例如,不同经济状况的老年人,其生活自理预期寿命应该是不同的,要做到这么深入的比较还需要详细的经济社会发展资料及纵向调查数据的支持[②]。

(三) 我国失能人口状况

伴随着人口的老龄化,我国生活不能自理的老年人规模在不断扩大。2006 年中国城乡老年人口状况追踪调查数据显示,我国 60 岁以上城市老年人达到 3 856 万人,中国老龄科研中心发布的《中国城乡老年人口状况追踪调查》报告中提到,城市老年人中非失能的比例为 85.4%,部分失能的占 9.6%,严重失能的老年人占 5.0%,可见不能完全自理的城市老年人总数达到 563 万人;认为自己的日常生活活动需要他人协助的比例随着年龄的不同而不同,所有老年人中需要协助的比例为 9.9%,79 岁以下老年人的这一比例为 6.7%,而 80 岁以上则高达 33.1%,高龄老年人需求明显高于总体水平。根据 2006 年中国城乡老年人口状况调查结果显示,我国城市老年人中,吃饭需要协助的老年人占 3.66%,穿衣需要协助的老年人占 4.39%,上厕所不能独立完成的老年人占 5.96%,洗澡不能独立完成的老年人占 14.32%,室内走动存在困难的老年人占 6.7%,上下床不能独立完成的老年人比例为 5.45%。可以看出,在老年人的各项基本日常生活活动中,洗澡的自理程度是最低的,11.25% 的老年男性需要他人帮助,这一比例在老年女性中则高达 17.34%;吃饭的自理程度是最高的,吃饭存在困难的老

① 杨贞贞,米红.中国老年人不健康寿命变动的分状态贡献率研究[J].南方人口,2013(5).
② 杜鹏,李强.1994—2004 年中国老年人的生活自理预期寿命及其变化[J].人口研究,2006(9).

年男性所占的比例为 3.5%,略低于女性所占的比例 3.81%。同时还可以看出,在各项基本日常生活活动中,除了吃饭完全做不了一项之外,其余各项女性中有困难或者做不了的比例均高于男性,这种差异符合女性人群健康状况较差的特征,同时也反映了老年女性具有更高的照护需求(见表 3-3)。

表 3-3 我国城市老年人各项生活活动能力的失能状况

单位:%

ADLs	有点困难			做不了			有困难或者做不了
	男性	女性	平均	男性	女性	平均	平均
吃饭	2.65	3.02	2.84	0.85	0.79	0.82	3.66
穿衣	2.93	3.53	3.23	1.15	1.16	1.16	4.39
上厕所	3.86	5.31	4.59	1.25	1.48	1.37	5.96
洗澡	7.19	11.63	9.43	4.06	5.71	4.89	14.32
室内走动	3.53	5.53	4.54	1.92	2.39	2.16	6.70
上下床	3.45	4.74	4.10	1.23	1.46	1.35	5.45
至少一项做不了	—	—	9.60	—	—	5.00	14.60

资料来源:郭平.2006 年中国城乡老年人口状况追踪调查数据分析[M].中国社会出版社,2009.

有学者曾提出对失能的主观感受的观点,认为不同的文化价值观可能会影响人们对失能的主观判断,有人会将某些身体功能的缺损看作只是对家人的一种依赖而不把它当作“失能”,如长期以来女性承担了家庭照护的责任,老年男性对老年女性的依赖性更大,一定程度上缓解了他们对失能的主观感受,因此对失能的主观判断可能也是“老年女性的失能程度高于男性”这种现象的一个影响因素。

2010 年,中国老龄科研中心继 2006 年之后对我国城乡老年人生活状况进行了追踪调查,调查结果又显示,城市老年人中,生活完全不能自理的人数达到 438 万,占城市老年人口的 5.6%,这一比例比 2006 年的 5%上升了 0.6 个百分点;能部分自理的老年人达到 971 万,占城市老年人口的 12.4%,这一比例比 2006 年的 9.6%上升了 2.8 个百分点。

中国老龄科学研究中心就我国失能老年人的数据进行了发布,截至 2010 年年末,我国失去生活自理能力的老年人约 3 300 万,占 60 岁以上人口的 19%。

其中完全失去生活自理能力的老年人为 1 080 万,占 60 岁以上人口的 6.23%,也就是说 5 个老年人中就有 1 个是失能老年人,而 3 个失能老年人中就有 1 个是完全失能老年人。伴随着我国人口老龄化的日益加重,我国失去生活自理能力的老年人占总人口的比重会进一步提高,数量会不断增加。大量失能老年人的存在,对我国经济和社会提出了更多更高的要求和更严峻的挑战。中国失去生活自理能力的人口在世界上是最多的,也就意味着中国在长期照护保障方面的压力也是最大的。

三、我国城市老年人的贫困状况

老年贫困问题的存在,直接影响着老年人自身能否承担长期照护的支出,进而影响到他们的生活质量。

2002 年世界老龄大会通过了《政治宣言》和《2002 年老龄问题国际行动计划》,强调要把老龄问题纳入各国的发展战略之中,同时强调发展中国家要把老龄问题同反贫穷斗争结合起来,把消除老年贫困、全社会有义务善待老年人当作今后老龄问题国际行动计划的主要目标。从此,老年人的贫困问题逐渐成为各个国家普遍关注的问题。

随着我国老龄化程度的不断提高,老年贫困人口首先引起了学术界的广泛关注,同时老年贫困作为一个重要的老龄问题,近些年也已经引起政府和整个社会的注意。2000 年,中国老龄科研中心在对老年人口状况的分析总报告中建议,要高度重视贫困老年人的救助工作。全国老龄委办公室于 2002 年开始组织实施了全国城乡贫困老年人状况调查研究项目,这是我国第一次专门针对老年人的经济状况开展如此广范围、涉及人数众多的调研活动。调研报告对老年贫困人口数量及老年贫困率进行了估计,我国 60 岁以上的老年人中,经济贫困的有 1 010 万,其中城镇中有 150 万贫困老年人。此次开展的项目,了解了我国贫困老年人的数量等基本状况,对日后推出的老年贫困救助政策及贫困老年人的实际救助工作都起到了很好的推动作用①。

老年贫困人口的规模有多大、贫困发生率(即老年贫困人口在老年总人口中所占的比例)是多少,这是研究老年贫困问题首先要关注的。关于这个问题,已有的研究结果存在着较大的差别。政府部门、研究机构和部分学者根据不同的

---

① 白桦,张同春,王珣.全国城乡贫困老年人状况调查研究项目总报告[J].老龄问题研究,2004(4).

贫困标准、调查统计数据及测算方法,得出各自不同的结论。

很多学者以 2000 年"中国城乡老年人口状况一次性抽样调查"数据为基础,对我国 60 岁以上贫困人口的数量或贫困发生率进行了估计。例如,于学军采用了多种标准来计算,估计出不同的城市老年贫困人口的规模,他得出的结论是:按照恩格尔系数法,城市老年贫困人口为 1 327.5 万;按照国际贫困线标准法测算为 1 264 万;按照老年人贫困的主观感觉测算为 931.5 万,城市老年贫困发生率为 21%—30%①。但是当时国家公布的数字是,农村所有年龄的贫困人口合在一起为 3 000 万,而于学军的估计是,农村单单老年的贫困人口的规模已经超过 3 000 万,再加上非老年贫困人口数量更远远超过 3 000 万,这样来看的话,于学军可能高估了我国老年贫困人口的数量及城市老年贫困人口的规模。当然,这里也不排除国家对贫困人口规模有低估的可能②。乔晓春等用相关分析对绝对贫困、消费贫困和相对贫困三种度量方法的一致性进行了检验,并得出结论:前两种度量方法具有比较强的一致性,可以选用两者中的任意一个来对老年贫困进行计算。最后,他采用了绝对贫困的标准,计算得出全国老年贫困人口的总数为 2 275 万,其中城市贫困老年人总量为 666 万,城市老年人贫困率为 15%③。王德文认为对老年人的收入和消费的统计都不科学,因为对于跟家庭成员一起居住的老年人来说,他们的收入是很难准确计算的。王德文认为老年人对自己经济状况的评价反映了他们的生存状况,可以近似看作绝对贫困发生率,老年人通过与其他老年人的比较则反映其相对生存状况,可以近似看作相对贫困发生率。因此他扬长避短,将收入、消费和自身评价三者结合在一起,运用综合分析和比较来测算贫困老年人的规模,其测算结果为:我国有 921 万—1 168 万的老年人处于贫困线以下,其中城市中贫困线以下的老年人约有185 万—246 万④。杨立雄采用了两种贫困线标准,即低保线和世界银行的"1 天2 美元"标准,估算的城镇老年贫困人数大约为 300 万⑤。

以上是研究者们在抽样调查数据的基础上对老年贫困人口的估计,结合每年城市最低生活保障对象中的老年人人数(见表 3-4),可以看出关于城市老年

---

① 中国老龄科学研究中心.中国城乡老年人状况一次性抽样调查数据分析[M].中国标准出版社,2003.

② 石宝雅.中国老年贫困人口问题研究[D].东北财经大学,2006.

③ 乔晓春,等.对中国老年贫困人口的估计[J].人口研究,2005(3).

④ 王德文,张恺悌.中国老年人口的生活状况与贫困发生率估计[J].中国人口科学,2005(1).

⑤ 杨立雄.中国老年贫困人口规模研究[J].人口学刊,2011(4).

贫困人口的数量的测算,不同研究者们的测算之间是存在很大差异的。

表3-4 城市低保对象中老年人口数及所占比例

年份	城市总人口(万人)	城市低保人数(万人)	城市低保老年人(万人)	城市低保老年人占低保总人口的比例(%)	城市低保老年人占总人口的比例(‰)
2007	60 633	2 272.1	298.4	13.13	4.92
2008	62 403	2 334.8	316.7	13.56	5.08
2009	64 512	2 345.6	333.5	14.22	5.17
2010	66 978	2 310.5	338.6	14.65	5.06
2011	69 079	2 276.8	342.2	15.03	4.95
2012	71 182	2 143.5	336.4	15.69	4.73
2013	73 111	2 061.3	329.9	16.00	4.51

资料来源:根据历年《中国统计年鉴》和民政部历年《民政事业发展统计报告》《社会服务发展统计公报》数据整理而得。

由于同时从失能和贫困双重角度对"双困"老年人展开的研究不多,而且目前关于我国城市"双困"老年人的数量还没有一个官方统计数字,城市老年贫困人口的规模及老年贫困率的估计也存在很大的差异,因此本书是从我国人口老龄化状况、失能人口状况以及城市老年人的贫困状况等角度分别进行了分析,"双困"老年人正是这三者的重叠部分,在人口老龄化背景下,面临失能和贫困双重困难的老年人对照护社会救助的需求程度是最迫切的。关于"双困"老年人的数量,本书将在第七章首先对"双困"老年人的经济资格条件和照护需求条件加以界定,然后再进行测算。

第二节 我国城市老年照护社会救助需求状况分析

一、资料来源

本节使用的数据来自2011年中国健康与养老追踪调查(以下简称CHARLS),之所以选择此调查的数据库,是因为CHARLS数据库是目前国内老龄研究中一个高质量的、具有全国代表性的微观数据库,它提供了一套关于老年家庭以及老年人个人的全面信息。CHALRS的问卷设计参考了包括美国健康与退休调查、英国老年追踪调查,以及欧洲的健康、老年与退休调查等在内的国际经验,在结合中国具体国情的同时还具有国际的可比性,其调查数据在学术界得到了广泛的应用和认可。

(一) CHARLS 抽样介绍

保证样本的无偏和代表性是 CHARLS 抽样的宗旨。CHARLS 曾于2008 年在分别代表我国东西部典型国情的浙江和甘肃两省开展预调查;全国基线调查于 2011 年开展,CHARLS 先在县或地区一级根据人口数量进行成比例的样本选择,并结合各地区的国内生产总值,在全国范围内随机选择了 150 个区县;同样根据人口数量的一定比例在 150 个区县中又各随机选择了 3 个村或社区,抽取的 450 个村或社区成为最终的调查对象。

以上抽样过程均在 STATA 软件环境中进行,不允许换样本。为了避免人口信息的偏差,抽样时对 450 个村级单位的 2009 年常住人口数据与 2007 年数据进行了比对。对于两年人口数据差别超过一定限度的村或社区,向统计局进行了核实。同时,对于抽中的村或社区,通过中国疾控中心发文到全国进行核实,进一步保证了抽样的质量。

在村/社区抽样完成后,为得到准确的家户样本抽样框,中国健康与养老追踪调查项目设计并开发了专用的绘图软件(简称 CHARLS-GIS)以进行实地绘图并搜集住户信息。该软件利用清晰的 Google Earth 影像图或者其他途径的图片作为底图。在实地工作中,绘图员首先携带 GPS 在村的边界外走一圈来确定样本村/居委会的边界;其次根据实地情况依次在底图上勾画建筑物,导入建筑物 GPS 位置并进行拍照;之后填写建筑物内住户信息列表。在绘图和列表工作完成后,CHARLS北京总部与每个村(居委会)联络人联系,并对以下三方面进行审核:①边界是否准确;②是否所有建筑物都包括在内;③住户列表是否准确(通过随机抽取住户核对他们的地址进行)。

通过审核并抽样完成后,抽中的住户会在地图上自动显示,绘图员会重新访问这些户,对住户门口拍照,获取 GPS 位置。在个人层面,利用过滤问卷进行调查,在每个样本户中随机选择一位年龄大于 45 岁的家庭成员作为主要受访者,对他(她)及其配偶进行访问。最终调查有效样本 17 587 人,具体分布见表 3-5。

表 3 5 CHARLS 样本描述

单位:%

年龄分组	总计	性别		户口		居住地	
		男	女	城镇	农村	城镇	农村
50 岁以下	25.77	23.42	27.91	23.79	26.56	27.35	24.18
51—55 岁	15.49	16.00	15.02	14.06	16.07	15.11	15.87
56—60 岁	19.00	19.32	18.69	18.68	19.12	18.65	19.34
61—65 岁	13.88	14.78	13.07	14.13	13.78	13.19	14.58
66—70 岁	9.62	10.20	9.08	9.82	9.53	9.02	10.21
71—75 岁	7.17	7.84	6.56	9.51	6.23	7.64	6.70
76—80 岁	4.67	4.73	4.61	5.32	4.40	4.60	4.73
80 岁以上	4.41	3.71	5.05	4.69	4.30	4.44	4.38
总计(人)	17 587.00	8 436.00	9 151.00	3 872.00	13 715.00	7 106.00	10 481.00

资料来源:作者根据 2011 年全国基线调查抽样数据整理。

(二) CHARLS 的质量控制

在调查中使用了计算机辅助个人面访系统(CAPI),每个访员有一个小电脑在访问的时候可以录入数据。CHARLS 不使用纸质问卷,CAPI 系统能够显著地提高现场错误的发现。当访员录入一个逻辑错误或不正常的值时,系统会有弹出框提醒访员。CAPI 也会大量减少问卷的不正确跳转。访员在每天的实地工作结束后,会将数据上传到北京办公室的数据服务器上。CHARLS 充分利用CAPI 系统在实地期间进行质量核查,主要包括四个方法:GPS 比对、数据核查、录音核查和电话核查。在实地调查工作结束后,还会进一步对一些基础数据进行清理和核查。

二、我国城市老年人基本情况分析

本书选取了 2011 年 CHARLS 数据库中的城市老年人作为研究对象,从年龄、性别、职业、收入和受教育程度等方面来分析我国城市老年人的基本情况。

(一)分年龄分性别情况

2011 年 CHARLS 中城市老年人数量为 3 872 人,从年龄分布状况来看,

60—64 岁年龄段的老年人占所有老年人的比例为 33.92％,65—69 岁年龄段的老年人占所有老年人的比例为 23.87％,70—74 岁年龄段的老年人占所有老年人的比例为 20.31％,75—79 岁年龄段的老年人占所有老年人的比例为13.01％,80 岁以上的老年人所占比例达到 8.89％(见表 3-6 和图 3-2)。

表 3-6　调查对象各年龄段所占的百分比

单位:％

年龄段	男	女	合计
60—64 岁	18.06	15.86	33.92
65—69 岁	13.78	10.10	23.87
70—74 岁	11.31	9.00	20.31
75—79 岁	7.19	5.82	13.01
80—84 岁	3.73	2.58	6.31
85 岁以上	1.21	1.37	2.58

资料来源:作者根据中国健康与养老追踪调查数据自行整理并绘制图表。

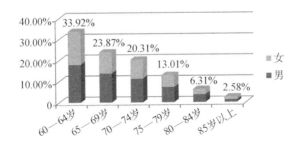

图 3-2　调查对象各年龄段所占的百分比

资料来源:作者根据中国健康与养老追踪调查数据自行整理并绘制图表。

(二) 退休前的职业情况

从调查对象退休前的职业情况来看,工作单位在企业中的比例最多,占 59.66％。其次是事业单位和政府部门,所占比例分别为 22.16％和 15.34％(见表 3-7 和图 3-3)。

表 3-7 调查对象退休前的职业情况

单位:%

工作单位	男	女	合计
政府部门	11.36	3.98	15.34
事业单位	18.75	3.41	22.16
企业	42.05	17.61	59.66
其他	1.14	1.70	2.84

资料来源:作者根据中国健康与养老追踪调查数据自行整理并绘制图表。

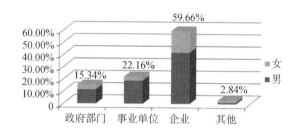

图 3-3 调查对象退休前的职业情况

资料来源:作者根据中国健康与养老追踪调查数据自行整理并绘制图表。

(三) 收入情况

表 3-8 和图 3-4 列出了调查对象的收入情况,2011 年全国的平均最低生活保障标准为 287.6 元/月,本书以此标准为参考,统计了调查对象的收入情况。其中,低保收入以下的老年人占到老年人总数的 11.32%,1.5 倍低保收入以下的老年人比例占到 12.57%,2.5 倍低保收入以下的老年人所占比例达到 15.81%。如果以最低生活保障线为贫困线标准的话,贫困老年人还是占了很大一部分比例。

表 3-8 调查对象的收入情况

单位:%

收入	男	女	合计
1 倍低保收入以下(287.6 元以下)	5.51	5.81	11.32
1—1.5 倍低保收入(287.6—431.4 元)	0.44	0.81	1.25
1.5—2.5 倍低保收入(431.4—719 元)	1.47	1.76	3.23
2.5—3.5 倍低保收入(719—1 006.6 元)	3.68	4.56	8.24

（续表）

收入	男	女	合计
3.5—4.5倍低保收入（1 006.6—1 294.2元）	4.12	7.35	11.47
4.5倍低保收入以上（1 294.2元以上）	46.10	18.31	64.41

资料来源:作者根据中国健康与养老追踪调查数据自行整理并绘制图表。

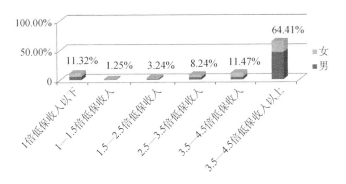

图 3-4　调查对象的收入情况

资料来源:作者根据中国健康与养老追踪调查数据自行整理并绘制图表。

（四）受教育程度

CHARLS 2011 年全国基线调查显示,老年人的受教育程度普遍偏低。从未受过教育的老年人比例为 14.65%,其中老年女性所占比例为 10.57%,老年男性所占比例为 4.07%,可见老年女性的受教育程度明显低于老年男性。小学文化程度以下（包括未受过教育、未读完小学、私塾及小学毕业）的老年人所占比例占 50.05%（见表 3-9 和图 3-5）。

表 3-9　调查对象的受教育情况

单位:%

受教育程度	男	女	合计
未受过教育	4.07	10.57	14.64
未读完小学	5.73	6.17	11.90
私塾	0.83	0.06	0.89
小学毕业	13.38	10.24	23.62
初中毕业	14.10	10.02	24.12

（续表）

受教育程度	男	女	合计
高中毕业	3.41	2.53	5.94
中专毕业	7.38	3.08	10.46
大专毕业	3.74	0.94	4.68
本科毕业	2.53	1.05	3.58
硕士及以上	0.11	0.06	0.17

资料来源：作者根据中国健康与养老追踪调查数据自行整理并绘制图表。

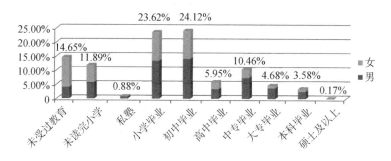

图 3-5　调查对象的受教育情况

资料来源：作者根据中国健康与养老追踪调查数据自行整理并绘制图表。

三、我国城市老年人失能情况分析

CHARLS 2011 年全国基线调查中，对老年人的日常行为从十一个方面进行询问。其中，基本日常生活活动能力（ADL）包括穿衣（从衣橱中拿出衣服，穿上衣服，扣上纽扣，系上腰带）、洗澡、吃饭、上下床、上厕所、控制大小便（自己能够使用导尿管或者尿袋算能够控制自理）六个方面（见附录二）；辅助性日常生活活动能力（IADL）包括做家务（房屋清洁、洗碗盘、整理被褥和房间摆设）、做饭（准备原材料，做饭菜，端上餐桌）、购物、理财（如支付账单、记录支出项目、管理财物等）和吃药（能记得什么时间吃和吃多少）五个方面。每个问题有四个选项，分别是无法完成、有困难且需要帮助、有困难但仍可以完成、没有困难。本书采用国际通行标准，进食、身体清洁、如厕、房内活动、穿脱衣服、上下床等六项指标，五至六项无法完成的界定为"重度失能"，三至四项"无法完成"的界定为"中度失能",一至两项无法完成的,界定为"轻度失能"。

(一)自理能力及失能情况

CHARLS 2011 年全国基线调查显示,调查对象中穿衣无法完成的占2.03%,洗澡无法完成的占 3.66%、吃饭无法完成的占 1.40%、上下床无法完成的占 1.64%、上厕所无法完成的占 2.81%、控制大小便无法完成的占 2.03%。如果将"有困难且需要帮助""无法完成"两项合并,那么调查对象中穿衣、洗澡、吃饭、上下床、上厕所、控制大小便六项活动中需要协助的比例分别为 3.74%、8.34%、3.12%、3.59%、6.16%、3.59%(见表 3-10)。可见,在各项基本日常生活活动中,洗澡的自理程度是最低的,吃饭的自理程度是最高的。

表 3-10　调查对象的生活自理能力

单位:%

	没有困难	有困难,可以完成	有困难需要帮助	无法完成
穿衣	91.66	4.52	1.71	2.03
洗澡	87.22	4.36	4.68	3.66
吃饭	94.86	1.95	1.71	1.40
上下床	91.89	4.36	1.95	1.64
上厕所	82.77	10.99	3.35	2.81
控制大小便	92.67	3.66	1.56	2.03

资料来源:作者根据中国健康与养老追踪调查数据自行整理并绘制图表。

按照上述对失能程度的定义来计算的话,调查对象的失能程度如表 3-11 和图 3-6 所示,失能老年人总体比例达到 29.33%,其中轻度失能、中度失能和重度失能老年人所占比例分别为 27.12%、1.49%和 0.72%。

表 3-11　调查对象的失能程度

单位:%

失能程度	男	女	合计
正常	33.70	36.97	70.67
轻度失能	14.41	12.71	27.12
中度失能	0.93	0.56	1.49
重度失能	0.47	0.25	0.72

资料来源:作者根据中国健康与养老追踪调查数据自行整理并绘制图表。

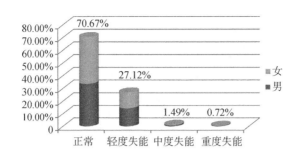

图 3-6　调查对象的失能程度

资料来源:作者根据中国健康与养老追踪调查数据自行整理并绘制图表。

（二）失能程度与年龄之间的关系

CHARLS 2011 年全国基线调查数据显示(见表 3-12),老年人的失能程度随着年龄的增长而加重。在轻度失能老年人群中,80 岁以上老年人所占比例为 50%;在中度失能老年人群中,80 岁以上老年人占 50%;在重度失能老年人群中,80 岁以上老年人所占比例为 62.5%。尤其注意的是,80 岁以上年龄段的失能率迅速发生了跳跃(见图 3-7),说明这个年龄段的预防保健需重点关注。

表 3-12　调查对象的失能程度与年龄的关系

单位:%

年龄	正常	轻度失能	中度失能	重度失能
60—64 岁	33.09	21.57	6.25	12.50
65—69 岁	23.00	22.88	6.25	0.00
70—74 岁	22.06	21.24	18.75	12.50
75—79 岁	14.18	15.03	18.75	12.50
80 岁以上	7.67	19.28	50.00	62.50
合计	100.00	100.00	100.00	100.00

资料来源:作者根据中国健康与养老追踪调查数据自行整理并绘制图表。

（三）失能程度与收入之间的关系

CHARLS 2011 年全国基线调查数据显示,失能程度与收入之间存在着一定的关系。依然以 2011 年全国的城市平均最低生活保障线为参考标准,在失能人群中,老年人收入在 1 倍低保收入以下的比例均在 10% 以上,其中轻度失能

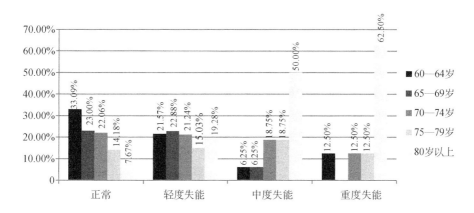

图 3-7　调查对象的失能程度与年龄的关系

资料来源:作者根据中国健康与养老追踪调查数据自行整理并绘制图表。

老年人群中 1 倍低保收入以下的所占比例为 13.2%,中度失能老年人群中 1 倍低保收入以下的比例为 15.75%,重度失能老年人群中 1 倍低保收入以下的比例达到 17.73%。如果将收入线提高至 1.5 倍低保收入线,那么轻度失能老年人群中 1.5 倍低保收入以下的所占比例为 14.55%,中度失能老年人群中 1.5 倍低保收入以下的比例为 17.52%,重度失能老年人群中 1.5 倍低保收入以下的比例达到 19.87%(见表 3-13 和图 3-8)。失能程度与收入之间关系的分析将为后续我国城市"双困"老年人数量的预测提供有力的数据支撑。

表 3-13　调查对象的失能程度与收入的关系

单位:%

	正常	轻度失能	中度失能	重度失能
1 倍低保收入以下	10.55	13.20	15.75	17.73
1—1.5 倍低保收入	1.19	1.35	1.77	2.14
1.5—2.5 倍低保收入	2.65	4.56	5.71	6.16
2.5—3.5 倍低保收入	7.40	10.38	7.47	11.42
3.5—4.5 倍低保收入	10.03	15.03	12.86	16.68
4.5 倍低保收入以上	68.19	55.46	56.10	47.17
合计	100.00	100.00	100.00	100.00

资料来源:作者根据中国健康与养老追踪调查数据自行整理并绘制图表。

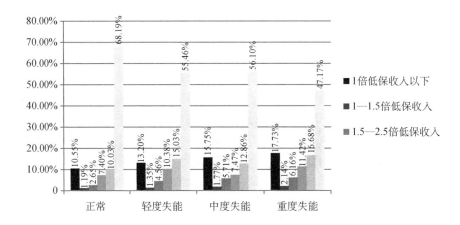

图 3-8 调查对象的失能程度与收入的关系

资料来源:作者根据中国健康与养老追踪调查数据自行整理并绘制图表。

第三节 本 章 小 结

本章主要分析了我国城市老年照护社会救助的需求状况。

首先,从我国人口老龄化的状况、失能人口状况和老年贫困状况三个方面介绍了我国的城市老龄化和"双困"老年人状况。

我国人口老龄化的特点是人口基数大、增长速度快、未富先老。在人口规模上,我国老年人口还将持续快速扩大,在人口老龄化水平上,2020 年将进入人口老龄化的高速发展阶段。伴随着我国人口老龄化的不断深入发展,失能老年人的规模还会不断扩大。而作为世界上失能老年人口最多的国家,我国面临的照护服务压力也是超出世界上任何一个国家。老年贫困问题的存在,直接影响着老年人自身能否承担长期照护的支出,关系着老年人的晚年生活质量。在人口老龄化的背景下,面临失能和贫困双重困难的老年人对照护社会救助的需求程度是最迫切的。

其次,利用中国健康与养老追踪调查 2011 年开展的全国基线调查数据,从我国城市老年人的基本情况和失能情况两个大的方面对我国城市老年照护社会救助的需求状况进行了数据分析。

　　基本情况分析包括我国城市老年人的分年龄分性别情况、退休前的职业情况、收入情况和受教育程度等方面；失能情况分析包括我国城市老年人的自理能力、失能程度与年龄之间的关系、失能程度与收入之间的关系。失能程度与收入之间关系的分析为后续我国城市"双困"老年人数量的预测提供了有力的数据支撑。

第四章 我国城市老年照护社会救助的供给状况分析

在撰写本书期间,笔者作为主要参与人员参与了国家社会科学基金重大项目"未来十年我国城市老年人居家养老保障体系研究"。结合地域分布、城市规模以及人口老龄化程度等指标,此项目从全国选取了大连市、呼和浩特市、成都市、广州市和上海市五个城市,又从每个城市中分别抽取了部分街道展开问卷调查和访谈。笔者主要承担照护社会救助服务供给方面的访谈,访谈对象是民政局、街道或居委会的基层管理人员,访谈内容主要有双困老年人的概况、照护社会救助工作的开展情况、目前面临的困难和未来如何规划等(详见附录三)。通过现场访谈以及文献知识的归纳与整理,对我国城市老年照护社会救助的供给状况有了比较清晰的认识和了解,本书在此作出具体分析。

目前国内的城市老年照护社会救助主要是针对贫困或低收入的失能老年人,经过评估符合照护社会救助资格条件的老年人,在养老机构、社区或家庭中养老时,政府会为其提供经济或照护服务上的支持,目前我国的照护社会救助形式主要是"养老服务补贴"。

城市老年照护社会救助对接受机构养老和居家养老的老年人提供照护救助,其中接受机构养老的老年人主要是城市中的"三无"老年人,国家给予一定数额的经济补助,并将其安置在老年福利院等社会养老服务机构中接受免费的照护服务。对于接收"双困"老年人的非营利性养老机构,政府有相应的床位建设、床位运营和特定服务对象补贴制度,补贴额度按照接收"双困"老年人人数而定。对接受居家养老服务的老年人,主要是依据居家养老服务补贴制度来进行照护救助。

第一节　我国城市老年照护社会救助的发展过程

　　我国城市老年照护社会救助是养老服务社会化的产物,它的产生源于居家养老服务补贴制度的实行。在居家养老服务补贴制度实施之前,我国城市老年照护社会救助主要体现在国家对养老院拨付的建设和运营费用中,虽然存在照护社会救助行为,但还没有以制度的形式确立下来。直至 21 世纪初,居家养老服务补贴制度的实施,标志着照护社会救助由隐性救助阶段向显性救助阶段的过渡。国家在照护社会救助制度实行初期只是对居家养老的老年人给予照护补贴,当机构养老的老年人也被纳入照护社会救助对象范围内时,预示着我国的照护社会救助进入一个新的发展阶段。因此,本书以居家养老服务补贴制度的实行、机构养老的老年人被纳入照护社会救助对象范围这两个事件为标志,将我国城市老年照护社会救助的发展过程划分为三个阶段,分别是隐性救助阶段、照护社会救助制度确立阶段和照护社会救助发展阶段。

一、隐性救助阶段(2001 年之前)

　　在 20 世纪 80 年代以前,我国照护社会救助的对象主要是那些没有生活经济来源、失去劳动能力而且又没人赡养的老年人,政府负责将他们安排在社会福利院或公办的养老院里,在福利院或养老院中发生的一切费用都是由政府来买单的,因此这些"双困"老年人的照护社会救助费用是隐含在政府买单费用中的。伴随着我国人口的老龄化及社会转型和家庭养老功能的弱化,单靠家庭或单靠政府的力量已无法承担起整个社会养老服务的责任,于是在 20 世纪 80 年代,"社会福利社会化"的方针开始进入大众视野,养老服务社会化是社会福利社会化的突破口之一,国家办的养老机构由国家包办向国家、集体、个人一起办的体制转变,一些民办性质的养老机构逐渐发展起来,照护社会救助的提供主体由公办养老机构逐步扩展至民办养老机构。政府采取补贴的形式对养老机构给予政策扶持,照护社会救助费用包含在政府直补养老机构的一次性床位补助、按照实际入住人数计算的运营补贴和直线补助个人的社会救助金中。

　　养老机构中存在经济困难且失能的老年人,就意味着存在照护社会救助行为,但由于这一阶段国家对养老机构的建设运营补助和对个人的社会救助金覆盖了养老机构中的所有老年人,对"双困"老年人并没有给予额外的照护救助金,因此还处于隐性救助阶段,真正的照护社会救助制度并未建立。

二、照护社会救助制度确立阶段(2001—2010年)

随着家庭小型化趋势的日益明显和人们居住、生活方式的改变,导致家庭养老功能不断弱化,传统的家庭养老服务模式受到了严峻的挑战。同时,机构养老不仅要投入大量的人力、物力和财力,而且也满足不了老年人的多样化需求。在此背景下,居家养老服务应运而生。居家养老服务是将社会养老服务资源用于在家庭或社区中养老的老年人身上,它的服务对象是所有老年人。但是,选择居家养老的老年人中,那些高龄、经济困难、自己单独生活、日常生活活动需要他人协助的困难老年人,政府没有办法直接为他们提供照护服务,所以政府会出资委托社会上专门提供养老服务的机构或组织来为困难老年人直接提供照护服务。政府用于购买照护服务的资金就是居家养老服务补贴。

作为全国最早进入老龄化社会的城市,上海已进入深度老龄化阶段,各种老龄问题凸显且比较有代表性,而上海遥遥领先的经济总量为应对人口老龄化、发展养老服务提供了雄厚的经济支撑,因此上海在照护社会救助的解决实践和探索的发展是走在全国前列的。2000年,上海在全国率先开展居家养老服务,在黄浦、静安、卢湾、长宁、杨浦和嘉定六个区进行试点,为没有子女、高龄、失能或半失能、自己单独生活和曾经有过特殊贡献的五类老年人提供照护服务,在服务形式的选择上,有的老年人会选择日托服务,行动不便的老年人也可以选择到家服务。2001年,上海在试点基础上,全面开展居家养老服务工作。最初的服务对象就是照护社会救助的对象,即经济收入在低保线以下的老年人、有劳动模范称号的老年人、回国定居的老年华侨、老年优抚和高龄老年人,同时这些老年人在生活照护方面有需求,一般老年人不在居家养老服务之列。居家养老服务人员主要是失业、协保人员和农村富余劳动力,特别是"4050"人员为主[1]。这使得上海成为全国最早实行养老服务补贴制度的城市,即标志着照护社会救助制度的建立。

宁波市海曙区开展的照护社会救助在全国产生了较大的影响,以致后来成

---

[1] 沪民事发〔2001〕23号:上海市民政局关于印发《关于全面开展居家养老服务的意见》的通知。

为"海曙模式"得以在全国推广。2004年5月,海曙区政府针对居家养老工作颁发意见提出,对于失能和半失能的经济困难的老年人,日常生活活动需要他人协助但是家庭成员无法参与照护的老年人,政府要出资委托专业组织为他们提供照护服务,对于其他日常生活需要外界协助的纯老年人家庭,可以安排非营利性机构提供养老服务,服务费用单价要适当低于一般老年人[①]。海曙区政府将每年用于购买居家养老服务的150万元资金列入了政府财政预算,纳入财政预算的做法确保了照护社会救助资金的可持续供应,反映了政府对照护社会救助地位上的肯定和态度上的支持。直接承担海曙区居家养老服务工作的组织是"星光敬老协会",它的性质属于非营利性,协会拥有一批年富力强的专业服务人员和管理人员,协会的准则就是设计符合老年人需求的服务产品,提供质优价廉且令老年人满意的照护服务。除了星光敬老协会这种组织之外,参与居家养老服务的还有社区居民和社会公众。这种由政府规划出资、非营利组织具体执行、社会公众投入其中的模式,很快成为其他地方效仿的典范。当然,照护社会救助制度建立之初管理方面仍然有一定的局限性,有的单位需要一身兼多职。例如,负责居家养老服务工作的星光敬老协会需要承担资格审核、服务提供、质量监督和人才建设等多项职能,具体工作包括:对提出照护服务申请的老年人进行资格审核,设计质优价廉且符合老年人实际需求的服务产品,对照护服务人员和照护服务的质量进行检查和监督,对照护服务对象的满意度作出回应,对照护服务人员包括服务志愿者进行工作培训和教育指导等。

2006年2月,国务院办公厅转发《关于加快发展养老服务业意见的通知》提出,地方各级人民政府要不断加大投入,建立健全老年福利服务体系,保障城乡困难老年人的基本生活。对于那些没有劳动能力、经济状况不好、生活需要得到外界支持但是却没有人赡养的老年人,极其困难的国家要为其提供无偿服务,比较困难的可以提供低偿服务[②]。2008年全国老龄办等10个部门对居家养老服务作出政策上的指导,提出政府要加大投入,继续为养老服务提供资金上的支持,要重视并着力解决基础设施建设、人力资源管理和项目运营等问题,有效利用现有的人力、物力和财力资源。财有余力的地区还可以积极探索大胆尝试一

---

① 海政办〔2004〕29号:关于海曙区社会化居家养老工作的指导性意见。
② 国办发〔2006〕2号:国务院办公厅转发全国老龄委办公室和发展改革委等部门关于加快发展养老服务业意见的通知。

些新颖的与当地的具体地情相适应的照护社会救助项目①。文件中提到的政府投入中就包含着对"双困"老年人的照护社会救助费用,这反映了我国照护社会救助制度的建设已由地区层面上升到国家层面。

在国家政策的支持和倡导下,各个地区相继建立照护社会救助制度,实施居家养老服务补贴,补贴的对象主要集中在低保老年人、特殊贡献老年人、生活自理困难老年人或者 80 岁以上的老年人等。当然,这一阶段的照护社会救助资金主要用于居家养老服务的开展,养老机构中的"双困"老年人依然与普通经济困难老年人一样享受政府的生活救助,并没有额外获得照护社会救助资金的补贴。

随着各地照护社会救助制度的相继建立,管理方面日渐规范。2010 年 2 月,上海市发布《社区居家养老服务规范》,居家老年人可以接受哪些照护服务项目、每类服务项目应该符合的标准、服务人员所应具备的能力、可以提供服务的机构或组织等在规范中得到了体现②。该规范为推荐性地方标准,也是有关社区居家养老服务的第一个地方标准。有了该规范的指导和约束,照护服务组织或人员开始有章可循,服务人员在实践过程中有了明确的工作目标,老年人获得满意的服务得到了更好的保障,上海市养老服务领域的标准化建设向前迈出了坚实的一步。

三、照护社会救助发展阶段(2010 年至今)

照护社会救助进入发展阶段的标志之一是机构养老中的"双困"老年人也被纳入照护社会救助对象中。

2010 年,民政部在全国社会养老服务体系建设推进会上明确提出,我国将建立养老服务补贴制度。养老服务补贴的对象是高龄、独自生活其自理困难的老年人,老年人提出申请,资格审核部门予以评估,符合条件的老年人可以接受政府的补贴。老年人不管是在社区或家庭中养老,还是在养老机构中养老,都可以获得相应的照护服务补贴。这次会议的召开是我国养老机构和居家养老的"双困"老年人都将获得养老服务补贴的开端。

2011 年,浙江省率先建立融通机构养老和居家养老的养老服务补贴制度。2011 年 12 月,浙江省就如何发展社会养老服务体系下发的意见中对机构养老

---

① 全国老龄办发〔2008〕4 号:关于全面推进居家养老服务工作的意见。

② 沪民福发〔2010〕10 号:上海市民政局关于贯彻实施上海市地方标准《社区居家养老服务规范》的通知。

和居家养老的老年人都可以获得政府补贴予以明确。意见提出,政府养老服务补贴的对象是处于最低生活保障线以下的生活不能自理的老年人和患有脑退化症的老年人。老年人可以自由选择养老服务场所,不管是在养老院中,还是在家里或社区日托中心中养老,都可以获得当地民政部门提供的养老服务补贴。另外,养老服务补贴不是直接发放到老年人手中,而是发给提供养老服务的部门如养老院、居家养老服务中心等①。意见中虽然规定了养老服务补贴制度的实施,但补贴的具体标准没有进一步得到明确。2012 年 5 月,《浙江省养老服务补贴制度实施意见》明确了养老服务补贴的标准,"对低保家庭中的失能、失智老年人,入住养老机构的,每人每年补贴 12 000 元;居家接受养老服务的,每人每年补贴 4 800 元。其中入住养老机构的,其本人的低保金与养老服务补贴不再重复享受;居家接受服务的,其本人的低保金不计入养老服务补贴"②。从文件中可以看出,虽然养老机构和居家养老的"双困"老年人都可以获得养老服务补贴,但补贴标准却有所不同。

国务院办公厅印发的《社会养老服务体系建设规划(2011—2015 年)》提出,要在"十二五"期间,"初步建立起与人口老龄化进程相适应、与经济社会发展水平相协调的社会养老服务体系",同时确立了优先保障孤老优抚对象及低收入的高龄、独居、失能等困难老年人服务需求的发展内涵。2012 年 7 月,国务院印发的《国家基本公共服务体系"十二五"规划》提出,为了应对我国的人口老龄化,财有余力的地区对 80 以上的老年人可以发放高龄补贴,对贫困的老年人可以发放养老服务补贴③。无论是居家还是机构都可以获得补贴,这是国务院首次提出的观点④。2013 年 7 月 1 日开始施行的《中华人民共和国老年人权益保障法》中规定,长期照护保障工作的开展要循序渐进,逐步保障老年人日益增长的照护服务需求。对贫困的失能老年人,地方各级政府要根据他们的生活自理程度给予不同程度的救助服务。这是照护社会救助政策第一次以立法的形式得以明确。《国务院关于加快发展养老服务业的若干意见》(国发〔2013〕35 号)明确提出"各地要建立健全经济困难的高龄、失能等老年人补贴制度",要求坚持"保障基本"的原则,以政府为主导,发挥社会力量作用,长期照护保障的重点对象应该是那

---

① 浙政发〔2011〕101 号:关于深化完善社会养老服务体系建设的意见。
② 浙民福〔2012〕81 号:关于印发《浙江省养老服务补贴制度实施意见》的通知。
③ 国发〔2012〕29 号:国务院关于印发国家基本公共服务体系"十二五"规划的通知。
④ 董红亚.我国养老服务补贴制度的源起和发展路径[J].中州学刊,2014(8).

些特殊困难老年人,比如为"三无"老年人、贫困线以下或者贫困线临界点的老年人、日常生活需要他人协助的老年人提供无偿或低偿的照护服务。2014年,财政部等下发《关于建立健全经济困难的高龄、失能等老年人补贴制度的通知》,从指导思想、目标任务、基本原则、补贴范围、补贴内容、补贴标准、补贴方式、保障措施等方面提出经济困难的高龄、失能等老年人补贴制度的具体的落实措施。2016年7月8日,国家人社部办公厅发布《关于开展长期护理保险制度试点的指导意见》(人社厅发〔2016〕80号),在河北省承德市等15个城市开展试点工作。提出"积极引导发挥社会救助、商业保险、慈善事业等的有益补充,解决不同层面护理需求。鼓励探索老年护理补贴制度,保障特定贫困老年人长期护理需求"。2017年,国务院印发《"十三五"国家老龄事业发展和养老体系建设规划》(国发〔2017〕13号)提出,在"十三五"期间,"开展长期护理保险试点的地区要统筹施策,做好长期护理保险与重度残疾人护理补贴、经济困难失能老年人护理补贴等福利性护理补贴项目的整合衔接,提高资源配置效率效益"。

这些法律、政策的实施,保障了"双困"老年人接受照护社会救助的基本权益,标志着我国照护社会救助制度建设进入了一个新的发展阶段,融通居家和机构的照护社会救助制度在全国逐步推进。

第二节　我国城市老年照护社会救助的救助对象及标准

一、我国城市老年照护社会救助的救助对象

各地的养老服务补贴政策中均规定了政府提供照护服务补贴对象的资格问题,但对救助对象的条件限制却不统一。

上海市施行照护社会救助比较早,随着制度的不断完善,照护社会救助的覆盖面也在不断扩大。2004年,上海市民政局提出,居家养老服务面向本市60岁及以上老年人。同时,政府采取服务券形式,面向本市60岁及以上的困难老年人、特殊贡献老年人、百岁以上老年人和80岁以上其他老年人"四类老年人"①。2005年,市政府扩大社区助老补贴范围,将原来的部分困难老年人扩大到70周

---

① 沪民福发〔2004〕6号:上海市民政局关于进一步推进深化居家养老服务工作的通知。

岁以上低收入且生活不能自理的老年人以及 70 周岁以下低保且生活不能自理
的老年人①。2008 年上海市继续扩大照护社会救助的覆盖范围,除了 60 周岁以
上拥有上海户籍、享受最低生活保障、低收入且生活不能自理的老年人以外,拥
有上海户籍、80 周岁及以上、独居或纯老家庭的失能老年人,本人月养老金低于
全市城镇企业月平均养老金且经过相关评估部门资格审核通过的老年人,也被
纳入照护社会救助对象中来②。此后,享受养老服务补贴对象的资格条件变化
不大,只是救助标准在不断提高。表 4-1 是上海历年来照护社会救助服务人数
的变化情况。2005 年,获得居家养老服务补贴的老年人只有 3.94 万人,占所有
接受居家养老服务人数的 71.9%,仅占 60 岁以上老年人口总数的 1.48%。由于
接受居家养老服务总人数的逐年上升,照护社会救助对象所占的比例下降,由
2005 年的 71.9% 降为 2015 年的 43.14%。获得居家养老服务补贴的老年人占
60 岁以上老年人口总数的比例在逐年下降。尤其是受长期护理保险制度试点
的影响,一部分人享受了长期护理保险,所以获得居家养老服务补贴的老年人总
人数从 2017 年的 12.02 万,降至 2018 年的 8.2 万(见表 4-1)。

表 4-1　上海历年来照护社会救助服务人数的变化情况

年份	照护社会救助 服务人数(万人) A	接受居家养老 服务的人数(万人) B	60 岁以上 人口总数(万人) C	比例(%) A/B	比例(%) A/C
2005	3.94	5.48	266.37	71.90	1.48
2006	5.96	10.50	275.62	56.76	2.16
2007	6.84	13.50	286.83	50.67	2.38
2008	10.30	17.70	300.57	58.19	3.43
2009	12.90	21.90	315.70	58.90	4.09
2010	13.00	25.20	331.02	51.59	3.93
2011	13.30	26.20	347.76	50.76	3.82
2012	12.60	27.20	367.32	46.32	3.43

① 沪府办〔2005〕42 号:关于全面落实 2005 年市政府养老服务实事项目,进一步推进本市养老服务工作
意见的通知。
② 沪民福发〔2008〕5 号:关于全面落实 2008 年市政府养老服务实事项目,进一步推进本市养老服务工
作的意见。

（续表）

年份	照护社会救助 服务人数（万人） A	接受居家养老 服务的人数（万人） B	60 岁以上 人口总数（万人） C	比例（%） A/B	比例（%） A/C
2013	13.03	28.20	387.62	46.21	3.36
2014	13.00	29.54	413.98	43.99	3.14
2015	13.18	30.55	435.95	43.14	3.02
2016	12.66	—	457.79	—	2.77
2017	12.02	—	483.60	—	2.49
2018	8.20	—	503.28	—	1.63

注：由于统计口径发生变化，自 2016 年起，上海市统计年鉴未显示"接受居家养老服务的人数"数据。
资料来源：历年《上海市统计年鉴》，上海市老龄科研中心历年上海市老年人口和老龄事业监测统计信息。

北京市 2008 年开始施行《北京市特殊老年人养老服务补贴办法（试行）》，文件中对照护社会救助对象的资格条件进行了界定：拥有当地户籍，90 周岁以上的老年人不论是否失能都可以获得养老服务补贴，80 周岁到 89 周岁的老年人必须是失能老年人才可以享受补贴，80 周岁以下的老年人必须是"三无"老年人、纯老年户、低保老年人、低收入老年人或者只跟残疾子女一起生活的老年人。2019 年 9 月，印发《北京市老年人养老服务补贴津贴管理实施办法》，规定老年人养老服务补贴津贴发放给具有本市户口且符合相应条件的老年人，包括困难老年人养老服务补贴、失能老年人护理补贴、高龄老年人津贴三类。困难老年人养老服务补贴发放给低保、低收入、计划生育特殊家庭等困难老年人，用于日常照料等生活性服务补贴。失能老年人护理补贴发放给重度失能或持有相应残疾证的老年人，用于因生活自理能力缺失而产生的长期照护补贴，包括但不限于购买照料支持、照顾服务、护理服务等照护性服务。高龄老年人津贴，发放给 80 周岁及以上的老年人，用于养老服务消费特别是生活照料护理服务。

《深圳市社区居家养老服务实施方案（第二次修订）》（深民函〔2010〕648号）中，不仅将 60 岁以上享受低保且生活不能自理的老年人纳入照护社会救助对象中，还将 60 岁以上非低保对象但生活不能自理的老年人，以及 60 岁以上"三无"老年人、低保老年人、重点优抚老年人都纳入进来，单从照护社会救助的对象来看，深圳的照护社会救助的标准起点还是比较高的。

2013 年 12 月开始施行的《南京市社区居家养老服务实施办法》中将照护社会救助对象规定为：100 岁以上的老年人可以直接拿到养老服务补贴，70 周岁以上的享受计划生育特别扶助的老年人可以获得补贴,另外还有城镇"三无"老年人、低保线以下或者处于低保边缘的老年人以及经济困难且生活无法自理的老年人。其中对"经济困难"做了界定,是指有一定的经济收入,但因治疗疾病的支出,导致其实际生活水平相当于低保及低保边缘的老年人。

2013年4月起开始实施的《合肥市政府购买居家养老服务实施方案》规定,具有合肥市市区户籍的70岁以上低保老年人、70岁以上空巢老年人(无子女)和90岁以上高龄老年人都是政府购买居家养老服务保障的对象。

2013年5月起开始实施的《杭州市养老服务补贴制度实施意见(征求意见)》将养老服务补贴对象分为两类:一类是处于低保家庭中的老年人,且根据"杭州市养老服务需求评估办法",经"生活自理能力"评估确定为重度依赖者;二类是独居、空巢、孤寡老年人,或80岁以上高龄老年人,或市级以上劳模、重点优抚对象、纯居干、失独、归侨等特殊贡献老年人或特殊对象;且老年人(或与配偶平均收入)退休金或养老保险金在3 000元/月及以下。二类补贴对象由各区、县(市)根据本年度政府购买服务人数比例,按照评估分从高到低的原则确定;也可根据本区域社区(村)居家养老服务开展情况和财力保障水平,界定若干条件后,适当扩大服务补贴范围。

从各地的规定中可以看出,对养老服务补贴对象主要是从年龄、户籍、经济能力、自理能力、是否独居,或是否有人照护、是否有过特殊贡献等方面来加以界定,其中有过特殊贡献的老年人包括省市级劳动模范、全国部门先进、优抚老年人、伤残军人等,甚至有地区如舟山市定海区的文件中还规定"老居委干部"可以获得政府购买的养老服务券。

照护社会救助对象的界定一定程度上反映了国家或政府在资格评估中坚持的是需求导向还是资源导向原则,而我国的经济发展水平还不够发达,照护社会救助资源有限,因此政府是在以资源导向为主的前提下,尽量满足救助对象的需求。最典型的是杭州,它在对二类补贴对象的资格条件界定时明确规定,可根据政府的财力保障水平来按照评估分从高到低的原则确定政府购买服务人数,这就说明,即使有的老年人满足了经济和身体的资格条件依然得不到相应的救助。

二、我国城市老年照护社会救助的救助标准

各地所定的养老服务补贴并没有一个统一的标准,基本上是按照经济困难程度和生活自理能力等级来对老年人需要接受的照护服务进行不同程度的补贴。

自制度建立起至今,上海市的照护社会救助标准不断提高。2004 年,上海市根据 60 岁及以上的困难老年人的实际情况分别给予不同层次的救助,针对特别困难的老年人会提供无偿救助服务,困难程度比较轻的老年人可以为其提供低于市场价格的养老服务。具体如下:①困难老年人,最低生活保障线以下或者特殊原因导致经济困难家庭中生活需要依靠他人来扶助的老年人,每人每月 100—250 元;②伤残优抚对象、省市级以上劳动模范和回国定居的收入水平不高、失能或半失能的老年人,每人每月 50—250 元;③百岁以上老年人,每人每月 100 元;④80 岁以上其他老年人,针对这部分老年人,政府为其提供部分救助,老年人只需要支付 85% 的居家养老服务费用,另外 15% 的费用由政府来承担,当然政府每月补贴的额度上限是 150 元,超过 150 元的部分依然需要老年人自己承担①。2005 年,对 70 周岁以上低收入且失能的老年人以及 70 周岁以下享受低保且生活不能自理的老年人,根据不同年龄段,分别按人均每月 150—250 元给予社区助老服务补贴②。2006 年之前,是按照年龄段进行简单的分级来对老年人进行养老服务补贴,未考虑老年人的实际失能状况。从 2006 年 10 月起,上海启动社区养老服务需求评估,将老年人的生理状况分为轻度、中度和重度三个照护等级,三个照护等级总共获得的居家养老服务补贴分别每人每月 200 元、300 元、400 元。在“双困”老年人每人每月获得 200 元养老服务补贴的基础上,对照护等级为中度或重度者分别给予每人每月 100 元和 200 元的养老服务专项护理补贴③。2008 年,居家养老服务补贴标准提高,三个照护等级总共获得的居家养老服务补贴提高到每人每月 300 元、400 元、500 元。同时居家养老服务补贴的对象进一步扩大,对于 80 周岁及以上的本市户籍老年人,如果是自己单独生活的老年人或是连续 6 个月以上家里只有老年人的家庭,而且老年人每月的退休金或养老收入低于全市城镇企业月平均养老金的,经评估后需要生活照护的,按上述一般居家养老服务补贴标准的 50% 给予补贴④。从 2008 年至 2013 年年底,上海居家养老服务补贴的标准没有发生变动,随着经济水平的提高,这种按货币金额来给予补贴的形式,实际上相当于老年人所能享受的照护社

---

① 沪民福发〔2004〕6 号:上海市民政局关于进一步推进深化居家养老服务工作的通知。
② 沪府办〔2005〕42 号:关于全面落实 2005 年市政府养老服务实事项目,进一步推进本市养老服务工作意见的通知。
③ 沪民福发〔2006〕18 号:关于进一步促进本市养老服务事业发展的意见。
④ 沪民福发〔2008〕5 号:关于全面落实 2008 年市政府养老服务实事项目,进一步推进本市养老服务工作的意见。

会救助待遇在降低。因为物价水平提高,服务人员的工资会提高,照护服务单价提高,在照护服务总费用不变的前提下,照护服务数量便降低了,即老年人接受政府给予补助的照护服务时间在不断减少。为此,2014 年 1 月起,为了满足"双困"老年人的养老服务需求,不断提高养老服务的供给能力,上海市民政局将养老服务补贴的标准进行了调整:将"轻度""中度""重度"三个照护等级的服务量由原来的 300 元/月、400 元/月、500 元/月分别调整为 30 小时/月、40 小时/月、50 小时/月,在此基础上,将"轻度""中度""重度"三个照护等级的服务小时单价分别调整为 15 元/小时、17 元/小时、20 元/小时[①],这种调整避免了老年人接受照护服务时间的"缩水"。2019 年 2 月,为做好养老服务补贴政策与长期护理保险试点的衔接,对长期护理保险试点未覆盖的困难人群和未涵盖的服务项目予以兜底保障,上海市调整养老服务补贴政策:照护一级的困难对象中,最低生活保障家庭的老年人,补贴标准调整为每人每月 960 元;低收入家庭的老年人,补贴标准调整为每人每月 768 元;年满 80 周岁且本人月收入低于上年度城镇企业月平均养老金的老年人,补贴标准调整为每人每月 480 元。上述第二、第三类对象中,无子女的老年人或年满 90 周岁的老年人,再增加第一类对象标准的 20%。照护二级至四级的困难对象中,享受长期护理保险待遇的同时,享受养老服务补贴的标准调整为:最低生活保障家庭的老年人,每人每月 896 元;低收入家庭的老年人,每人每月补贴 640 元。照护五级至六级的困难对象中,享受长期护理保险待遇的同时,享受养老服务补贴的标准调整为:最低生活保障家庭的老年人,每人每月 640 元;低收入家庭的老年人,每人每月补贴 384 元[②]。可见,上海是综合考虑了老年人的年龄、经济收入和照护等级来确定照护社会救助标准的。

山东省颁布省级文件,对"双困"老年人发放养老服务补贴,补贴发放对象为:具有山东省户籍的,享受城乡低保或散居城市"三无"的,生活长期不能自理、能力等级为 2—3 级的老年人,以及其他生活长期不能自理的智力、精神或肢体重度残疾的困难老年人。补贴标准为每人每月不低于 60 元,显然此标准是非常低的,根本满足不了"双困"老年人的最低照护需求。实践中,各市是在省级规定的基础上根据当地的实际情况加以调整的。如青岛市的养老服务政策规定,生活半自理的困难老年人享受政府购买服务每人每月不少于 45 个小时;生活不能

---

① 沪民老工发〔2014〕7 号:上海市民政局、上海市财政局关于调整本市社区居家养老服务相关政策的通知。
② 沪民规〔2019〕2 号:关于调整本市养老服务补贴标准的通知。

自理的困难老年人享受政府购买服务每人每月不少于 60 个小时,并且按照城镇每小时 20 元的标准予以补助。从补助金额来看,每人每月 900—1 200 元的补助标准在全国城市当中是处于上游的[①]。

天津市的规定是,享受城市最低生活保障待遇、特困救助和抚恤补助优抚对象中 60 周岁以上需要生活照料的老年人,经过评估符合轻度、中度和重度照料等级的每人每月依次可领 200 元、400 元、600 元的照护补贴。

表 4-2 列出了全国部分省区市的养老服务补贴金额,并计算了其占人均消费支出的比例,这一比例在一定程度上可以比较地区间养老服务的补贴水平。从比例来看,养老服务补贴水平较低的有新疆、兰州、南宁等西部城市,可见照护社会救助标准会受到当地经济发展水平的影响。

表 4-2　全国部分省市养老服务补贴金额占人均消费支出的比例

	月补贴金额(元/月)	人均消费支出(元/月)	月补贴金额占人均消费支出比例(%)
石家庄	500	1 956	25.56
南京	700	2 610	26.82
深圳	850	2 868	29.64
厦门	400	2 579	15.51
青岛	900	2 228	40.39
重庆	260	2 149	12.10
北京	600	3 863	15.53
杭州	400	3 126	12.80
上海	960	4 022	23.87
天津	600	2 901	20.68
合肥	600	1 982	30.27
银川	300	2 013	14.90
昆明	300	1 955	15.35
南宁	160	1 799	8.89
兰州	100	2 038	4.91
新疆	80	2 133	3.75

注:月补贴金额根据各地区的养老服务补贴政策整理而得,一般取当地补贴的最高额,人均消费支出选取 2019 年所在省区市的城镇居民人均消费支出值。资料来源于各地政策性文件,见本书附录四。

---

① 青政发〔2016〕36 号:青岛市人民政府关于加快推进养老服务业发展的实施意见。

第三节　我国城市老年照护社会救助的资格评估

在我国目前财政能力有限的前提下,对所有老年人提供普惠式的照护服务的条件还不具备,这就意味着可以优先获得照护资源的人群必须经过多方面的评估。照护社会救助的对象是"双困"老年人,只有面临经济和生活自理能力双重困难的老年人才有资格接受照护社会救助,因此申请对象必须接受一定的资格评估方能获得照护社会救助的资格。通过上述各地照护社会救助对象及救助标准的规定,可以看出我国城市老年照护社会救助的申请对象必须接受两个方面的评估,即经济状况的评估和照护需求的评估。

关于经济状况的评估方面,由于各地的照护社会救助对象不统一导致对经济状况的评估也没有统一的标准。多数省区市都将低保老年人作为照护社会救助对象之一,其经济状况审查的依据多数是按照城市最低生活保障的标准,即处于低保线以下或低保边缘的老年人符合经济审查条件,即通过照护社会救助的经济状况评估。有的地区将低收入老年人也纳入照护社会救助中,低收入的判断会参照其他经济指标,如上海参照了月最低养老金标准,天津则参照了最低工资的标准。

照护需求的评估,是按照一定的组织方式和程序,对照评估标准,对老年人的经济状况、身体状况、居住状况、养老服务需求意愿等进行调查评估,形成评估意见,作为提供养老服务补贴或是否安排入住养老机构的依据。

一、照护需求评估标准

2013 年 6 月,民政部在参考美国、日本、澳大利亚、英国,以及我国香港和台湾等国家和地区老年人能力评估体系的基础上,并通过实地调研我国不同发展水平地区的养老服务机构中对老年人的评估和分级现状,深入分析老年人能力分级的人员、设施设备等方面的基本要求,编制了行业标准《老年人能力评估》的征求意见稿,此标准于 2013 年 10 月 1 日起实施,是目前我国唯一一个具有全国性质的老年人需求评估标准,为全国各地开展养老服务工作、评估老年人需求等级提供了一个统一、规范和可操作的评估工具。各地会参照民政部《老年人能力评估》(MZ/T 039—2013),并结合当地实际情况制定相应的养老服务需求评估标准。

　　我国在引入身体功能状况评估机制之前,大部分城市都是按照年龄段或残疾程度等简单的操作办法来对"双困"老年人实施照护补贴的。有的地区在申请对象满足了经济状况评估的前提下,只要老年人提出照护的请求,就被纳入照护社会救助对象,即照护需求的评估是从需求者的主观愿望出发的;有的地区是依照年龄将申请者的照护需求划分成了几个等级,如北京的养老服务补贴制度显示,照护需求等级与年龄有关而与失能程度无关,即处于同等经济状况下的老年人,高龄老年人的照护需求高于低龄老年人的照护需求,因此前者得到的照护社会救助的待遇高于后者。实质上,年龄增长和照护需求并不存在必然的联系,高龄老年人的照护需求并不一定高于低龄老年人,即使年龄相同的老年人,因为失能程度、经济状况、居住情况等因素导致他们的照护需求也不同,因此将年龄作为判断照护需求评估依据的做法是不妥的。

　　后来,上海、天津和杭州等城市逐渐引入了居家养老服务新的需求评估机制,如按照老年人对日常生活活动的操作情况可以划分为生活可以自理、半自理和不能自理等不同的等级,按照失能程度可以划分为轻度、中度和重度等不同的等级,不同身体功能状况等级的老年人对应不同等级的照护需求。

　　上海市自2004年开始,就通过学习借鉴瑞典、日本及我国香港地区等国内外的经验和做法,开始着手研究建立科学的养老服务需求评估机制。通过几年的实践以及广泛应用《上海市养老服务需求表》的基础上,于2013年正式发布了地方标准《老年照护等级评估要求》,该标准是全国首创的老年照护等级评估标准。《老年照护等级评估要求》对评估机构和评估人员应具备的条件作了界定,并依据国际通用的ADL量表,设定了四个主要参数和一个背景参数,每个参数都是老年人日常生活能力的影响因素。其中四大主要参数分别为生活自理能力、认知能力、情绪行为和视觉,背景参数为社会生活环境(通过居住状况、家庭支持、社会参与和居住环境四个方面来判断),通过对每项参数的分值设定,最终划分了正常、轻度、中度、重度四种评估结论和三个照护等级。评估报告还会对每项评估参数进行总结,然后提出相应的养老服务建议。2016年12月,上海市政府印发《关于全面推进老年照护统一需求评估体系建设的意见》,并附《老年照护统一需求评估标准(试行)》,此标准采用国际通用的分类拟合工具(线性判断法和支持向量机法),将评估结果分为:正常、照护一级、照护二级、照护三级、照护四级、照护五级、照护六级、建议二级及以上医疗机构就诊。分级维度分为两个维度：自理能力维度（日常生活活动能力、工具性日常生活活动能力、认知能力等三个方面）和疾病轻重维度。2018 年 1 月，上海市政府印发《上海市老年照护统一需求评估及服务管理办法》（沪府办规〔2018〕2 号），规定评估等级可作为申请人享受长期护理保险待遇、养老服务补贴等政策的前提和依据。根据此办法的精神，并结合上海市长期护理保险试点推进情况，上海市卫生健康委员会、上海市民政局、上海市医疗保障局于 2019 年 1 月发布《上海市老年照护统一需求评估标准（试行）2.0 版》。2.0 版的需求评估标准跟 2016 年的试行标准相比，最大的区别在于，将自理能力维度中日常生活活动能力、工具性日常生活活动能力、认知能力三方面对应的权重分别由 85％、10％、5％改为 65％、10％、25％，另外，2.0 版扩展了自理能力活动考察范围，将认知障碍疾病纳入疾病轻重维度考察指标等，具体对比如表 4-3 所示。

《上海市老年照护统一需求评估标准》的发布，一方面为评判老年人的照护服务等级提供了科学依据，能够根据老年人的实际身体功能状况与其可以获得的照护服务对号入座；另一方面为合理配置照护社会救助资源提供了技术支撑，符合老年照护等级评估要求的老年人，可以优先获得照护社会救助资源，保障了"双困"老年人获得照护社会救助的基本权利。

表 4-3　2016 年和 2019 年《上海市老年照护统一需求评估标准》的对比[1]

	2016 年	2019 年（即 2.0 版）
第一条 目的	为了加强社区居家照护、养老机构、老年护理机构等老年照护服务的有机衔接，科学确定老年人的照护需求，保障老年人合法权益，制定本标准	
第二条 依据	本标准在整合现行的上海市老年照护等级评估、上海市高龄老年人医疗护理服务需求评估以及上海市老年护理医院出入院标准的基础上统一制定	
第三条 评估结果	采用国际通用的分类拟合工具（线性判断法和支持向量机法），将评估结果分为：正常、照护一级、照护二级、照护三级、照护四级、照护五级、照护六级、建议二级及以上医疗机构就诊	采用国际通用的分类拟合工具（线性判断法和支持向量机法），将评估结果分为：正常、照护一级、照护二级、照护三级、照护四级、照护五级、照护六级、建议至相关医疗机构就诊

---

[1] 沪府办〔2016〕104 号：上海市人民政府办公厅印发《关于全面推进老年照护统一需求评估体系建设意见》的通知。沪卫老龄〔2019〕3 号：关于印发《上海市老年照护统一需求评估标准（试行）2.0 版》的通知。

（续表）

	2016 年	2019 年（即 2.0 版）
第四条 分级维度	（一）自理能力维度,包含三个方面:日常生活活动能力、工具性日常生活活动能力、认知能力,对应的权重分别为 85%、10%、5% 1. 日常生活活动能力包括:大便是否失禁、小便是否失禁、洗脸/洗手、梳头/化妆、使用厕所、进食、坐立位起身、坐凳椅、平地步行(移动)、穿/脱上衣、穿/脱裤子、上下楼、洗浴 13 项 2. 工具性日常生活活动能力包括:搭乘公共交通、现金和银行账户的管理 2 项 3. 认知能力包括:时间定向、空间定向、瞬间记忆、短期记忆 4 项	自理能力维度包含三个方面:日常生活活动能力、工具性日常生活活动能力、认知能力,对应的权重分别为 65%、10%、25% 1. 日常生活活动能力包括:大便是否失禁、小便是否失禁、洗脸/洗手、梳头/化妆、使用厕所、进食、坐立位起身、坐凳椅、平地步行(移动)、穿/脱上衣、穿/脱裤子、上下楼、洗浴等 20 项 2. 工具性日常生活活动能力包括:搭乘公共交通、现金和银行账户的管理等 8 项 3. 认知能力包括:定向能力、计算能力、记忆力、日常生活中的基本判断能力和情绪精神症状等 22 项
	（二）疾病轻重维度,主要包括当前老年人群患病率比较高的 10 种疾病:慢性阻塞性肺病、肺炎、帕金森病、糖尿病、脑出血、高血压、晚期肿瘤、冠状动脉粥样硬化性心脏病、脑梗塞、下肢骨折 每种疾病分成局部症状、体征、辅助检查、并发症 4 个分项,对应的权重分别为 30%、30%、30%、10%。其中,每一个分项包括若干子项,每一个子项有若干选择项及分值,全部分项的得分值相加为该种疾病的得分	（二）疾病轻重维度,主要包括当前老年人群患病率比较高的慢性阻塞性肺病、肺炎、帕金森病、糖尿病、脑出血、高血压、晚期肿瘤、冠状动脉粥样硬化性心脏病、脑梗塞、下肢骨折、认知障碍等疾病 每种疾病分成局部症状、体征、辅助检查、并发症 4 个分项,对应的权重分别为 30%、30%、30%、10%。其中,每一个分项包括若干子项,每一个子项有若干选择项及分值,全部分项的得分值相加为该种疾病的得分
第五条 级别划分	评估等级由自理能力和疾病轻重两个维度的得分值决定,分值范围为 0—100 分,分值越高表示所需的照护等级越高 （一）疾病维度得分小于或等于 30 分的,根据自理能力维度得分的大小,从低到高划分为:正常、照护一级、照护二级、照护三级、照护四级、照护五级 （二）疾病维度得分大于 30 分且小于或等于 70 分的,根据自理能力维度得分的大小,从低到高划分为:正常、照护一级、照护二级、照护三级、照护四级、照护五级、照护六级 （三）疾病维度得分大于 70 分的,建议二级及以上医疗机构就诊	评估等级由自理能力和疾病轻重两个维度的得分值决定,分值范围为 0—100 分,分值越高表示所需的照护等级越高 （一）疾病维度得分小于或等于 30 分的,根据自理能力维度得分的大小,从低到高划分为:正常、照护一级、照护二级、照护三级、照护四级、照护五级 （二）疾病维度得分大于 30 分且小于或等于 70 分的,根据自理能力维度得分的大小,从低到高划分为:正常、照护一级、照护二级、照护三级、照护四级、照护五级、照护六级 （三）疾病维度得分大于 70 分的,根据自理能力维度得分的大小,从低到高划分为:正常、照护一级、照护二级、照护三级、照护四级、照护五级、照护六级,同时建议至相关医疗机构就诊
第六条 评估指南	根据本标准另行制定老年照护统一需求评估指南,指导评估员开展评估工作	

杭州市的照护需求评估采用了八个评估参数,分为主要参数、背景参数、附加参数三部分。其中主要参数包括老年人的生活自理能力、经济条件和居住情况,附加参数包括老年人的年龄和特殊贡献,背景参数包括老年人的残障情况、住房情况和重大疾病状况。每个评估参数又附有相应的评估工具或判断标准,如"生活自理能力"这一参数是根据国际通用的巴氏量表等评估工具来设计的,通过行走、进食、如厕、个人卫生、洗澡、行走于平地、穿脱衣服、上下楼梯、大便控制、小便控制 10 个评估事项计算出"生活自理能力"的评估分值;同样,其他参数也是根据不同的等级对应了不同的评估分值,最后加总得到总体评估分值。根据总体评估分值对老年人的照护社会救助标准和照护形式作出判断(见表 4-4)。

表 4-4　杭州市社区(村)居家养老服务需求评估表

评估报告		
报告一:总分计算		
参数	判断等级	分值
1. 生活自理能力(0—50 分)	□重度　□中度　□轻度　□正常	
2. 经济条件(0—25 分)	□低保　□无社保　□低退休工资　□2 000—3 000 元	
3. 居住情况(0—25 分)	□孤寡、独居　□空巢　□与亲友、子女共住	
4. 年龄情况(0—10 分)	□90 岁以上　□80—89 岁　□60—79 岁	
5. 特殊贡献(0—40 分)	□市级以上劳模　　　□重点优抚对象 □纯居干　　　　　　□离休干部	
6. 残障情况		
7. 住房情况		
8. 重大疾病		
评估总分	(　　)分	
建议服务标准	(　　)小时	
建议服务形式	□居家养老　□机构养老	

资料来源:杭州市民政局。

北京市于 2015 年根据民政部《老年人能力评估》行业标准编制了《北京市养老服务需求评估表》,主要从日常生活能力、精神状态、感知觉与沟通、社会参与四个方面的指标确定老年人轻度、中度、重度失能状况。同时,根据老年人的能力评估结果适当安排他们进入合适的养老场所中,避免养老服务资源的浪费。比如对于生活能够自理的老年人,不鼓励他们进入机构养老,而应该尽量选择居家养老;对于可以自行承担养老服务开支的老年人,鼓励他们进入非公办养老机构;无力承担养老服务费用的老年人,则需要由政府给予补贴,并安排入住公办养老机构。可见,养老服务需求评估体系的建立,实现了政府养老服务资源的合理配置,生活照护和支付能力上有一定困难的老年人能够优先获得养老服务资源。

在对各城市的照护需求评估的比较中可以看出,多数城市判断老年人失能程度的依据还是按照国际通行标准,进食、身体清洁、如厕、房内活动、穿脱衣服、上下床六项指标,五至六项无法完成的界定为"重度失能",三至四项"无法完成"的界定为"中度失能",一至两项无法完成的,界定为"轻度失能";或者认为六项指标中只要有一项不能独立完成需要别人帮助的即被认为是"生活部分不能自理",所有项目都"做不了"的,即被认为是"生活完全不能自理"。只有少数省或城市(如浙江、上海、天津、南京等)采用了《养老服务需求评估表》,设置了生活自理能力、认知能力、居住状况和特殊贡献等参数,来对老年人的照护需求进行一个总体的评估。需要指出的是,各城市在《养老服务需求评估表》中,生活自理能力是必设的参数,除此之外,其他设置的参数存在着很大的差异(见表4-5),而且即使设置参数的名称一样,但评估参数的具体指标也是有着很大的区别,没有一个统一的标准。

表4-5　各城市《养老服务需求评估表》中设置的参数对比

上海	自理能力维度,包含三个方面:日常生活活动能力、工具性日常生活活动能力、认知能力 疾病轻重维度,主要包括当前老年人群患病率比较高的疾病
天津	日常行为能力、精神卫生情况、感知觉情况、社会参与状况
杭州	主要参数:生活自理能力、经济条件、居住情况 附加参数:年龄、特殊贡献 背景参数:残障情况、住房情况、重大疾病状况
南京	社会生活环境、生活自理能力、认知能力、情绪行为、视听觉
北京	日常生活能力、精神状态、感知觉与沟通、社会参与

二、照护需求评估的实施

为了切实做好照护需求评估工作,各地纷纷制定了养老服务需求评估工作实施办法,包括工作要求、组织、程序、内容以及评估工作的监督管理等内容。

（一）评估程序

目前,我国照护需求评估的程序一般包括申请、初评、评估、公示、审核、核准等几个环节。评估对象本人或家属向村（居）民委员会提出养老服务补贴申请,村（居）民委员会接到申请后,会组织初评小组上门对评估对象的身份信息、经济状况、居住状况等进行初评,根据情况及时报请乡镇或街道评估。乡镇或街道接到村（居）民委员会的评估请求后,再组织评估小组对评估对象进行评估,作出评估意见。评估意见中会明确是否初步同意评估对象享受养老服务补贴及享受补贴的档次,明确评估对象接受服务的方式（居家养老服务或入住养老机构）。

（二）评估类型

评估类型一般包括申请（首次）评估、复检评估和持续评估三种。为了遵循国际上"持续照护"的理念,杭州市采用了首次评估、复检评估和变更评估三种评估类型,对初次申请照护社会救助的老年人先进行首次评估,对初次评估结果有异议的可以申请复检评估,而且复检评估结果是最终结果,变更评估是因政策变化或老年人的身体状况发生重大变化时对已经接受照护社会救助的老年人进行的定期或不定期的评估。浙江省龙游县将照护需求评估分为了准入评估、例行评估和即时评估三类。准入评估是经过调查对有养老服务需求的老年人进行的评估,准入评估可分阶段、分次进行,也可以由不同评估员完成。所有健康状况、经济状况等资料由完成评估的评估员确认,并建立评估档案;例行评估每年不少于一次,主要回顾和总结老年人目前的主要健康、经济等方面状况;即时评估是当老年人健康或经济状况出现重大变化时进行的评估,评估目前出现的健康或经济问题和严重程度,从而判断现有养老服务方式是否需进行调整。

（三）评估机构或评估人员

我国现行的照护需求评估主要由政府或服务机构自行评估,角色比较混乱。例如,机构养老中,养老院、福利院等养老机构负责对入住的老年人进行需求评估;居家养老中,居家养老服务中心有时也会负责照护需求评估。同一个机构既是管理者,又是服务者,同时还是评估者,没有建立第三方评估机制的现象非常普遍。北京、上海和威海等地正在逐步尝试建立独立、专业的照护需求评估机构。

上海市民政局曾下发意见提出,申请养老服务补贴的老年人的照护需求评估工作应由具备独立法人资格的专业的第三方评估机构来负责,评估的费用由政府来承担。评估人员首先要具备评估岗位的资质,与其他行业的培养机制一样,照护需求评估人员也要接受岗前培训、在岗培养和教育等。同时提倡医疗、保健、养老护理等行业的专业人员也加入评估队伍当中①。评估人员按照专业技术背景,分为 A、B 两类。A 类评估员指具有养老服务、医疗护理或社会工作等实际工作经验,且具有中专及以上学历人员;B 类评估员指取得执业医师或执业助理医师资格人员②。

北京建立独立的第三方养老服务需求评估机构,对提出养老服务申请的老年人的身体功能状况给予评价,并形成评估报告。政府在为老年人提供养老服务时,会参照评估机构的报告,制订与老年人身体功能状况相符的养老服务清单。

2014 年 6 月开始实施的《威海市养老服务评估工作实施办法》中提出,应当积极培育、成立专业的养老服务评估机构。组织由民政、卫生、社区负责人组成的评估小组或委托社会第三方评估机构,开展养老服务评估工作。

第四节　我国城市老年照护社会救助的服务提供

一、照护服务内容

老年人接受照护服务的数量和质量跟老年人的经济条件是有一定关系的,正如本书第三章对照护社会救助需求状况的分析所示,在同样身体状况的条件下,经济状况好的老年人对照护服务的需求要高于经济状况差的老年人,而且根据老年人的经济承受能力,其接受的照护服务质量也是有差别的。由于照护社会救助是保证"双困"老年人的最低照护需求,再加上目前我国财政能力有限,因此各地老年照护社会救助服务的内容只能是低层次的,其接受的照护服务的数量和质量会低于一般老年人通过自费购买获得照护服务的数量和质量。再加上各个城市间经济发展水平的不同以及提供养老服务补贴额度上的差异,使得各个城市间老年人接受的照护社会救助服务的项目和类别也是参差不齐。

目前我国的照社会救助服务内容一般包括身体护理、家务料理、医疗保健、

---

① 沪民老工发〔2014〕9 号:上海市民政局关于调整本市社区居家养老服务相关政策的实施意见。
② 沪府办规〔2018〕2 号:上海市人民政府办公厅关于印发《上海市老年照护统一需求评估及服务管理办法》的通知。

紧急救助、文化生活或精神支持等方面的服务,其中生活照护涉及的内容是跟基本的日常生活活动(ADLs)有关而提供的辅助,如喂饭、助浴、助厕、帮助穿衣和移动等服务;家政服务涉及的内容是跟辅助性日常生活活动(IADLs)有关而提供的辅助,如送餐、理发、打扫卫生、洗衣、协助购物、用品维修以及陪同散步和外出等服务;康复护理服务是针对有医疗照护上的需求而提供的服务,主要包括提醒吃药、按摩、测量血压、肢体锻炼、陪送看病、代为配药、上门门诊、定期巡诊等;紧急救助服务主要是为老年人提供呼叫器、求助门铃、远红外感应器等安全防护设备;文化生活或精神支持等方面的服务主要有谈心聊天、心理疏导、心理沟通、法律咨询等。

照护社会救助服务提供的原则是量力而行,其服务内容是在上述居家养老服务内容的基础上,结合当地财政的经济承受能力,有选择性地为"双困"老年人提供照护社会救助服务。如有的地区会仅为"双困"老年人提供生活照护服务,部分涉及家政服务和紧急救助服务,条件好的地区的照护社会救助服务才会覆盖到康复护理服务和文化生活、精神支持等方面的服务。无锡市通过政府购买服务的方式,为"双困"老年人提供照护服务的内容不仅包括定期上门打扫卫生、烧饭、助浴、洗头、剪指甲等一般性的生活服务,还设计了看望、陪聊、陪玩等精神抚慰。为了满足老年人的不同需求,无锡市由过去被动式的照护服务改变为主动式的照护服务,把所有服务项目编制成"菜单",先由老年人按照自己的需求进行选择,然后再将"菜单"交给照护服务机构,照护服务机构会按照个性化的"菜单"定时定量提供服务。这种安坐家中也能像住在敬老院里一样享受各类照护服务的形式,被称为没有围墙的"隐形养老院"形式。北京市实施经济困难老年人家庭适老化改造,对有需求的经济困难、失能、失独等特殊困难老年人家庭的通道、居室、卫生间等生活场所进行通行、助浴、如厕等适老化改造,配备生活辅助器具给予支持,缓解老年人因生理机能变化导致的生活不适应,增强老年人居家生活的安全性、便利性、科学性[①]。

随着失能失智老年人数量的增多以及家庭照护功能的弱化,各地努力采取先进的科学技术,为需要照护社会救助的失能失智老年人提供安全保障、康复护理等方面的智能化养老服务。为了协助家庭积极防范老年人走失,上海在全市开展"失智老年人走失预防与定位援助服务系统"(以下简称"失智援助服务系

---

① 京老龄委发〔2016〕7号:北京市老龄工作委员会关于印发北京市支持居家养老服务发展十条政策的通知。

统"),利用新技术、新手段辅助家庭监护人第一时间获知可能的意外状况和信息,提供失智老年人走失预防和定位援助服务。政府为享受低保或经济较为困难家庭、有特殊贡献家庭或政府认为确实需要的失智老年人提供全额购买服务,并为符合条件的每名服务补贴对象一次购买四年的服务。上海市政府还为部分居住在老式住宅内、出行困难的"双困"老年人或高龄老年人提供爬楼机服务,老年人可以提前一天通过热线电话提前预约,与工作人员确认服务时间后,服务人员就会携带机器上门服务。爬楼机服务的推出,减轻了家人负担,为老年人出行带来了方便。除此之外,上海市应用的"智能居家宝",无锡市应用的"安康宝"定位仪器,以及其他移动用升降机、多功能护理床等辅助器具的开发,都是科学技术在老年人照护服务方面的新应用,为应对老龄化生活带来了方便。

二、照护服务机构

如前所述,我国城市老年照护社会救助对接受机构养老和居家养老的老年人提供照护救助。在机构养老方式中,提供照护服务的机构主要是福利院、公办养老院和部分民办养老院;在居家养老方式中,提供照护服务的机构主要有居家管理中心、助老服务社、老年人日间服务中心和社区卫生服务中心等。

(一) 居家养老管理中心

居家养老管理中心又称居家养老服务中心,是政府委托的照护社会救助服务的直接执行者和管理者,承担政策传达、服务提供、意见听取、关系调节和调查摸底等工作。具体职责有:负责管理、指导助老服务社提供居家养老服务;负责受理辖区内有照护需求老年人提出的照护申请,进行调查、摸底和建档,并按照程序进行审批,指派助老服务社入户服务;负责服务代金券的发放、管理和使用工作;协调邻里、志愿者等社会为老服务人员或组织开展居家养老服务活动;听取接受照护老年人的意见和建议,及时监督助老服务社的工作。可见,居家养老管理中心承担着服务管理、服务协调和服务供给等多重功能。

(二) 助老服务社

助老服务社承担着具体的照护服务工作,是按照市场化运作方法,组织为老服务队伍,为老年人提供非全日制的生活照护、心理护理、娱乐康复等综合性服务的非正规劳动就业组织。助老服务社与助老服务员签订劳动用工合同,组织负责助老服务员的管理。助老服务员会按照助老服务社的要求,直接面向老年人提供助餐、助洁、助乐、助聊、助游、助困等照护服务。助老服务社的设立,不仅为居家老年人提供了必要的照护服务,同时也为大量失业、协保、农村富余劳动力开辟了新的就业渠道。上海市将建设助老服务社列入市政府实事项目,为更多老年人提供养老便利,其历年来助老服务社的数量如表4-6所示。

表4-6　上海市历年来助老服务中心的建设情况

年份	助老服务社数量 (个)	老年日间服务中心 数量(个)	日托老年人人数 (万人)
2005	233	83	0.21
2006	233	108	0.35
2007	234	128	0.33
2008	234	229	0.64
2009	234	283	0.80
2010	233	303	0.90
2011	233	326	1.10
2012	231	313	1.10
2013	230	340	1.20

资料来源:历年《上海市统计年鉴》,上海市老龄科研中心的2013年上海市老年人口和老龄事业监测统计信息。

(三) 老年人日间服务中心

不愿远离社区、家属无暇照护的老年人可以选择在这种场所接受照护。它是一种在老年人的家附近,借助于养老服务组织的专业化服务,可以为老年人提供短期照护、休息和活动等综合性照护服务的场所,也是一种适合半失能老年人的"白天入托接受照护和参与活动,晚上回家享受家庭生活"的社区居家养老服务新模式。老年人日间服务中心起到了家的作用,它让老年人在社区就能享受到养老服务,既增加了老年人进行社会交往和参与活动的机会,又减轻了家人的照护压力。

三、照护服务人员

目前我国城市的照护服务人员多以农村进城务工人员或失业人员为主,受过专业技能培训或持证上岗的照护服务人员仍占少数,照护服务员的整体素质较低,再加上此行业的易受歧视和工资待遇低等原因,人员流失现象比较普遍。伴随着老龄化程度的加重,照护服务员队伍现实境况与其使命的相悖以及服务人员需求和供给之间的矛盾问题,日益引起政府和社会的重视。

《老年人权益保障法》中对如何建立和规范照护服务人才的教育、用工、测评、奖惩制度作出了规定,为了留住人才应该保持照护服务人员的工资合理增长,鼓励专兼职以及社会志愿者加入服务队伍中,鼓励高等教育院校、中等教育院校以及职业教育机构开设照护服务的相关专业或项目培养专业人才。同时民政部也提出,要大力推行养老服务职业资格证书制度,设置职业门槛,从事养老服务的人员必须持有上岗证书,没有相关资格证书的人员一律不得从事该行业,从法制上保障我国养老服务业沿着职业化、专业化、规范化的轨道运行。

在国家法制的要求下,各城市针对照护服务员整体素质偏低、人员流失严重的问题,采取了很多办法以提高照护服务员的整体素质,并确保照护服务员队伍的稳定和发展。

第一,通过免费或给予补贴的形式,加强职业技能培训。

山东威海市对部分失地农民和下岗失业人员进行照护服务员的免费培训,培训内容包括照护服务的专业理论和实践技能操作。培训结束并被鉴定考核合格后,将由人社部门颁发全国通用的职业证书。学员可以根据市场的需要,自由选择进入社区居民家中提供居家养老服务,或到养老机构就业。广东中山将养老服务从业人员的技能设置了初级、中级、高级工到技师、高级技师等不同等级,对部分符合条件的人员给予职业培训补贴。如规定失业人员、农村进城务工人员、高校或未能继续升学的初高中毕业生,若参加家庭照护、养老服务、病患陪护等职业培训的,可以获得900—2 000元的职业培训补贴;如果通过了职业技能鉴定并取得了职业资格证书,还可享受180—400元的技能鉴定补贴。照护服务员的工作量和工作压力都比较大,因此他们和服务对象之间容易产生误会和矛盾,鉴于这种现象,有的地区除了职业技能上的培训,还对照护服务员进行沟通技巧方面的培训,以提升照护服务的质量和工作效率。

第二,各地区努力提高照护服务员的社会地位及工资待遇,以避免人员流失。

北京、上海、南京等地将照护服务员纳入公益性岗位,为其购买各项保险,提高照护服务员的待遇。鉴于照护服务员的社会认同度比较低的现象,有的地区加大了社会宣传力度,努力提高照护服务员的社会地位和作用,并从制度上明确照护人员的法律地位。

第三,有的城市努力发展志愿者队伍,实现为老服务志愿服务活动的制度化、规范化和常态化。

上海积极发挥志愿者和公益组织等各类公益资源,通过志愿者组织、共建单位和热心公益组织及个人的参与,为老年人提供多层次和多样化的照护服务。上海服务"双困"老年人的志愿者来自社会各行各业,有专门的志愿者组织,有退休的专业人员,如医生、教师等,也有由青年学生、公司职员或社区邻里组成的志愿者队伍,他们会利用自身的专业知识或发挥各自的特长,为老年人提供医疗照护、精神慰藉、心理疏导、家务劳动、电话问候、定期探访、设备维修等服务。2013年,上海市老年志愿者团队达到4 559个,参加人数共计19.35万人①。甘肃省兰州市成立了由左邻右舍、学生和公众参与的志愿者队伍,并依托《志愿者管理办法》等文件,便于志愿者的管理,保证志愿为老服务的质量。

邻里互助也是志愿服务的一种形式,主要是通过发挥左邻右舍的作用,尤其是退休在家的低龄健康老年人或者是下岗失业、协保人员等,来对社区内的高龄和生活困难的老年人提供照护服务。如上海市普陀区某街道开展了"邻里互助爱心助餐"的活动,以政府购买服务的形式,组织失业、协保等社区里闲散、困难的人员为相邻的"双困"老年人煮饭烧菜。这种将"双困"老年人的生活照护和社会人员的就业结合起来的邻里互助的双赢形式,产生了很好的社会效应。

第五节 本 章 小 结

本章从我国城市老年照护社会救助的发展过程和我国城市老年照护社会救助的现状两个大的方面分析了我国城市老年照护社会救助的供给状况。

首先,我国城市老年照护社会救助的发展,经过了隐性救助、照护社会救助制度确立和照护社会救助发展三个发展阶段。

以居家养老服务补贴制度的实行、机构养老的老年人被纳入照护社会救助对象范围这两个事件为标志,将我国城市老年照护社会救助的发展过程划分为三个阶段,分别是隐性救助阶段、照护社会救助制度确立阶段和照护社会救助发展阶段。在居家养老服务补贴制度实施之前,我国对"双困"老年人虽然存在照护社会救助行为,但还没有以制度的形式确立下来,因此属于隐性救助阶段。直至21世纪初,居家养老服务补贴制度的实施,标志着照护社会救助由隐性救助

---

① 数据来源于上海市老龄科研中心发布的2013年上海市老年人口和老龄事业监测统计信息。

阶段向显性救助阶段的过渡,照护社会救助制度正式确立。融通居家和机构的照护社会救助的法律、政策的实施,标志着我国照护社会救助制度建设进入了一个新的发展阶段。

其次,从救助对象、救助标准、资格评估、服务提供等方面分析了我国各城市照护社会救助的相关制度和政策,指出了各地区之间的差异,从而对目前我国城市老年照护社会救助的供给状况有了全面的了解。

我国各城市老年照护社会救助对象主要是从年龄、户籍、经济能力、自理能力、是否独居或是否有人照护、是否有过特殊贡献等方面来加以界定。

我国城市老年照护救助标准各地没有统一的标准,主要按照经济困难程度和生活自理能力等级来对老年人需要接受的照护服务进行不同程度的补贴,而且受到当地经济发展水平的影响,各地救助标准差异很大。

我国在引入身体功能状况评估机制之前,大部分城市都是按照年龄段或残疾程度等简单的操作办法来对"双困"老年人实施照护补贴的。后来,各地逐渐引入了居家养老服务新的需求评估机制,通过设置不同的参数将老年人的身体功能状况划分为不同的等级,从而判断老年人相应的照护服务需求。

目前,我国城市老年照护社会救助服务的内容是低层次的,其接受照护服务的数量和质量都低于一般老年人通过自费购买获得照护服务的数量和质量。再加上各个城市间经济发展水平的不同以及提供养老服务补贴额度上的差异,使得各个城市间老年人接受的照护社会救助服务的内容也是参差不齐。我国城市老年照护社会救助对接受机构养老和居家养老的老年人提供照护救助,在机构养老方式中,提供照护服务的机构主要是福利院、公办养老院和部分民办养老院;在居家养老方式中,提供照护服务的机构主要有居家管理中心、助老服务社、老年人日间服务中心和社区卫生服务中心等。目前,我国城市老年照护服务员队伍的现实境况与其使命的相悖,以及服务人员需求和供给之间的矛盾问题,日益引起政府和社会的重视,各城市也采取了很多办法来提高照护服务员的整体素质,并确保照护服务员队伍的稳定和发展。

第五章　我国城市老年照护社会救助存在的问题及原因分析

第一节　我国城市老年照护社会救助存在的主要问题

一、照护社会救助的覆盖范围小

目前我国城市老年照护社会救助的对象各地标准不一,一般是从年龄、户籍、经济能力、自理能力、是否独居或是否有人照护、是否有过特殊贡献等方面来加以界定,但总体来说覆盖范围还很小,具体表现在户籍和经济能力方面。

从户籍方面来看,各地要求必须具有当地城市户籍,常住人口没有被纳入进来。另外,伴随着人口流动和城市化进程的加快,产生了"老漂族"这一新兴的群体,他们帮助子女照顾孙辈、操持家务,从而使子女有更多的时间投入工作中,他们是城市建设的间接贡献力量。但当"老漂族"尤其是贫困"老漂族"年老失能时,却得不到当地城市照护社会救助的任何待遇。户籍限制的另外一个弊端是,人户分离的老年人无法享受到应该享有的照护社会救助权利,这既包括不同城市间的人户分离,也包括同一城市内的人户分离。按照目前属地化管理的照护社会救助政策,不同城市间的人户分离的老年人,是享受不到照护社会救助待遇的。另外,由于提供服务的机构如助老服务社受不同的区县管理和资金支持,对于同一城市中的人户分离老年人,要么被排除在制度之外,要么在转接的程序和成本核算上都存在着很大的问题。

从经济能力方面看,各地基本上只是将低保老年人作为救助对象,处于低保边缘的老年人却没有覆盖到。实际上,处于低保边缘的大量老年人由于照护费用的支出也同样面临着贫困,也就是支出型贫困,这部分老年人同样是迫切需要照护社会救助的对象。虽然有的地区的规定中包括部分低收入老年人,但政策上对"低收入"却没有具体的规定或细则,政策上的模糊在实践中往往就意味着没有规定。

2014年中国民政统计年鉴数据显示,截至2013年年底全国享受照护社会救助的老年人数为113.6万人,占60岁以上老年人口总数的0.56%(见表5-1),享受最低生活保障的老年人总数为2 408.4万人,占60岁以上老年人口总数的11.97%(见表5-2)。如果低保老年人的失能率为20%,那么全国只有23.59%的低保老年人得到了照护社会救助;如果按照30%的失能率计算,照护社会救助的覆盖率更低,仅为15.72%,而84.28%的"双困"老年人却没有得到照护社会救助。从各省区市的数据来看,北京、上海和浙江三省(市)的覆盖率比例超过100%的原因是,三省(市)的照护社会救助人数不仅限于低保中的失能老年人,还将低收入失能老年人、高龄老年人也纳入照护社会救助对象当中,除了这三个地方之外,其他省区市均没有实现应保尽保。在30%失能率的情况下,照护社会救助覆盖率低于1%的有广西、宁夏、西藏、青海和新疆,照护社会救助覆盖率低于10%的有河北、山西、内蒙、辽宁等14个省区市(见表5-2)。需要特别指出的是,表5-2数据只是将低保失能老年人作为照护社会救助对象,如果将照护社会救助的覆盖面扩大至低收入老年人、高龄老年人或其他困难老年人群体的话,覆盖率将更低。

表5-1 2013年全国各省区市照护社会救助总人数

	享受护理补贴的老年人数(人)	享受养老服务补贴的老年人数(人)	照护社会救助总人数(人)	60岁以上老年人口数(人)	照护社会救助人数占老年人口比重(%)
全国	117 153	1 018 962	1 136 115	201 124 413	0.56
北京	435	115 413	115 848	2 802 110	4.13
天津	1 231	6 685	7 916	2 008 802	0.39
河北	3 637	7 258	10 895	11 072 241	0.10
山西	0	7 010	7 010	4 591 697	0.15
内蒙古	65	6 746	6 811	3 336 807	0.20
辽宁	318	1 728	2 046	7 217 160	0.03
吉林	1 385	1 286	2 671	4 410 302	0.06
黑龙江	3 014	4 146	7 160	5 698 810	0.13

（续表）

	享受护理补贴的老年人数（人）	享受养老服务补贴的老年人数（人）	照护社会救助总人数（人）	60 岁以上老年人口数（人）	照护社会救助人数占老年人口比重（%）
上海	26 629	100 077	126 706	3 762 570	3.37
江苏	14 877	68 560	83 437	14 553 085	0.57
浙江	9 816	121 953	131 769	7 730 188	1.70
安徽	9 728	7 620	17 348	9 424 577	0.18
福建	779	18 471	19 250	4 796 754	0.40
江西	541	42 303	42 844	6 172 735	0.69
山东	9 555	170 278	179 833	16 994 499	1.06
河南	1 191	11 920	13 111	13 300 569	0.10
湖北	3 474	10 236	13 710	8 797 083	0.16
湖南	16 213	61 785	77 998	10 751 794	0.73
广东	411	99 571	99 982	11 623 248	0.86
广西	183	997	1 180	6 413 121	0.02
海南	0	1 045	1 045	1 058 221	0.10
重庆	556	15 280	15 836	5 901 390	0.27
四川	2 239	63 095	65 334	15 516 013	0.42
贵州	1 095	28 976	30 071	4 727 997	0.64
云南	675	17 877	18 552	5 591 114	0.33
西藏	0	0	0	249 320	0.00
陕西	7 634	25 625	33 259	5 732 115	0.58
甘肃	1 472	2 870	4 342	3 377 491	0.13
青海	0	0	0	622 280	0.00
宁夏	0	151	151	739 235	0.02
新疆	0	0	0	2 151 085	0.00

资料来源：中华人民共和国民政部.中国民政统计年鉴 2014[M].中国统计出版社,2014.

表 5-2　2013 年全国各省区市照护社会救助覆盖率

	60 岁以上老年人口数（人）	照护社会救助总人数及占老年人口比重		低保老年人及占老年人口比重		30%失能率下的覆盖率 A/(0.3 * B)（%）	20%失能率下的覆盖率 A/(0.2 * B)（%）
		总人数（人）	比重(%)A	总人数（人）	比重(%)B		
全国	201 124 413	1 136 115	0.56	24 083 529	11.97	15.72	23.59
北京	2 802 110	115 848	4.13	37 019	1.32	1 043.14	1 564.71
天津	2 008 802	7 916	0.39	44 671	2.22	59.07	88.60
河北	11 072 241	10 895	0.10	1 420 307	12.83	2.56	3.84
山西	4 591 697	7 010	0.15	944 993	20.58	2.47	3.71
内蒙古	3 336 807	6 811	0.20	767 789	23.01	2.96	4.44
辽宁	7 217 160	2 046	0.03	518 656	7.19	1.31	1.97
吉林	4 410 302	2 671	0.06	560 480	12.71	1.59	2.38
黑龙江	5 698 810	7 160	0.13	673 372	11.82	3.54	5.32
上海	3 762 570	126 706	3.37	15 665	0.42	2 696.16	4 044.24
江苏	14 553 085	83 437	0.57	577 433	3.97	48.17	72.25
浙江	7 730 188	131 769	1.70	218 893	2.83	200.66	300.99
安徽	9 424 577	17 348	0.18	1 035 266	10.98	5.59	8.38
福建	4 796 754	19 250	0.40	241 316	5.03	26.59	39.89
江西	6 172 735	42 844	0.69	660 665	10.70	21.62	32.42
山东	16 994 499	179 833	1.06	1 564 881	9.21	38.31	57.46
河南	13 300 569	13 111	0.10	2 225 729	16.73	1.96	2.95
湖北	8 797 083	13 710	0.16	1 163 562	13.23	3.93	5.89
湖南	10 751 794	77 998	0.73	1 395 161	12.98	18.64	27.95
广东	11 623 248	99 982	0.86	529 814	4.56	62.90	94.36
广西	6 413 121	1 180	0.02	1 338 977	20.88	0.29	0.44
海南	1 058 221	1 045	0.10	93 307	8.82	3.73	5.60
重庆	5 901 390	15 836	0.27	286 621	4.86	18.42	27.63
四川	15 516 013	65 334	0.42	2 193 106	14.13	9.93	14.90
贵州	4 727 997	30 071	0.64	1 664 324	35.20	6.02	9.03

（续表）

	60 岁以上老年人口数（人）	照护社会救助总人数及占老年人口比重		低保老年人及占老年人口比重		30%失能率下的覆盖率 A/(0.3 * B)（%）	20%失能率下的覆盖率 A/(0.2 * B)（%）
		总人数（人）	比重(%)A	总人数（人）	比重(%)B		
云南	5 591 114	18 552	0.33	1 499 047	26.81	4.13	6.19
西藏	249 320	0	0.00	168 647	67.64	0.00	0.00
陕西	5 732 115	33 259	0.58	688 842	12.02	16.09	24.14
甘肃	3 377 491	4 342	0.13	811 597	24.03	1.78	2.67
青海	622 280	0	0.00	93 628	15.05	0.00	0.00
宁夏	739 235	151	0.02	150 679	20.38	0.33	0.50
新疆	2 151 085	0	0.00	499 082	23.20	0.00	0.00

资料来源：中华人民共和国民政部.中国民政统计年鉴 2014[M].中国统计出版社,2014.

二、照护社会救助的救助标准低

目前各地照护社会救助的标准差异很大,标准制定时比较随意,没有依据或方法可循。除了上海、青岛等少部分城市按照照护时间对不同等级的"双困"老年人给予照护救助,大部分城市是用照护金额来衡量,每月给予"双困"老年人固定的照护补贴费用,这样的补贴无法抵御通货膨胀的风险,接受的照护时间往往会因养老照护员工资的上涨而大打折扣。通过分析我国各城市老年照护社会救助的政策(具体见附录四),本书计算了全国部分城市老年照护社会救助的标准,如表 5-3 所示,其中,月补贴金额一般采用本城市养老服务补贴金额中的最高档(即严重失能的"双困"老年人每月所能获得的补贴),服务小时单价是参照了2014 年各城市所在省区市的小时最低工资标准(上海市除外,因为上海市的养老服务补贴直接采用照护时间来衡量)。从表 5-3 中可以看出,各地照护社会救助的标准还是非常低的,救助标准最高的城市(如青岛),严重失能的老年人每月可获得的照护时间也只有 60 小时,平均到每天严重失能的老年人获得的照护时间仅有 2 小时,这对严重失能的老年人来说显然不够。救助标准最低的城市(如西安、银川和南宁),严重失能的老年人每月可获得的照护时间低于 10 小时,平均到每天可获得的照护时间只有 20 分钟。表中统计的是各城市养老服务补贴金额中的最高档,如果按照平均救助金额来计算的话,其照护社会救助的标准将更低,这样的照护救助标准根本满足不了"双困"老年人的最低照护需求。

表 5-3　全国部分城市老年照护社会救助的标准

	月补贴金额(元) A	服务小时单价(元) B	每月可获得的照护时间(小时) C=A/B
西安	100	12.8	7.8
石家庄	500	15.0	33.3
南京	400	14.5	27.6
深圳	500	16.5	30.3
厦门	400	14.0	28.6
青岛	900	15.0	60.0
重庆	260	12.5	20.8
北京	250	16.9	14.8
杭州	400	13.5	29.6
上海	1 000	20.0	50.0
天津	400	16.8	23.8
合肥	600	13.0	46.2
银川	100	12.5	8.0
昆明	300	12.0	25.0
南宁	100	10.5	9.5

注:月补贴金额根据各地区的养老服务补贴政策整理而得,一般取当地补贴的最高额。服务小时单价采用 2014 年各城市所在省区市的小时最低工资标准的第一档,与本城市的真实数据可能存在一定的差异。小时最低工资标准的资料来源于中华人民共和国人力资源和社会保障部劳动关系司公布的数据。

三、照护社会救助的服务内容存在供需矛盾

服务内容存在供需矛盾主要表现在两个方面:一是服务内容单一或服务内容层次较低,无法满足"双困"老年人的照护需求;二是服务项目的可及性总体上处于较低水平。

首先在服务内容方面,目前照护社会救助提供的服务大多仅限于基本的日常生活照护,如助衣、助浴、助餐、助厕等简单的身体照护和家务劳动等基本的生活照护,而医疗康复和精神慰藉方面的服务供给特别少。实际上,"双困"老年人不仅有基本的生存需求,也有精神层面更高的需求,目前的服务供给层次尚处于

低层次,缺乏对"双困"老年人特殊照护服务需求的考虑。

其次在服务可及性方面,即使有的地区提供了内容丰富的服务项目,但服务的实际利用和老年人的需求之间依然存在着矛盾。有的服务项目,老年人是有需求的,社区也提供了该项服务,但最终老年人却没能利用到该项服务,如上门做饭、帮助洗澡等服务,往往养老照护员上门的时间跟老年人需要的时间不吻合,导致服务难以获得。还有的是服务数量难以达到"双困"老年人的需求,如有的老年人对家庭病床的医生上门服务需求比较高,其社区虽然提供了该项服务,但制度中规定的医生上门次数远远低于"双困"老年人实际需求的次数。

可见,老年人不仅需要多样化的照护服务项目,而且对每一服务项目的数量都有着不同的需求,而我国的照护社会救助提供的服务目前还处于一刀切的状态,没有从老年人的实际需求出发为每一位老年人量身打造个性化的照护方案。

四、照护社会救助的照护需求评估体系不健全

目前我们国家唯一一套具有权威性、全国性的养老服务需求评估标准就是2013 年民政部编制的行业标准《老年人能力评估》的征求意见稿,征求意见稿中针对老年人的能力设置了比较全面的指标体系,但指标设置的科学性、合理性、可操作性、是否有代表性及与我国实际情况的是否符合还有待实践的检验。

对于照护需求评估的组织网络,如对评估的具体流程、评估机构的评估、评估人员的评估等,在《老年人能力评估》征求意见稿中都没有详细规定。没有科学、规范的养老服务需求评估流程,就难以保证评估过程的有效运行;没有独立、专业的养老服务需求评估机构,就难以保证评估结果的客观公正;没有一批专业、合格的评估队伍,就难以保证评估结果的质量。从这个意义上来讲,我国还未建立一个完整的需求评估体系。

另外,由于正式稿还没有出台,且根据《中华人民共和国标准法》规定,征求意见稿的性质属于"推荐性行业标准",因此各地在不违背征求意见稿总体原则的前提下,依然在按照不同的养老服务需求评估办法进行着老年人照护需求的等级评估。没有一个统一的需求等级评估标准,老年人在不同城市间流动时就需要对其重新进行评估,产生重复劳动,耗费评估成本。

五、照护社会救助的服务队伍匮乏

照护社会救助的服务队伍包括照护管理人员和养老照护员两大类。高素

质、专业化的养老服务人员是优质养老服务的重要保证,失能老年人失能的长期性甚至是无限性要求服务人员必须充足,但目前无论是数量还是质量上,我国照护社会救助的服务队伍是相当匮乏的。养老服务管理人员数量少、专业化水平低,养老照护员严重短缺、整体素质不高、梯队建设不够已经成为我国养老服务业发展中的一个难题。

(一) 照护管理人员匮乏

照护管理人员在照护社会救助中扮演着重要的角色,他们在照护社会救助政策的顺利实施中起着举足轻重的作用。发达国家的照护管理人员的作用是为照护救助对象提供有关政策的咨询、指导和建议,并负责与其他的专业人员或机构进行协调和沟通;有的国家的照护管理者(care manager)还承担着照护需求评估的任务,对老年人进行一个综合的评估之后,会为老年人度身定做一揽子的照护计划。在我国,还没有形成发达国家那种集多种功能于一身的照护管理人员制度,照护管理人员一般就是照护机构(如养老院、助老服务社等)中的行政管理人员。由于目前我国的照护社会救助还处于初步发展阶段,缺乏相应的培训机制,我国的照护管理人员不仅数量短缺,而且专业化水平不高,没有成熟的理论和经验可以借鉴,照护管理人员也是在实践中不断地摸索,有的管理人员由于缺乏经验,导致在工作的协调和沟通方面,无法充分调配和整合服务资源。

(二) 养老照护员供不应求

1. 养老照护员数量短缺

随着我国失能人口的增加、家庭结构的小型化及家庭照护功能的弱化,我国的养老照护员在数量上严重供不应求。根据北京师范大学中国社会管理研究院的一项研究显示,至 2020 年,中国的半失能老年人将达到 6 852 万—7 590 万,失能老年人达到 599 万—674 万,养老照护员岗位则应达到 657 万—731 万。据此研究估测,目前我国的养老照护员缺口在 300 万—500 万[①]。

2. 养老照护员整体素质不高

目前,对养老照护员的年龄结构、学历结构、专业知识结构、职称结构等虽然没有一个全国的统计,但已有的调查研究都表明,我国目前的养老照护员队伍表现为整体年龄偏大、男女比例失衡、学历层次较低、专业知识结构和职称结构都不合理。

---

① 杨佳秋.专家称养老护理人才缺口达 500 万[EB/OL]. http://china. caixin. com/2013 - 05 - 03/100523058.html,2013-05-03.

一个工作团队只有老中青的比例合适才有利于工作的有效持续开展,但我国养老照护员的总体年龄明显偏高,大部分都是 50 岁左右的中年妇女,年轻人所占的比例很小。年龄结构的不合理导致养老服务队伍没有活力,且人员队伍稳定性差,还可能影响到养老服务的可持续发展。

养老照护员的学历以初中以下文化程度居多,而学历低的人往往获取新知识的能力比较差,很难掌握专业的培训知识和技能,业务水平提高起来比较困难,因此现实中的养老照护员都是经过简单的培训后直接上岗的,他们只能提供一些简单的身体照护和家务劳动工作,像比较专业的医疗照护、精神慰藉等工作难以提供。而且,在遇到特殊情况如紧急情况或与老年人交流不畅发生矛盾时,一般养老照护员的心理素质比较差,服务积极性很容易被挫伤,直接影响了照护服务的质量。

民政部对养老照护员的职业资格进行了界定,设置初级、中级、高级和技师四个等级,这四个等级分别对应了国家职业资格的五级、四级、三级和二级。不同等级的养老照护员在生活照料、技术护理、康复护理、心理护理和培训与指导等方面分别设定了不同的要求。目前我国城市从事养老服务的人员大部分是来自农村或城市的下岗、失业人员,持证上岗的人数非常少。壹基金公益研究院院长王振耀曾在 2011 年介绍,我国从事老年照护服务的人数低于 30 万,具备照护服务资格的还不到 25 000 人①。

由于照护员数量不足,绝大多数照护服务机构根本不实行职业准入制度,即使持有职业资格证书的照护员也没有获得相应的职业资格待遇,因此大部分养老照护员没有职业的归属感,从事养老照护工作只是他们不得不选择的职业,很容易产生人员流失现象。

六、照护社会救助的服务设施不到位

失能老年人的无障碍设施是方便老年人出行和生活的基本设施要求,照护社会救助理应对没有支付能力的"双困"老年人利用无障碍设施提供必要的条件。目前,城市中的很多老年人尤其是"双困"老年人都是居住在一些老式住宅内,坡道、电梯等室外无障碍设施,以及卫生间、厨房的防滑地面、安全扶手等室内无障碍设施的配备都严重不足,目前只有少部分城市的照护社会救助政策规

---

① 张宏如.企业社会工作的有效路径:本土化员工帮助计划[J].江海学刊,2011(6).

定,为部分"双困"老年人实施家庭无障碍设施改造,大部分城市中的照护社会救助政策没有保障"双困"老年人享有无障碍设施的基本权利。

由于功能障碍和独立生活能力的缺乏,"双困"老年人对辅助器具的需求量也是非常大的,经研发和标准化的辅助器具为老年人和照护者都提供了重要的支持手段,既为老年人提供了方便,又减轻了照护者的负担。在发达国家或老龄化比较严重的国家或地区中,辅助器具的应用已经非常广泛,如便携马桶、洗浴椅、助行器、推车、抓握杆、防滑产品(防滑垫、防滑液、防滑袜)、床上便盆与尿壶、转位器具、自驱型轮椅、电动护理床、个人调节护理床、防压疮床垫、便携式浴缸、洗浴起吊装置等。日本、韩国的长期照护保险计划中不仅列出了保险可以涵盖的辅助器具的种类,而且对每一种辅助器具都制定了相应的标准。另外,辅助器具的研发和有效利用、购买租赁,以及辅助器具技师、策划师等专业人才培养问题,已经成为长期照护制度中不可分割的组成部分。目前,我国失能老年人辅助器具尤其是技术含量比较高的辅助器具的应用还不广泛,各地的照护社会救助也没有为"双困"老年人提供辅助器具的政策,这不仅降低了老年人的生活质量,也加重了照护者的照护负担。

七、照护社会救助的地区间发展不平衡

目前,我国的照护社会救助地区间发展很不平衡,甚至有很多地区还没有实行照护社会救助制度,只是停留在各级层面的会议或文件上,还没有展开实质性的工作。已经实行了照护社会救助制度的城市,受当地经济发展水平的制约,特别是养老服务补贴靠政府购买,需要财政的鼎力支持,因此无论是救助范围、救助水平还是服务内容,各城市之间都存在着很大的差异,发展水平很不平衡。像上海、浙江等人口老龄化程度比较高、经济发展水平也较高的城市,用于养老服务发展的资金比较多,照护社会救助工作开展得比较好,且照护服务也日益规范化、标准化,而在中西部及经济欠发达地区,照护社会救助的救助水平低、覆盖面窄、政策不协调,照护社会救助制度发展得就比较缓慢,区域差异明显。照护社会救助是为了满足每位"双困"老年人最低的生活照护需求,可以允许地区间有些许差异,但目前存在的填补制度空白、缩小地区间的巨大差异问题是亟须政府和社会来解决的。

八、照护社会救助的监督管理体系不健全

要保证照护社会救助制度的有效运行,必须有来自政府、社会组织及公众的

管理和监督。目前我国虽然很多城市都有了照护社会救助政策,但仍然缺乏一套系统的管理监督体系,难以衡量照护社会救助服务的质量,对照护服务的实施过程也缺乏监督。监督管理体系的不完善以及监管的不到位,容易导致政府对照护服务管理的失控,照护社会救助政策的完善、照护社会救助资金的及时到位、照护服务机构的资质及运营管理、照护服务人员的资质及准入管理、照护服务内容的设定管理、照护服务质量的控制监督等问题都难以保证。

因此,我国目前不论是在法律法规的建设方面,还是照护服务第三方监管(如行业协会等)的自律约束方面,都需要建立一套完善的照护社会救助的监督管理体系,来对照护社会救助各参与主体的权利和义务予以明确。

第二节　我国城市老年照护社会救助存在问题的原因分析

一、缺乏顶层设计、法制不健全,导致各地标准不统一

目前我国关于照护社会救助的中央层面的立法或规定仅有《中华人民共和国老年人权益保障法》《国务院关于加快发展养老服务业的若干意见》(国发〔2013〕35号)和《关于建立健全经济困难的高龄、失能等老年人补贴制度的通知》(财社〔2014〕113号)等文件,还没有照护社会救助制度的专门立法。关于照护社会救助的具体规定或实施,政府目前还没有统一的顶层设计和整体发展的规划布局,对我国"双困"老年人在照护方面的需求供给状况还没有一个全面的梳理、统计及规划。

地方上还没有养老服务补贴制度的相关立法。虽然地方上已经有了照护社会救助制度的相关文件或规定,如北京市的《特殊老年人养老服务补贴办法》《北京市市民居家养老(助残)服务("九养")办法》,上海市的《进一步规范本市社区居家养老服务工作的通知》,大连市的《特困老年人货币化养老服务补贴实施意见》,威海市环翠区《关于全面开展居家养老服务工作的实施意见》等,但仅仅是以办法、实施意见等地方的规范性文件加以规定,权威性不够、强制力弱,很难约束和规范养老服务的发展方向和范围,并不能对照护社会救助起到切实有效的保障作用,照护社会救助仍然亟须强有力的政策支持和法律保障。而且从文件中可以看出,各地的规定可谓名目繁多、杂乱无序,省级之间、市级之间甚至是同

一城市的不同区县都有着不同的规定,或者是没有省级或市级规定,只有某个区县有养老服务补贴的规定。

缺乏顶层设计、立法层次低、法制体系不健全,一方面不能保障"双困"老年人获得照护社会救助的基本权利,另一方面也使照护社会救助在实践中无法可依或者政策落实不到位。首先,从全国层面来看,由于缺乏顶层设计,法制上又没有约束力,各地都是根据自己的实际情况酌情开展照护社会救助工作,这就出现了有的城市还处于制度空白阶段、城市之间标准不统一、照护社会救助待遇差距过大等问题。其次,从地方层面来看,在实践当中,地方政府制定的政策只是作为意见下发到民政、财政、劳动、卫生或医保等部门,执行与实施的强制性远远不够,容易导致政府照护社会救助政策不完善、资金划拨不合理、监督管理不到位。而且,照护社会救助政策的制定都太过于笼统,大多表现为粗线条、概述化的规定,缺少政策上的细化或实施细则,在实践中也得不到很好地落实,不能达到理想的预期效果。

二、资金筹集渠道单一,财政支持有限

我国的照护社会救助是保证"双困"老年人的最低照护需求,各城市也是按照量力而行的原则,以有限的财政资源为导向,在救助对象、救助标准、服务内容方面都是按照最低限度向"双困"老年人提供照护救助服务。各城市照护救助资金一般来源于财政和福利彩票公益金,有的城市慈善募集资金也是来源之一,其中财政支持部分一般是由市、区(或县)按照固定的比例拨付。

首先,照护社会救助资金的筹集渠道单一,大部分城市仅靠财政和福利彩票公益金来提供照护社会救助资金,用于支付对"双困"老年人的照护救助待遇、照护机构的建设运营费用和照护员的工资待遇等。没有社会力量的参与,缺乏社会团体、企事业单位及个人的投资和慈善捐赠,这种渠道单一的资金筹集方式,直接影响着照护社会救助的持久性和长效性。社会捐赠资金缺乏的主要原因有:我国公益组织的社会服务尤其是养老服务功能还不健全,而且公益组织的资金使用透明度低,缺乏对资金收入支出的公示制度和社会披露制度,因此公众对公益组织的信赖程度比较低;政府对公益组织的支持力度不够,包括对公益组织的注册运营环节都缺乏支持,不利于公益组织的发展壮大;慈善行为尤其是为老服务的慈善行为需要良好的社会舆论和文化理念的支持,需要政府和社会通过多种渠道和形式引导社会公众形成正确的财富观念和慈善公益观念,但目前政

府和社会却缺乏对慈善公益行为的宣传和激励,特别是大力提倡通过慈善公益行为对"双困"老年人进行照护社会救助这方面的意识还不够。

其次,财政投入总量不足。由于是按照资源导向为主的原则,照护社会救助资金没有纳入财政预算,财政资金投入的随意性比较大,没有形成对整个照护社会救助制度发展的财政总体规划性投入安排,资金支持欠缺长期性的制度安排,在政府的财政支出中没有设定固定的支出比例和递增机制,导致照护社会救助制度发展缓慢,应该被纳入照护社会救助对象的部分"双困"老年人却被排除在制度之外,没有实现"应保尽保";且有限的财政投入,导致照护社会救助的标准很低,离"双困"老年人的实际需求还有一定差距,即"已保未足保",这在很大程度上影响了照护社会救助的有效及可持续性运行。

最后,两级财政的体制造成地区间的资金投入差距很大。在同一城市的不同区域,经济发展水平是不同的,各区县是根据自身的经济发展水平确定照护社会救助的资金支出,两级财政的体制就容易造成越是财力强的区县得到市级财政的配套资金越多,从而造成同一城市不同区域的老年人获得的照护救助待遇存在巨大差异,产生了不公平现象。同时,两级财政的体制不利于调动各区县的积极性,照护服务实行属地化管理,对于人户分离或跨区县流动的"双困"老年人来说,会遇到照护救助待遇难以转接的问题。

三、系统资源未能有效整合

不能将照护服务资源进行有效整合,就导致了目前照护社会救助条块分割、各自为政的局面,地区之间、机构或部门之间缺乏照护社会救助的联动机制和协调机制,直接影响着照护社会救助制度的运行效率,无法有效地满足"双困"老年人的照护需求。

第一,照护社会救助的服务资源不能有效整合,衔接制度不健全。目前,大部分城市中获得养老服务补贴的老年人只能接受居家养老服务,在家庭或社区的服务机构中进行消费,很少城市的养老服务补贴可以带入养老院等社会养老机构中。即使可以带入社会养老机构,政策中也设置了诸多门槛,如有的规定只可以带入本区指定的养老机构,可以在全市范围内的养老机构内转接的案例比较少。家庭、社区服务机构和社会养老机构在整合照护资源方面的能力还比较薄弱,各主体之间的资源难以衔接,不同的养老服务间还未建立正常的流动和转接制度,无法实现对"双困"老年人的持续照护服务。

第二,机构或部门之间的资源不能有效整合。由于照护社会救助涉及身体照护、家政服务、医疗卫生、文化教育等多种养老服务资源,也分属于不同的机构或部门管理,如民政部门负责照护服务问题,卫生局负责医疗保健服务,财政局负责照护社会救助资金问题,老龄办负责照护社会救助政策建议问题,各部门在工作上互不相关,从自身利益出发各自为政,政府也缺乏对资源整合成效显著地区的激励机制,因此部门之间形成合力共同推动照护社会救助工作的积极性不高,导致无法建立部门之间的联动和协调机制,缺乏信息沟通和分享。如民政部门、社保事务中心、老龄委等分别掌握了"双困"老年人的部分信息,但在采集、更新信息时都各自独立,信息不能共享,从而提高了信息搜集的成本,不能使现有的信息资源发挥应有的作用。

第三,地区之间的资源不能有效整合。属地化管理的照护社会救助政策,遵循"事权和财权"相统一的原则,照护社会救助资金主要来自所在区县的财政支出,照护社会救助服务的受理审批、经济审核和照护需求评估、服务内容、服务人员的安排等具体的业务都是由户籍所在地负责的。鉴于资金来源、养老照护员工资结算、照护服务机构提供的服务目前还不能实现有效地衔接和规范化管理,因此各区县都会规定照护社会救助的对象必须拥有本区县的户籍。与其他社会保障项目不同,照护社会救助给予的待遇并非金钱,而是服务,由此造成人户分离的"双困"老年人既无法享受到户籍所在地的照护社会救助,也无法享受到居住地的照护社会救助。

四、照护服务提供过程的科学化、规范化欠缺

照护服务提供过程是照护社会救助的一个核心的环节,没有一个科学、规范的安排必然造成目前照护服务过程中出现很多问题,如照护服务项目提供上的一刀切,照护服务可及性差,"双困"老年人无法得到期望数量和质量的照护服务等。

目前我国城市老年照护社会救助的服务提供在服务设计环节、服务执行环节和服务质量监督环节都欠缺科学化和规范化的安排。

在服务设计环节,服务项目的设定存在比较大的随意性,有的服务项目跟"双困"老年人的期望差距很大,导致现实中照护服务的可及性比较差,"双困"老年人需要的项目没有设置或数量不够,设置的项目"双困"老年人又不需要。实际上,"双困"老年人也有这个群体的特殊性,他们的需求与一般老年人的需求并

非完全吻合,不能完全按照一般老年人对照护服务的需求来决定"双困"老年人的需求。对"双困"老年人这个群体的特殊性重视程度不够,没有经过充分的民意调查切实掌握"双困"老年人的实际需求就推出服务项目,欠缺科学性的服务设计,这是当前服务供给需求不平衡的重要原因。

在服务执行环节,服务提供者和服务接受者之间的沟通不顺畅、容易产生矛盾、服务时间和服务数量不能满足老年人的实际需求等问题的出现,原因就是对服务执行环节没有一个规范化的安排。在养老照护员提供服务之前,在如何提供规范化、专业化的服务方面没有对其进行全面的培训,导致照护员对服务执行环节中所需要注意的问题没有一个全盘的掌握,在处理突发事件、应对特殊老年人提出的特殊需求、提高与"双困"老年人的沟通能力、让老年人在接受服务后达到满意的效果等方面的能力比较欠缺。因此,只有在服务执行环节进行规范化的安排,才能不断提高"双困"老年人对照护服务的满意度。

在服务质量监督环节,缺少对服务质量的评价监督制度也是当前照护服务的供给和需求存在差距的重要原因。目前,我国的城市老年照护社会救助还没有相应的服务质量评价制度,"双困"老年人只能被动地接受照护服务,对照护服务包括对服务项目的设置、养老照护员的服务评价等方面存在的任何意见和建议没有合适的渠道供其反馈,由此可能产生另外一个问题,即政策制定者对照护服务供给的调整、修改和完善缺乏科学、严谨的依据和论证,调整后的结果并不能真正符合"双困"老年人的意愿和实际需求,这样的后果与政策制定者的初衷是相悖的。

可见,在服务提供的设计、执行和质量监督三个环节缺乏科学化、规范化的设计和安排,是当前照护社会救助服务供给和需求存在矛盾的重要原因。

五、多种原因导致养老照护员供不应求

养老照护员在照护社会救助服务提供过程中占据着重要的地位,照护员的数量是否充足关系着照护服务提供的可持续程度,照护员的素质高低却关系着照护服务提供的质量,关系着"双困"老年人对照护社会救助服务的满意程度。当前我国的照护员的数量和质量离实际需求相差甚远,造成养老照护员供不应求的局面主要是由养老照护工作风险高、强度大、照护员的待遇低、社会地位低和政府的培训机制不健全等原因造成的。

(一)养老照护工作风险高、强度大

养老照护工作是一项高风险的工作,因为照护对象都是些年迈体弱的老年

人,这决定了它的特殊性,突发性和不可预见性问题发生率高,照护员的神经随时处于紧绷状态,必须时刻保持高度警觉,避免老年人发生意外。特别是遇到老年人意外死亡或家属与照护员之间缺乏信任时,照护员更要承受巨大的责任压力和精神压力,导致其职业风险越来越高,工作压力尤其是心理压力越来越大。

养老照护服务工作的强度很大,养老照护这个职业的性质决定了照护员无法拥有固定的节假日和上下班时间,超时工作现象十分普遍。有的居家养老服务照护员是住家式的,或者养老服务机构将任务包给个人,一位老年人仅由一名服务人员全程负责,如果老年人的失能程度严重,照护服务人员的休息时间都难以保证。养老照护工作不仅工作强度大,而且异常烦琐,日复一日地枯燥,尤其是每个老年人的行为举止、性格脾气都不同,对照护员提出的要求也不尽相同,照护员必须通过长期观察、接触和沟通来与老年人磨合,这些都导致照护员遭受着巨大的工作压力。

(二) 照护员的待遇低

照护员的待遇普遍偏低,造成照护员队伍不稳定,人员流失现象严重。如果缺少政府补贴,养老服务机构要正常运转的话,要么裁员,要么降低员工工资,这都会直接或间接地造成照护服务人员的流失。并且,照护员大多是临时工,执行城市最低工资标准,工资水平普遍偏低,他们有的没有法定的工作时间,不仅工资低,五险一金、休假等福利待遇也不明确,有的劳动关系也不规范,缺乏相应的激励和考核机制。激励机制既包括奖金发放、实物嘉奖等物质激励措施,又包括公开表彰、授予荣誉、职位晋升等精神激励措施。激励机制的不完善难以调动养老照护员工作的积极性,人员容易流失;考核机制的不完善容易滋生养老照护员的懒惰心理和工作不认真的态度。实际上每年都有一定数量的毕业生加入照护员队伍,但是太低的工资待遇却无法留住他们,一旦有新的工作机会或工作岗位,一些年轻人或专业人才就会选择离开,从而使得照护社会救助服务人员的结构失衡,而且服务水平难以提高。

另外,照护社会救助服务也是分层次的,简单的助衣、助浴、助餐和家务劳动等生活照护属于比较低的层次,对照护员的素质要求不太高,因此其待遇就比较低;但是像康复保健、心理疏导等照护服务就需要有一定专业素质的照护员才能胜任,如果对所有照护员都实行同等待遇标准,那就很难吸引到素质较高的照护人才参与到照护服务工作中。如日本目前也是面临着这样的问题,为了加强医护资源的整合,日本也在鼓励社会养老机构或医院中的护士加入长期照护的服务队伍中,但由于护士和长期照护的照护员的工资之间存在着比较大的差距,如果要将两个队伍整合,要么提高养老照护员的工资待遇,要么降低护士的工资,但前者会加重政府的财政负担,而后者却会损害护士的经济利益,所以政府必须做好两者之间关系的权衡,努力寻求一个平衡点。

(三)照护员在社会上的认同度比较低

首先,受传统观念的影响,社会上一直存在着重医轻护的偏见,照护员的职业还没有被人们正确认识,人们对照护员工作的理解和信任度都比较差,很多人认为照护员低人一等,干的是又脏又累、伺候人的工作,少数老年人及亲属甚至把他们当作"佣人""下人"使唤,对照护员工作的价值不能真正肯定。有的人对照护员的工作总是带着不屑和挑剔的眼光来对待,本身失能老年人的照护就是一项繁重而复杂的工作,在照护过程中即使是老年人的家人都难免会出现差错,但照护员在服务过程中若稍有疏忽,就会遭到失能老年人或其家属的指责或批评。照护员承受着巨大的心理压力,自己的辛勤工作却得不到老年人及其家属的认可和尊重,很容易挫伤养老照护员工作的积极性,影响其继续工作的信心。整个社会也没有把这个职业定位为"在人口老龄化背景下出现的一种高尚的社会服务职业"。

其次,国家没有明确养老照护员的职业特征,对养老照护员行业没有设职业门槛,没有对养老照护员的专业发展进行规划,养老照护员没有职业归属感和事业成就感,只要是愿意从事这项工作的人都被吸收进来,而专业素质高的人又不愿意进来,结果就是照护员队伍多以 40—50 岁年龄偏大人员为主,被多数人等同于家政服务人员来对待,社会认同度自然就低了。

(四)政府的教育和培训机制很不健全

目前,我国的高等院校或职业学校还没有设置老年照护专业,老年照护课程都是在医学或护理学专业中开设,而且学时数不多,学生只能粗浅地学习一些老年照护的基本知识和技能。

虽然《养老护理员国家职业标准》在 2002 年就已经出台,但是由于国家没有设置职业门槛,没有强制要求照护员必须持证上岗,因此目前的养老照护员并没有按照《养老护理员国家职业标准》来接受培训,各城市都是自行编制教学内容或培训教材。照护员接受专业培训的比例很小,即使上岗前接受了专业培训,但培训的时间比较短、内容比较肤浅、专业性不强,而且在岗养老照护员接受在职培训的机会比较少,系统化、连续性的培训机制目前还没有建立起来,由此导致大部分照护员只能依靠自己既有的生活经验来提供服务,服务技巧和服务技能比较欠缺,服务水平比较低。

第三节 本 章 小 结

本章指出了我国城市老年照护社会救助存在的主要问题,并且分析了存在这些问题的原因。

首先,我国城市老年照护社会救助存在的主要问题有照护社会救助的覆盖范围比较小、救助标准比较低、服务内容存在供需矛盾、需求评估体系不健全、服务队伍匮乏、服务设施不到位、地区间发展不平衡、监督管理体系不健全等。

我国城市老年照护社会救助的覆盖范围还比较小,人户分离的老年人、低保边缘的老年人都很少覆盖到。各地照护社会救助的标准也非常低,按照每月最高的救助金额来看,标准高的城市中严重失能的老年人每天仅能得到 2 小时的照护时间,标准低的城市中严重失能的老年人每天获得的照护时间仅有 20 分钟,这样的照护救助标准根本满足不了"双困"老年人的最低照护需求。

我国城市老年照护社会救助的服务内容存在供需矛盾主要表现在两个方面:一是服务内容单一或服务内容层次较低,无法满足"双困"老年人的照护需求;二是服务项目的可及性总体上处于较低水平。

目前无论是数量还是质量上,我国照护社会救助的服务队伍是相当匮乏的。养老服务管理人员数量少、专业化水平低,养老照护员严重短缺、整体素质不高、梯队建设不够已经成为我国养老服务业发展中的一个难题。

目前我国失能老年人辅助器具尤其是技术含量比较高的辅助器具的应用还不广泛,各地的照护社会救助也没有为"双困"老年人提供辅助器具的政策,这不仅降低了老年人的生活质量,也加重了照护者的照护负担。

受当地经济发展水平的制约,特别是养老服务补贴靠政府购买,需要财政的鼎力支持,因此无论是救助范围、救助水平还是服务内容各城市之间都存在着很大的差异,发展水平很不平衡。

目前我国虽然很多城市都有了照护社会救助政策,但仍然缺乏一套系统的管理监督体系,难以衡量照护社会救助服务的质量,对照护服务的实施过程也缺乏监督。

其次,我国照护社会救助存在问题的原因有:导致各地照护社会救助的标准不统一的原因是缺乏对照护社会救助制度的顶层设计且法制不健全,地区之间的资源不能有效整合等;照护社会救助标准普遍较低的原因是资金筹集渠道单一,财政投入总量不足;照护服务不能完全符合"双困"老年人意愿的原因是服务机构对服务设计环节、服务执行环节和服务质量监督环节缺乏科学化、规范化的制度安排;照护服务队伍供不应求的原因是照护员的待遇低、社会认同度低、没有接受足够的职业培训、没有职业归属感和事业成就感。

通过分析所有问题的原因,对后续如何借鉴国外先进经验以及提出解决问题的对策提供了方向。

第六章　国外老年照护社会救助的比较及经验借鉴

第一节　长期照护模式的分类

一、分类依据

目前国际上很多国家都建立了长期照护制度,尤其是很多发达国家或地区的长期照护制度已发展得非常成熟。每个国家的长期照护制度都是一个系统或体系,由不同的子系统或不同的制度模式组成。通过比较各国长期照护筹资的主要来源及政府在不同制度模式中承担的责任,可以将老年人长期照护制度模式分为照护社会救助模式、照护社会保险模式、照护商业保险模式和普享式照护保障模式。照护社会救助模式和普享式照护保障模式的筹资一般来源于国家的税收,照护社会保险模式的筹资来源于保费,是强制参加的;而照护商业保险模式的筹资来源于保费,是自愿参加的。从各种制度模式的层次来看,照护社会救助模式起到了长期照护的兜底作用,它不仅是继养老保障、老年医疗保障制度之后老年生活保障的最后一道安全网,还是长期照护保障的最后一道安全网。实质上,各国的长期照护制度基本上都是起源于照护社会救助,后来逐渐演变成了其他的照护保障模式。最初的老年人失能后会进入国家的养老机构接受照护,这种机构照护带有浓厚的救助色彩,机构内的老年人其经济地位和社会地位都很低,而且接受照护的质量不高,机构照护的各种弊端促进了后来社区照护的产生,与此同时,国家也在时刻反思着自己的责任,后来演变的各种照护保障模式都是国家责任不断调整的表现。

二、各国长期照护制度体系构成

实际上,每个国家的长期照护制度都包含了不止一种制度模式,我们在说某个国家属于什么制度模式时,一般是以其占主导地位的长期照护制度模式来进行判断(见表6-1)。

表6-1　各国长期照护制度体系

国家	制度模式	制度计划	主要制度模式	主导制度模式
英国	照护社会救助	家计调查准入,社会保障补助	√	
	普享式照护保障	NHS	√	√
	照护商业保险	商业保险		
美国	照护社会救助	医疗补助(Medicaid)	√	
	照护社会保险	医疗保险(Medicare)		
	照护商业保险	商业保险	√	√
瑞典	普享式照护保障	公共的长期照护计划/照护津贴	√	√
	照护商业保险	商业保险		
	照护社会救助	照护补贴		
奥地利	普享式照护保障	长期照护津贴	√	√
	照护社会救助	社会救助体系	√	
	照护商业保险	商业保险		
法国	照护社会保险	医疗保险		
	照护社会救助	退休计划,家计调查		
	普享式照护保障	独立津贴或自主性养老金	√	
	照护商业保险	商业保险	√	√
澳大利亚	照护社会救助	居家和社区照护(HACC),照护津贴	√	
	普享式照护保障	社区老年人照护计划(CACP) 机构照护计划	√	√
	照护商业保险	商业保险		
丹麦	普享式照护保障	居家照护计划	√	√
	照护商业保险	商业保险		
德国	照护社会保险	照护社会保险	√	√
	照护商业保险	带有强制性质的商业保险	√	
	照护社会救助	家计调查	√	
日本	照护社会保险	照护社会保险	√	√
	照护商业保险	商业保险		
	照护社会救助	家计调查	√	

(续表)

国家	制度模式	制度计划	主要制度模式	主导制度模式
荷兰	照护社会保险	意外医疗保险	√	√
	照护商业保险	商业保险		
	照护社会救助	家计调查		

资料来源:施巍巍.发达国家老年人长期照护制度研究[M].知识产权出版社,2012.

从表6-1中可以看出,美国的长期照护制度体系涵盖了照护社会救助、照护社会保险和照护商业保险三种模式,但是占据国家主导地位的还是照护商业保险模式。按照上述标准来分类,我们可以对这些发达国家再进行归类,具体如表6-2所示。

表6-2　不同照护模式的国家分类

类型	国家	照护社会救助在照护保障中的地位	申请救助是否需要接受家计调查
照护社会救助模式	英国	主导地位	是
照护社会保险模式	德国、日本、荷兰	辅助地位	是
照护商业保险模式	美国、法国	辅助地位	是
普享式照护保障模式	奥地利、澳大利亚、丹麦、瑞典	辅助地位	是

注:根据表6-1整理而得。

如前所述,每个国家的长期照护制度都涵盖了多种制度模式,且每种制度模式之间有的是相互独立的,有的却是相互渗透的,因此本书在研究国外照护社会救助制度时,特别需要将照护社会救助内容从长期照护体系中分离出来,单独进行分析。如德国和日本,它们实行的是强制性的全民照护社会保险,但这并不意味着国家不存在照护社会救助的政策,它们对老年人的照护社会救助实际上体现在两个方面:一方面是在参加长期照护社会保险时,由于每个人都有缴费的义务,而为了减轻低收入者的经济负担,国家对低收入者的保费给予适当的减免;另一方面是失能老年人在接受照护时,国家承担其一部分照护费用,个人也要承担一部分,但一部分低收入者连这部分个人承担的照护费用都承受不起,因此国家在承担社会保险责任的同时,对这部分低收入者还要承担起救助的责任,对个人承担的照护费用给予补贴。如瑞典实行的是普享式的照护保障模式,其照护保障几乎覆盖了全民,政府工作人员会根据老年人的健康状况和家庭情况按照统一标准评定,为老年人提供相应标准的照护服务。瑞典的照护保障水平是非常高的,当然个人也需要支付部分照护费用,政府会根据老年人的养老金收入来决定是否给予照护社会救助,只有对一些养老金过低的老年人,政府才会给予照护补贴。又如美国的照护社会救助是渗透在医疗救助(medicaid)制度中的,其医疗救助政策的出发点并非向老年人提供长期照护,但现在已经发展成为一种老年人长期照护筹资的重要支出救助计划,因此需要将照护社会救助内容从医疗救助制度中分离出来加以分析。下面几节将对一些有代表性的国家中比较有特色的照护社会救助内容进行分析。

第二节 日本照护社会救助

日本的长期照护经历了从照护社会救助模式为主导向照护社会保险模式为主导的转变。起初,日本的长期照护主要是以向贫困或低收入失能老年人提供生活照护为主,带有典型的救助性质。照护社会保险制度建立之后,照护社会救助内容也是渗透在照护社会保险制度当中,除了服务对象、给付水平不同之外,照护等级评估、照护服务管理等都跟照护社会保险相同。

一、日本照护社会救助的产生和发展阶段

(一) 照护社会救助的产生(1946 年—20 世纪 50 年代)

日本最初的老年人福利政策就是从照顾贫困老年人开始的,1872 年设立的东京府养育院作为贫民救助设施收留因为年迈丧失劳动力而导致贫困的老年人。1874 年颁布了《抚恤条例》,规定对 65 岁以上无依无靠的贫困的年老体衰者进行救助,这是日本社会保障制度中最初的社会救助政策,也可以说是照护社会救助制度的萌芽。但由于当时救助的对象、范围都过于狭窄,救助水平很低,且以生活救助为主,算不上真正的照护社会救助制度。

第二次世界大战后,面对国内的混乱状态,日本政府首先采取了优先保护生活贫困者的政策,1946 年制定了"福利三法"之一的《生活保护法》(即社会救助制度),规定了对贫困者的多项救助措施,照护救助是其中的一项,标志着日本照护社会救助制度的产生。20 世纪 50 年代,日本经济复兴并进入新的成长阶段,人们享受着经济发展带来的丰硕成果,但是一些劳动能力低下的老年人、妇女和

残疾人等弱势群体却被排斥在经济发展体系之外,贫困失能老年人的生活照护问题逐渐成为一种社会问题并引起政府的关注。但这一阶段政府的理念还是"济贫",照护救助的水平还很低,只有接受社会救助的贫困者可以由政府资助养老,在贫困线边缘的低收入老年人被排除在制度之外。

(二)照护社会救助的发展(20世纪60年代—20世纪90年代)

20世纪60年代初,随着"福利六法"的制定和实施,日本社会保障的目标开始从"济贫"向"防贫"转变,照护社会救助的范围开始扩大,照护服务更加多样化。除了《生活保护法》保障的贫困者外,一些低收入老年人也可以享受老年人福利制度下的机构和居家养老服务。如日本政府对一些收费老年人院提供国库补贴,以满足低收入老年人的需求,对老年人在饮食和日常生活上的需要提供便利。根据1963年出台《老年福利法》,养护老年人之家的入住标准不再以经济状况作为唯一标准,还会对入住者在身体上、精神上、所处环境及经济方面的综合情况进行考察。如果老年人的失能状况很严重,达到了一定的评估标准,而且无法在家中养老,这样的老年人可以直接被安排到"特别养护老年人之家"。考虑到患慢性疾病的老年人增多,《老年福利法》还将健康体检纳入进来,老年人可以免费进行健康体检,并且每年一次,这在一定程度上放慢了慢性疾病进一步恶化的速度。

在20世纪60年代末到70年代这个阶段,照护救助的服务方式由机构开始向社区养老转变,《老年福利法》颁布之前,老年人家庭奉仕员(即居家养老照护员)制度已经出现并在一些地区试点实施,1963年《老年福利法》重新规定了老年人家庭奉仕员制度,标志着日本居家照护服务的起点。1970年和1971年日本中央社会福利的报告中都指出推行社区照护的必要性,在"就地化"养老的理念倡导下,老年人长期照护的方式由机构养老向居家养老转变。随着社区养老及相关配套措施的逐步完善,居家养老相较于其他养老方式具有的优势得到广泛的认可。

20世纪80年代到90年代,单一的照护社会救助制度模式的弊端逐渐显露,照护社会保险制度开始酝酿。由于照护社会救助只是面向低收入群体,资金全部来源于政府,因此其照护服务的内容、范围和水平都处于比较低的层次,存在着诸多缺点:①低收入群体本身就是弱势群体,其话语权很弱,其接受的照护服务没有什么自由选择权,接受服务的种类、场所等完全由政府硬性规定。②照护服务内容非常单一,难以满足多样化的需求,原因是服务内容是由政府统一制定。③不论服务好坏,财政拨付的人均照护费用一样,因此照护服务机构之间缺乏竞争,没有动力去提高服务质量,也限制了服务机构发展经营的积极性,既造成服务供给的不足,也造成服务质量和效率的低下。④由于没有其他的长期照护制度,老年人一旦失能,单靠个人和家庭的力量很容易陷入贫困,随着人口老龄化和失能老年人的增加,依赖社会救助的贫困失能老年人增加,加重了照护社会救助的财政负担。

促进日本照护社会保险制度的出台除了照护社会救助制度本身存在的缺陷外,还有另外一些原因:①日本老龄化问题的加重,使得长期照护问题单靠个人、家庭或政府社会救助的能力已经无法解决,必须依靠社会整体力量加以解决。②社会性入院问题。由于照护社会救助的对象只是低收入以及只能获得有限家庭支持的老年人,再加上日本的医疗社会保险非常慷慨,它几乎覆盖了全体国民,人们基本可以免费选择任何医生和医院,因而有长期照护需求但无须住院的老年人也选择了长期滞留医院,造成了医疗资源的极大浪费,加重了医疗保险的负担。③受德国长期照护制度的影响。德国《长期照护保险法》的颁布,为日本的长期照护问题起到了很好的借鉴作用,在引进德国长期照护法律四个月之后,日本的社会保障国家顾问委员会递交了一份详细的计划,建议尽快建立一个长期照护保险计划。在德国建立长期照护保险制度五年半之后,日本的《长期照护保险法》开始实施。

（三）照护社会救助地位重新确立阶段（2000 年至今）

2000 年日本《长期照护保险法》开始实施,标志着日本的长期照护从过去仅向低收入阶层提供照护服务的"行政措施"制度完全转化为向全部长期照护需要者提供服务的"契约制度"[①],也标志着照护社会救助在长期照护制度中地位的转变,由主导地位转变为辅助地位。

二、日本照护社会救助的保障范围

照护社会救助的内容体现在两个环节:照护社会保险缴费环节和照护服务付费环节。在缴费环节上,对低收入老年人的照护保险费给予不同程度的减免及补足;在照护服务付费环节,老年人的经济承受能力和照护社会保险规定的个人自付费用之间的差额,由社会救助部门补足。得到社会救助金的老年人要自

---

① 全利民.日本护理保险制度及其对上海的启示[D].华东师范大学,2008.

行去所在的地方政府缴纳照护社会保险费。

(一) 救助对象

日本照护社会保险的参保对象分为两类:第 1 号被保险人是 66 岁以上的年金领取者,照护保险缴费从年金中扣除;第 2 号被保险人是 40—65 岁的医疗保险参加者,他们的照护保险缴费同医疗保险费一起缴纳。按照这个标准的话,低收入群体或者没有参加医疗保险的人就会被排除在照护社会保险制度之外,为了实现全民参保,一方面日本对不同收入等级的人们给予不同程度的保费减免,另一方面保费减免基础上仍无法支付的部分由社会救助金补足。参加了照护社会保险的人,年老失能后一旦陷入贫困,照护社会救助只是对照护费用的个人自付部分进行一定程度的补足。但对于没有参加照护社会保险的失能贫困老年人,其照护服务费用需要照护社会救助全额负担。可见,照护社会救助的救助对象也可分为两类人:第一类是参加了照护社会保险的低收入者;第二类是没有参加照护社会保险的贫困失能老年人。

(二) 照护保险费的减免及补足

由于第 2 号被保险人的保费是和医疗保险费一起缴纳的,因此照护保险费的减免主要是针对第 1 号被保险人。照护社会保险将第 1 号被保险人的收入划分为 6 个档次,其中 1—3 档为低收入者,对于不同程度的低收入者,日本规定了与不同收入等级相对应的减免费用的制度(见表 6-3)。虽然国家对低收入者在照护保险费上进行了一定程度的减免,但是仍有许多贫困和低收入老年人的经济能力难以承受,因此照护社会救助就需要对其进行必要的救助,以补足差额,使其获得能够缴纳照护社会保险费的能力。可见,照护保险费减免的责任主体是照护社会保险部门,而补足的责任主体是照护社会救助部门。如果老年人每年的收入超过 18 万日元,其照护保险费提前从退休金中扣除;而对于年收入低于 18 万日元的老年人,他们的照护保险费则由市町村直接征收。

表 6-3 不同收入等级对应的照护保险费减免情况

收入等级	对象	个人缴费标准	减免额度	全国平均缴费标准(日元)	全国平均减免额度(日元)
第 1 档	接受生活保护的老年人;其家庭为市民税的非课税家庭,且享受老年福利年金的老年人	基准额×0.5	基准额×0.5	1 398	1 398

（续表）

收入等级	对象	个人缴费标准	减免额度	全国平均缴费标准（日元）	全国平均减免额度（日元）
第2档	其家庭为市民税的非课税家庭,且老年福利年金收入每年低于80万日元的老年人	基准额×0.5	基准额×0.5	1 398	1 398
第3档	其家庭为市民税的非课税家庭但又不属于第2等级的老年人	基准额×0.75	基准额×0.25	2 097	699
第4档	老年人本人不缴纳市民税	基准额×1	0	2 796	0
第5档	老年人本人缴纳市民税,且年总收入低于200万日元	基准额×1.25	0	3 495	0
第6档	老年人本人缴纳市民税,且年总收入在200万日元以上	基准额×1.5	0	4 194	0

资料来源:张萱.日本护理保险的经验教训及其对上海的启示[D].华东师范大学,2010.

（三）照护服务费及生活费的补助

对于第一类救助对象,按照《生活保护法》的补充原则(如其他法律优先原则),应该参加照护社会保险的情况下,社会救助金要优先支付给照护社会保险,具体包括照护社会保险费的缴纳、照护保险无法给付的日常生活费以及个人自付照护费用不足的部分。第二类救助对象,由于没有参加照护社会保险,社会救助金会为其支付相当于照护社会保险给付的补助,补助的额度因老年人是选择居家养老还是机构养老而有差异,选择居家养老的老年人,其照护费用会全部减免,而在养老院养老的老年人,会根据个人的支付能力适当地支付一小部分费用。

1. 照护服务费的补助

按照照护社会保险的规定,失能老年人接受照护服务的费用90％由照护社会保险金支付,剩余的10％要由个人承担。对于低收入者,其经济能力对10％的这部分自付费用都不能支付,因此社会救助金会对其进行如下补助:选择居家养老的老年人,经经济审核认定为救助对象时,照护服务费用由护理救助制度全额承担;选择养老院等机构照护服务的,则根据个人收入所处的等级以及个人的支付能力,所产生个人负担的10％费用由照护救助制度和个人共同承担[①](见表6-4)。

---

① 张萱.日本护理救助制度的介绍与分析[J].东南亚纵横,2009(6).

表 6-4　不同照护模式下照护服务费的补助情况

救助对象	居家照护			机构照护	
	照护社会保险负担	照护社会救助负担	个人负担	照护社会保险负担	照护社会救助和个人共同负担
第一类	90%服务费	10%服务费	0	90%服务费	两者比例依个人支付能力而定
第二类	90%服务费	10%服务费	0	90%服务费	两者比例依个人支付能力而定,其中个人负担额度低于第一类救助对象

注:表格为作者自制。

2.食宿费用的补充给付

2005 年以前,照护社会保险金包含机构照护中的食宿费用,为了节省开支,平衡机构照护和居家照护之间的给付差距,2005 年照护社会保险的改革取消了机构照护中的住宿费和伙食费,但考虑到低收入者的支付能力,又单独对 1—3 档低收入者的食宿费用给予了补充支付,减轻了个人自付的负担。如表 6-5 所示,机构照护中住宿费的每月基准费用是单人间 6.0 万日元,双人间 5.0 万日元,多人间 1.0 万日元,伙食费的每月基准费是 4.2 万日元,国家对不同收入档次的老年人的食宿费用给予不同程度的补充给付,剩余部分由个人承担。

表 6-5　不同收入档次老年人的食宿费用的补充给付情况

	收入档次	每月住宿费(日元)	每月伙食费(日元)
		基准费用 单人间:6.0 万;双人间:5.0 万;多人间:1.0 万	基准费用 4.2 万
国家补充给付	第 1 档	单人间:3.5 万;双人间:3.5 万;多人间:1.0 万	3.2 万
	第 2 档	单人间:3.5 万;双人间:3.5 万;多人间:0 万	3.0 万
	第 3 档	单人间:1.0 万;双人间:1.0 万;多人间:0 万	2.2 万
个人自付	第 1 档	单人间:2.5 万;双人间:1.5 万;多人间:0 万	1.0 万
	第 2 档	单人间:2.5 万;双人间:1.5 万;多人间:1.0 万	1.2 万
	第 3 档	单人间:5.0 万;双人间:4.0 万;多人间:1.0 万	2.0 万

资料来源:张萱.日本护理保险的经验教训及其对上海的启示[D].华东师范大学,2010.仝利民.日本护理保险制度及其对上海的启示[D].华东师范大学,2008.

随着人口老龄化程度的加重、失能人数增加,照护需求者大量增加,日本照护社会保险的支出与日俱增,财政负担加重,因此个人缴纳的照护社会保险费以及个人承担的照护服务费用都有了大幅度的提升。由于日本实行的是全民照护保险,保险费和照护服务费的提高对低收入老年人的影响最大,当他们经济能力无法承受时就不得不依赖于社会救助,因此近些年日本照护社会救助支出也有上升的趋势,这对制度的稳定性和可持续性造成了不利的影响。

三、日本专业化的服务队伍

为了确保照护服务人员的服务质量,1987 年日本政府颁布《社会福祉士及介护福祉士法》,制定了严格的照护人员上岗资格考试制度。在日本,照护服务人员大致可以分为两类:第一类称为介护福祉士;第二类称为社会福祉士。日本自 1987 年针对两者建立了职业资格考试制度,并从 1989 年开始实施国家资格认证考试,这两种国家认证资格的诞生,标志着日本养老照护人才队伍建设向专业化方向迈进。

(一) 介护福祉士

介护福祉士是应用专业性知识和技术,对因身体或精神上的障碍影响日常生活的人实施照护,并且对其本人和照护者进行有关照护技能的指导。为了提高照护服务人员的专业化程度,日本对介护福祉士的培养及认定进行了很大的改革。在 2010 年以前,介护福祉士一般分为三级:级别高的可以兼职一些管理方面的工作,级别低的介护福祉士只能从事技术水平不高的体力劳动如家政服务等①。有意愿从事照护服务行业的人可以直接提交报名申请,然后参加一系列的培训,考试合格后方可获得上岗资格证书。开设培训班所需的资金来源于政府的资助。从 2010 年开始,逐渐废止旧的制度,实行新的介护福祉士培养及认证制度。

在新的制度下,介护福祉士除了拥有生活照护的技能之外,还需要掌握一些满足老年人精神需要的技能以及一些必要的医疗照护技能,如按照医生的指示实施吸痰、经管营养等,因此职业资格获得的难度增加。申请者必须接受 2 年以上或 1 800 个小时以上的专业教育,并拥有 3 年以上的实际工作经验,方可参加介护福祉士的国家职业资格考试,获得介护福祉士资格并注册登记。表 6-6 列出了最新的介护福祉士专业教育的内容,其中在人与社会方面需要接受 240 小时以上的教育,主要包括人的尊严和自立、人际关系及交流、社会的理解、与人和

---

① 岳颂东.日本老年护理保险制度及对我国的启示[J].调查研究报告,2007(252).

社会相关的选修课等教育内容;照护或身体护理方面需要接受 1 260 小时以上的教育,主要包括基本护理知识、交流技巧、生活支援技巧、护理课程、护理综合演习、护理实习等教育内容;人体和心理机制方面需要接受 300 小时以上的教育,主要包括发育和老化的理解、痴呆症的理解、残障的理解、人体和心理机制等教育内容。介护福祉士的职责除了为老年人提供身体照护外,更重要的是为老年人实现内心的满足提供支援,具体有:①支援失能老年人能够按照自己的信念和自己的意识实现自立生活;②为失能老年人尽量接近普通人、实现正常的生活提供支援;③在维护人的尊严和基本人权的基础上对失能老年人实施照护服务;④为实现被照护者在保持爱心和良好人际关系的同时还能得到内心的安宁和生活的满足感提供支援;⑤提供的照护服务要尽可能做到符合被照护者本人个性、尊重其价值观、满足其自我实现的需要。

表 6-6　介护福祉士的教育内容

领域	教育内容	接受教育时间
人与社会	人的尊严和自立	30 小时以上
	人际关系及交流	30 小时以上
	社会的理解	60 小时以上
	与人和社会相关的选修课	120 小时以上
护理	基本护理知识	180 小时以上
	交流技巧	60 小时以上
	生活支援技巧	300 小时以上
	护理课程	150 小时以上
	护理综合演习	120 小时以上
	护理实习	450 小时以上
人体和心理	发育和老化的理解	60 小时以上
	痴呆症的理解	60 小时以上
	残障的理解	60 小时以上
	人体和心理机制	120 小时以上
总计		1 800 小时以上

资料来源:式惠美子.日本介护福祉士的作用及其培训[R].老年人照护服务专业人才研讨会,2014(5).

(二) 社会福祉士

社会福祉士向生活自理有困难的老年人提供有关照护服务的咨询、建议和指导,并和其他的专业性人员进行联络和调整。社会福祉士需要2年的正规学习,还需要拥有上岗资格证书。社会福祉士资格考试每年举办26次,通过率比较低,平均只有28.8%的通过率(见表6-7、图6-1),现在已经有164 684名登记在册。自2013年起,作为社会福祉士的高级资格,又设立了认定社会福祉士和认定主任社会福祉士的资格。

表6-7　社会福祉士历年来考试应试人数和合格人数情况

年份	应试数(人)	合格数(人)	合格率(%)	年份	应试数(人)	合格数(人)	合格率(%)
1989	1 033	180	17.4	2000	19 812	5 749	29.0
1990	1 617	378	23.4	2001	22 962	6 074	26.5
1991	2 565	528	20.6	2002	28 329	8 343	29.5
1992	3 309	874	26.4	2003	33 452	10 501	31.4
1993	3 886	924	23.8	2004	37 657	10 733	28.5
1994	4 698	1 049	22.3	2005	41 044	12 241	29.8
1995	5 887	1 560	26.5	2006	43 701	12 222	28.0
1996	7 633	2 291	30.0	2007	45 022	12 345	27.4
1997	9 649	2 832	29.4	2008	45 324	13 865	30.6
1998	12 535	3 460	27.6	2009	46 099	13 436	29.1
1999	16 206	4 774	29.5	合计	432 420	124 359	28.8

资料来源:白泽政和.日本社会专业性福利职业的历程[R].老年人照护服务专业人才研讨会,2014(5).

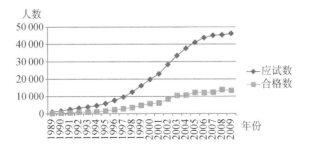

图6-1　社会福祉士历年来考试应试人数和合格人数情况(单位:人)

资料来源:白泽政和.日本社会专业性福利职业的历程[R].老年人照护服务专业人才研讨会,2014(5).

日本的照护服务人才专业化建设为照护服务业培养了大量的专业化人才,提高了照护服务的质量,但日本老龄化严重的城市其照护行业专业人才依然严重缺乏。据统计,在日本,一般行业员工辞职的比例为16.2%,而照护服务行业员工辞职的比例为20.4%,照护服务行业的兼职员工辞职比例高达32.7%①。从事照护服务行业的人员缺乏不仅对无法获得足量照护的老年人有影响,对照护机构或培养照护服务人才的院校或培训组织也有影响。由于缺少工作人员,有的养老服务中心只能被动降低所供养的老年人数量;由于报名人数减少,开设照护专业的学校也不得不逐渐减少下一年的计划招生人数。因此,如何设计照护服务人员的职业路径、激发他们的工作干劲、确保照护服务人员的供应是日本当前长期照护服务制度面临的重要挑战。

四、照护社会救助的流程管理

照护社会救助的运行主要包括申请、接受照护等级认定、照护保险给付、照护救助等步骤。

有照护需求的老年人首先会向市政主管部门提出照护申请,然后等待接受照护等级的评估。评估分为初次评估和二次评估两个阶段。初次评估属于客观评估;二次评估的主要性质是主观评估。初次评估是由市町村等主管部门派调查员到老年人家中进行调查评估,调查员会使用一个全国统一的、包含85项评估标准的表格来对老年人处理日常生活的能力、认知状态和感官状态等进行测量,而后通过计算机处理得出照护等级的初步结果。二次评估由照护等级认定审查委员会组织进行,认定审查委员会由医生、护士和其他由市町村委任的医疗和社会服务部的专家共同组成。根据初次评估结果以及调查员在进行调查时的特别记录和老年人的主治医生的意见,认定审查委员会最终决定老年人应该接受护理服务的级别。最终的认定结果一般有重新调查、无须提供服务、需要支援和需要照护四种情况。具体是指,根据现有调查资料无法得出结论的,需要对申请者的身体功能状况的相关资料重新进行搜集;综合评估之后认定为老年人有足够的能力可以照护自己,政府就不能为其提供救助服务,除非费用由老年人自己承担;如果老年人有轻微的失能,会将其认定为要支援状态,处于要支援状态的老年人只能在家或社区接受照护服务,不能占用机构养老资源,要支援状态的设定,体现了日本长期照护政策中对预防服务的重视;如果老年人的失能程度达到要护理的状态,评估委员会根据失能的轻重程度分为1—5级。其中,如果申请人对认定审查委员会的判定结果有异议,原则上可以在规定时间内向都道府

---

① 金旭旭,等.日本护理保险制度的发展及借鉴[J].中国证券期货,2012(9).

县设立的长期照护审查会提出上诉。

通过照护等级认定后，市町村等主管部门会为其制定照护救助计划，照护救助需根据《生活保护法》来制定。被照护者在规定的给付额度内接受照护服务，若是机构照护，则只能在《生活保护法》指定的机构内接受照护服务，且照护服务的实施和照护报酬的给付都要经过层层审核，过程非常严格[①]。

第三节　美国照护社会救助

随着"婴儿潮"一代逐渐迈入老年，长期照护需求急剧增加，美国原有的一些政策规定给照护社会救助制度带来了巨大的财政压力，如果任由其发展下去，照护社会救助制度的长期财政稳定将受到威胁。为了实现照护社会救助制度的可持续，政府通过一系列措施设法改善医疗补助的支出结构。

一、美国长期照护保障制度的现状

第二次世界大战后美国出现"婴儿潮"，最早一代"婴儿潮"已在 2011 年达到退休年龄，这些人在随后的几十年将陆续步入老年，引发人口波动，进而影响长期照护服务的需求。根据美国人口统计局的统计，2000—2030 年，老年人数量将翻倍，至 2050 年，65 岁以上人口比例将达到 21.5％，85 岁以上人口将达到 4.5％[②]（见图 6-2）。老年人一旦超过 65 岁，身体机能会很快下降。2004 年，65 岁以上有 19％的人有一定程度的慢性物理损伤，而 85 岁以上人口中，日常生活活动（如吃饭、洗澡、穿衣等）需要照护的比例达到 55％[③]。失能人口数量的急剧增加，对长期照护服务的需求增加，再加上家庭规模的缩小、妇女社会活动参与率的提高，导致非正式照护服务的供给减少，美国长期照护保障制度面临巨大压力，给政府预算和国家经济带来严峻挑战。

长期照护保障的支出非常大，国会办公室的数据显示，2004 年长期照护的支出大约为 1 350 亿美元，平均每位失能老年人 15 000 美元。这些资金来自两

---

① 张萱.日本护理保险的经验教训及其对上海的启示[D].华东师范大学，2010.
② 根据美国人口统计局统计数据整理而得。
③ Congressional Budget Office. Financing Long-Term Care for the Elderly [R]. The Congress of the United States，2004.

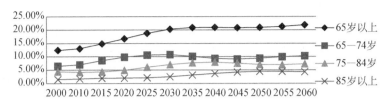

图 6-2　65 岁以上老年人口占总人口的比例(2000—2060)

资料来源:美国人口统计局网站,www.census.gov。

个方面:一方面是个人资源,包括现金支出和购买的私营长期照护保险;另一方面是政府公共计划的开支,主要是医疗保险(medicare)和医疗补助(medicaid)两大计划(见图 6-3)。

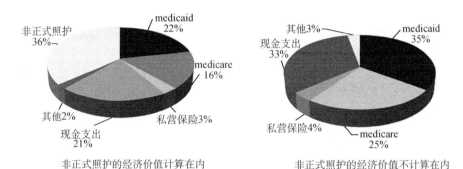

非正式照护的经济价值计算在内　　　　　非正式照护的经济价值不计算在内

图 6-3　老年人长期照护支出的分布(2004 年)

资料来源:美国国会办公室,www.cbo.gov。

在美国,大多数失能老年人还是依靠家庭成员或亲友来获得长期照护服务,如果将非正式照护的经济价值考虑在内的话,那么个人资源将是长期照护资金的主要来源,如果不计算非正式照料的经济价值,那么长期照护的大部分开支来自医疗保险和医疗补助两大计划。

二、美国照护社会救助的救助标准

美国并没有独立的照护社会救助制度,主要渗透于医疗补助制度中。医疗补助为低收入或"支出性贫困"的失能老年人提供救助,它既是一个收入审查的项目,对申请者的收入和财产有严格的限制标准,又需要对申请者的失能状况进行评估。在国家制定总体方针的基础上,各州自行确定一个"贫困线",失能等级各州也有自己的标准。低收入且失能的老年人会很快得到救助,有些收入财产富足但因巨额医疗开支而用光所有积蓄的人们最终也有可能获得医疗补助提供的照护社会救助。

（一）收入标准

在大多数州，获得社会安全补助金（supplemental security income，SSI）的老年人可以自动成为医疗补助的救助对象。2004 年，SSI 的申请条件是每人每月的可计算收入不超过 564 美元，一对夫妇每月收入不超过 846 美元。对于收入超过 SSI 补助线的失能老年人，如果其收入不高于联邦贫困线（2004 年的标准是每人年收入不超过 9 310 美元，一对夫妇年收入不超过 12 490 美元），也有可能获得医疗补助提供的照护社会救助。各州自行制定医疗补助贫困线标准，但不能超过联邦贫困线的 100%，如佛罗里达州的标准是不超过联邦贫困线的 90%。

除了上述医疗补助的一般收入资格条件外，还有两种特殊情况可以申请照护社会救助。

第一种情况是"医疗贫困"，即一些老年人用于医疗支出后的剩余收入低于一定的标准（依旧由各州来定），就可以被纳入到医疗补助中来。一旦享受了医疗补助提供的照护社会救助，除了留有一小部分生活津贴外，他们的所有收入都必须用于医疗支出。这一小部分生活津贴的标准各州差异很大，有的州接受护理院提供的照护服务只需要每月 30 美元，而有的州接受社区照护服务也需要 SSI 收入标准的 3 倍。2002 年，有 35 个州采用了"医疗贫困"标准。

第二种情况是一些老年人的收入超过了州级贫困线，但不超过联邦贫困线的 300%，也有可能享受医疗补助提供的照护社会救助，又被称为"300%标准"。这一标准只适用于接受长期照护服务的老年人，而且其失能等级符合医疗补助保障项目的入院标准。跟"医疗贫困"标准类似，申请者一旦享受"300%标准"的照护救助，除了留有上述一小部分生活津贴外，他们的剩余收入也必须用于全部支付照护服务费用。在"300%标准"下，各州制定了医疗补助申请者收入的最高标准，即不超过联邦 SSI 线的 300%。不管人们的医疗支出是多少，总收入都不能超过州制定的最高标准，才能享受医疗补助提供的照护社会救助。然而，如果总收入超过州定的最高标准，可以将超过的部分购买特定的信托基金，以此减少可计算收入以满足医疗补助的申请条件。联邦政府规定，这种特定的信托基金就是所谓的 Miller Trusts，它必须用于支付受益人的照护服务费用。如果受益人死亡，医疗补助项目有权用剩余的基金支付照护受益人过程中所发生的费用，如医疗补助项目的资金一部分来源于联邦政府的拨款,当受益人死亡,信托基金就可以偿还联邦政府承担的那部分费用。

(二) 资产标准

在联邦法律规定的基础上,各州同样对申请医疗补助的人们所持有的可计算资产进行了限制。除了房屋和汽车之外的所有资产如现金、债券及股票等都被纳入可计算资产中,只有所有资产少到医疗补助规定的资产标准才能享受医疗补助提供的照护社会救助。大部分州设定的资产标准参照 SSI 的资产标准,即个人资产不高于 2 000 美元,一对夫妇资产不超过 3 000 美元。

另外,针对一方住在养老机构、一方仍留在社区接受照护的已婚夫妇,称其为机构照护配偶和社区照护配偶,他们在申请医疗补助时联邦政府为其制定了特别的收入财产标准。立法规定机构照护配偶在申请医疗补助时,社区照护配偶的所有收入不计算在内,并且允许社区照护配偶从护理院配偶的收入中留出足够的收入作为最低生活补贴。在联邦政府的规定内,各州制定了最低生活补贴的标准,2004 年这一标准介于每月 1 515—2 319 美元。

社区照护配偶对夫妇共同的财产依然有保留的权利。当一方入住养老机构,留在社区的配偶允许保留的财产数额要么是夫妇共同财产的二分之一,要么是各州制定的标准,就高不就低。夫妇共同财产的二分之一不超过联邦政府规定的最高标准(2004 年为 92 760 美元),同时联邦政府还要求各州制定一个最低标准(2004 年为 18 552 美元),最低标准和最高标准随着通货膨胀而每年调整。如果社区照护配偶的收入低于州的最低标准,那么可以将机构照护配偶的部分财产转移分配给社区照护配偶,以达到州规定的最低标准。

照护社会救助制度对申请者的收入财产虽进行了严格的限制,但也有一些收入财产(如房屋、汽车及某些特定的信托基金等)是受保护的或是不计入可计算收入财产,因此人们会采取一些方式设法保留尽可能多的资产,这种现象在救助待遇给付相对慷慨的州更加普遍,这在一定程度上增加了照护社会救助的支出。后来政府意识到,照护社会救助制度应是一个"兜底"计划,它保障的是社会最底层的弱势群体,因此设定了更为严格的收入财产标准,以加大中等收入人群申请救助的难度。当人们意识到申请救助难度加大时,则会通过储蓄或购买私营保险等为年老之后的失能风险及早做准备。当人们年老失能也不满足照护社会救助申请资格时,在原有的收入财产标准下,他们会想方设法"用光积蓄"以符合救助的申请资格,而在新的收入财产标准下,就会迫使人们要么寻求亲友的照护,要么努力寻找低成本的服务提供者,尽量选择质优价廉的照护服务以节省开支。

另外,通过限制照护社会救助的申请资格,长期照护的公共开支降低了,而社会上如护理院的慈善救助则有所增加,大大改善了长期照护的支出结构。

三、美国照护社会救助服务的提供

美国照护社会救助提供的照护服务主要分为机构照护和基于家庭和社区的照护(HCBS)两类。机构照护主要包括护理之家(nursing facilities)或护理院(nursing homes)照护,基于家庭和社区的照护主要通过家庭、辅助式生活住宅(assisted living facilities)、集体之家(board-and-care homes)、集合式住宅(congregate housing)、成人日间照护中心(adult day care)等提供。20世纪90年代,在官方和民间形成了"就地养老"的广泛共识,希望老年人在家里或社区就能得到便利的健康护理和生活照顾,从此美国开始推行HCBS的老年人长期照护制度。

(一)护理院照护

护理院照护一般是为在医院度过急性护理期的老年人提供专业的生活照护,同时它也为失能或无法独立生活的老年人提供带有监护性质的照护服务。失能老年人在护理院一般会居住很长时间,直至他们去世。因为机构照护的成本非常高,所以住在护理院的老年人会很快用光他们的积蓄,大约有三分之二的护理院老年人申请了医疗补助。在机构照护中,除了护理院之外的其他照护机构提供的服务项目中,医疗补助不支付其中的食宿费用,所以在机构接受照护的医疗补助的大部分保障对象都是住在护理院中,而不选择其他机构。

近几年在护理院接受照护社会救助的人数开始下降,原因之一是,在护理院接受照护的老年人的失能程度一般要高于在家庭或社区接受照护老年人的失能程度,近些年公共卫生服务水平的提高、工伤事故率的下降等使得严重失能的老年人数量在下降,因此护理院接受照护的人数在下降。原因之二是在联邦政府的鼓励和引导下,接受家庭照护和辅助式生活照护的人数开始增加。

(二)辅助式生活照护

对于那些需要一定程度的帮助但又不需要在护理院接受集中医疗照护的老年人,辅助式生活照护是个不错的选择。因为辅助式生活住宅的居住成本远低于护理院的居住成本,所以一些中等收入的老年人对其情有独钟。辅助式生活住宅的规模有大有小,最大的容纳人数能达到 600—800 人。辅助式生活住宅是经政府注册的非医疗中心,主要为失能老年人提供生活及健康相关的服务,如提供 24 小时的应急监测、药品监管及发放、社交机会及日常生活活动的协助等。

与护理院照护相比,辅助式生活照护提供了很多类似的服务项目,但成本却远低于护理院,因此很多州的医疗补助计划都采用了辅助式生活照护模式。

(三) 成人日间照护中心照护

大部分老年人的长期照护是由家庭提供的,但是有时家人会因工作分身乏术,所以选择成人日间照护中心。成人日间照护中心一般在周一到周五的白天开放,一方面家人可以在白天继续工作,晚上接老年人回家共同生活;另一方面老年人在中心里也可以获得较专业的照护服务,相对于住护理院可以节省不少费用。

鉴于成人日间照护中心是一种让老年人在家里或社区接受长期照护最为便宜和可行的方式,因此它成为美国全方位照护计划(program of all-inclusive care for the elderly,PACE)服务提供的主要场所。

四、美国照护社会救助的支出

医疗补助为低收入失能老年人的机构和社区照护服务提供支付。如图 6-4 所示,2006 年医疗补助按服务项目支付中,社区长期照护费用为医疗补助总支出的 13%,机构长期照护费用为医疗补助总支出的 20%,两者之和即照护社会救助费用为医疗补助总支出的 33%。由于美国的医疗补助计划是在联邦政府的同一准则下,各州拥有很大的自由制定权力,因此各州需求者的需求和偏好、提供的服务类型、服务价格、待遇给付都存在很大的不同,导致各州的照护社会救助支出相差也很大。1992 年以来,医疗补助用于长期照护的支出平均每年增长 5%①。

照护社会救助的支出取决于人们的失能和贫困状况。不管年龄大小,低收入群体的失能风险一般大于高收入群体,可见失能风险高的人也最需要获得救助。医疗补助不单单面向低收入群体,中等收入的人如果失去了资金来源也可能会获得照护社会救助。因为护理院的成本太高(2003 年为每人每间房间

---

① Congressional Budget Office. Financing Long-Term Care for the Elderly [R]. The Congress of the United States,2004.

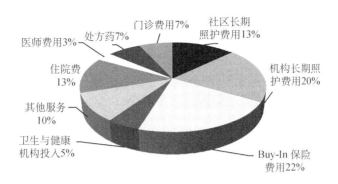

图 6-4　2006 年医疗补助按服务项目支付状况

资料来源：U.S. Department of Health and Human Services.CMS Financial Report—Fiscal Year[EB/OL].www.cms.hhs.gov/CFOReport,2006.

66 000 美元)，很多开始不具备医疗补助资格的失能人员在住过护理院很长时间以后，无法再继续享受医疗保险待遇，而且积蓄也基本消耗殆尽，因此很快变得符合医疗补助的资格条件。美国国会办公室估计，2004 年联邦和州政府医疗补助用于护理院服务的支出为 365 亿美元，占照护社会救助总支出的77%，占护理院总支出的 40%，为一半以上的护理院失能老年人提供了照护社会救助。

医疗补助在家庭和社区服务中支付的项目有：家庭健康护理、个人护理服务以及 HCBS 豁免计划的支出。医疗补助用于 HCBS 服务的支出仅占照护社会救助总支出的 23%，远低于护理院支出。在 HCBS 豁免计划（HCBS waiver programs)出台之前，失能老年人在社区中接受的照护服务不能得到医疗补助的支付，这样就迫使很多失能程度比较高的老年人只能选择成本比较高的护理院接受照护，增加了医疗补助的支付成本。为了扭转这种局面、缩减政府支出，社会保障法开始赋予各州 HCBS 照护社会救助的豁免权（medicaid waiver)，取消对 HCBS 服务在获得政府照护社会救助上的限制，让有机构照护资格的老年人同样有权选择参加 HCBS 照护服务并获得医疗补助的支付。在政府的同一准则下，各州政府开始减少养老机构中床位的供应，缩减机构照护的开支，越来越多的失能老年人选择 HCBS 形式的养老。

五、美国的短期护理和长期照护的整合计划

在按人头补助的前提下，为病人提供短期护理的服务机构，只会得到来自

医疗保险或其他保险主体提供的与服务数量和质量无关的固定的赔付,这样服务机构只会去关心节省成本,而不会从提高照护服务质量角度去关心病人的长远康复问题。在资金有限的情况下,有些不在短期护理服务之列但却有利于病人康复的照护服务被认为是多余的服务。举例来说,对于一个中风的病人,在治疗前期就倾注更多的医疗资源,他的病情可能就不会复发或者延迟复发,虽然增加了急性护理期的费用,但是长远来说却会节省漫长康复期的费用,间接降低了照护社会救助的支出。可见,将短期护理和长期照护计划整合,由同一服务机构提供,有利于提高整个照护环节的效率,降低长期照护的需求。

最典型的整合计划是老年人的全方位照护计划,它起源于1986年的美国的"On Lok Senior Services"照护模式,特点是将医疗保险和医疗补助的财务资源进行整合,以"按人头计价"的方式将经费支付给受托机构,受托机构在按人计费的固定额度下自行安排经费的使用,但其服务质量必须达到规定要求,而且要自行承担财务亏损的风险。在这样的照护模式下,受托机构是有动力关心老年人的长远健康问题的,会更加重视老年人的前期治疗和后期康复。PACE项目是通过一个由多学科成员组成的照护协作小组进行服务,包括医生、护士、保健医生、生活技能康复治疗师(occupational therapist)、语言康复治疗师(speech therapist)、药剂师、营养师、牧师、司机、护送队及其他后勤人员。照护协作小组共同评定参加项目老年人的身体功能状况,制定个性化的照护方案,提供全方位的医疗、护理、康复、情感支持和相关社会服务[1]。PACE的照护模式极大地降低了老年人入住护理院的比率,节省了长期照护的成本,并提高了照护服务质量。2004年,美国大约有32个PACE服务网点,大约为9 000人提供从预防、急性护理到长期照护全方位的照护服务[2]。

第四节　英国照护社会救助

英国是欧洲较早进入老龄化的国家,在应对老龄化方面积累了丰富的经

---

① 张先庚,等. 国内外社区养老护理模式发展现状[J]. 护理研究,2013(29).
② Congressional Budget Office. Financing Long-Term Care for the Elderly [R]. The Congress of the United States,2004.

验。目前英国 65 岁及以上的老年人口达到 1 080 万,其中 160 万老年人处于贫困线以下(英国的贫困线系指收入低于人口平均收入 60％以下者),贫困率达 14.8％,380 万老年人则单独居住①。

在英国,长期照护被称为社会照护(social service),区别于健康照护(health service),健康照护归属于中央健康单位,即全民健康服务部(National Health Service,NHS),它向全民提供免费的医疗与健康服务;社会照护则由地方政府(local authorities)的社会服务局(Social Service Department,SSD)管辖。关于长期照护的可持续性及公平性的争论在英国一直持续着,其中在筹资方面的争论主要聚焦在个人和政府在长期照护责任上分别所要负担的程度,尤其是政府的长期照护公共资金应该给予低收入失能人群还是给予所有需要照护的人群,也就是说政府的长期照护应该是残补式福利性质还是普惠式福利性质。

目前,英国的长期照护仍是以照护社会救助为主要模式,它只对那些对生活照护有迫切需求且无力承担照护费用的老年人提供照护,因此被称为"安全网式"(safety-net)或"残补式"(residual)照护。2006 年,英国的长期照护支出总费用为 177.5 亿英镑,其中 20.6％的费用来源于地方政府筹集资金,即照护社会救助支出为 36.57 英镑,占国内生产总值的 2.57‰。

获得照护社会救助的老年人既要接受照护需求评估,又要接受家计调查,照护需求评估和经济审查都是由地方政府的社会服务局管辖和协调。

一、照护需求评估

(一) 评估机制

老年人可以先通过填写问卷或表格的形式进行一次简单的自我需求评估,问卷或表格提交后会很快得到是否满足照护资格的答复。如果需要进一步的详细资料,除了自我需求评估外还需要进行面对面的交流。需求评估的类型是根据老年人对照护的需求程度而定的,如果只是在烧饭方面需要帮助,那么评估人员只需要进行一次简单的交谈,稍后认为有需要就会提供送餐服务;如果有更高的照护需求,就需要进行面对面的详细询问。需求评估一般是由社会工作者或者是照护案例管理者到老年人的家中进行,当然有的也会在医院、专科医生或社

---

① Independent Age. About us: Why we are needed[EB/OL]. http://www.independentage.org/about-us/.

会服务局的专门办公室中进行。

在英国,专业人员的评估被学者称为一种变相的把关,因为他们为了有效地节省政府的开支,采用的是以提供的服务为导向的评估方式,而非真正从需求者的利益出发,评估者往往会将老年人的照护需求数量控制在当地政府可以提供的资源及服务范围之内。专业人员很容易根据自身的主观判断来确定照护需求等级,有时明知道老年人存在着照护需求,但迫于有限的照护资源却无法向其提供照护服务。因此,如何在失能老年人的需求和照护服务资源之间寻求一个平衡点,也是当今照护社会救助制度面临的重要课题。

(二) 评估标准

英国的照护社会救助政策一直是由地方政府管理的,地方政府会在全国统一纲领(national guidance)的基础上自行设定照护资格标准,由于各地的财政、照护需求数量及成本有巨大的差异,因此各地的照护资格标准及对应的服务供给也存在着巨大差异。全国统一纲领中将照护需求等级划分为四类:低需要(low)、适当需要(moderate)、非常需要(substantial)和极其需要(critical)。同时指出,地方政府不需要对四类需求的所有老年人都提供照护,事实上近些年随着地方政府在长期照护方面财政压力的加重,很多地方只对后两类需求程度严重的老年人提供照护社会救助。这种做法在社会上也引起争议,有人认为如果有适当需要的老年人没有得到相应的照护服务,会导致老年人失能程度加重等更严重的后果,最终反而会提高整个照护社会救助系统的成本[1]。在确定照护资格标准时,非正式照护因素将被考虑在内,因此即使失能水平相当的老年人并不一定能够获得同样数量的照护服务。在英格兰,无法获得子女或亲友等的非正式照护且单独居住的老年人在获得照护社会救助时则具有优先权,因此许多并非单独居住的或者有非正式照护者照护的老年人,虽然失能且有照护需求,但也可能会被排除在照护社会救助制度之外。从表6-8中可以看出,只有第一类老年人有优先权利接受照护社会救助。表6-9显示,由地方政府安排的家庭照护老年人数量占所有老年人的3.62%,由地方政府安排的照护之家老年人数量占所有老年人的0.27%,两者合计即由地方政府安排照护的老年人数量仅占到所有老年人的3.89%。

---

① Wanless,D. et al. Securing Good Care for Older People: Taking a Long-term View[J]. King's Fund, 2006.

表6-8 英格兰65岁以上老年人接受非正式照护情况(2006年)

老年人类型			数量	比例(%)
是否有配偶	是否单独居住 (与谁共同居住)	是否接受非正式照护		
否	是	否	205 000	10
否	是	是	670 000	32
否	否,与子女	是	160 000	8
否	否,与他人	是	55 000	3
是	否	否	75 000	4
是	否	是,配偶照护	695 000	34
是	否	是,子女照护	100 000	5
是	与他人	是	110 000	5
合计			2 068 000	100

资料来源：Adelina Comas-Herrera, Raphael Wittenberg, Linda Pickard. The long road to universalism? Recent developments in the financing of long-term care in England[J]. Social Policy & Administration,2010(8):375-391.

表6-9 英格兰老年人接受长期照护情况(2006—2007年)

照护类型	数量	占所有老年人的比例(%)
日间照护	93 000	1.15
送餐服务	229 000	2.83
地方政府安排的家庭 照护	293 000	3.62
喘息照护	24 000	0.30
私人家庭照护	150 000	1.87
社区护理	445 000	5.50
直接补贴	18 000	0.22
特别照护	101 000	1.25
辅助工具	136 000	1.68
照护之家(社会办)	179 000	2.21
照护之家(地方政府办)	22 000	0.27
护理院照护	127 000	1.57
医院照护	9 000	0.11

资料来源：Adelina Comas-Herrera, Raphael Wittenberg, Linda Pickard. The long road to universalism? Recent developments in the financing of long-term care in England[J]. Social Policy & Administration, 2010(8):375-391.

2006 年,在英格兰有 325 000 位老年人接受了机构照护,占所有老年人人口的 4%,其中 192 000 位老年人得到照护社会救助,资金来源于地方政府,有 105 000 位老年人靠个人支付,29 000 位老年人的照护费用来源于 NHS 筹集资金。在社区照护中,有 650 000 位老年人得到照护社会救助,其中 300 000 位老年人接受家庭照护。由此看出,照护社会救助总人数占到所有老年人人口的 10.36%[①]。

二、家计调查

照护需求评估结果认定老年人达到需要照护的资格条件之后,进一步要求老年人提交经济审查的资料,以判断申请者是否具备照护社会救助资格,以及个人需要付多少照护费。家庭收入和个人的所有财产(含储蓄、房产等)都要如实申报,确保经济审查结果的公正客观。

(一) 收入调查

需要指出的是,家庭照护和机构照护的收入调查有一些不同之处。

在家庭照护中,必须保证被照护者支付完照护费用之后的收入水平在养老保证金(pension credit)水平之上,养老保证金由两部分组成:最低养老保证金(guarantee pension credit)和养老金补助(pension savings credit)。最低养老保证金的水平是个人每周收入不低于 142.7 英镑,夫妇每周收入不低于 217.9 英镑。养老金补助是英国政府提供给 65 岁及其以上老年人的养老津贴,与个人收入挂钩,如果单身老年人每周收入高于 111.8 英镑,夫妇每周收入高于 178.35 英镑就可以获得养老金补助。接受家庭照护的被照护者获得的养老金补助最高水平是单身老年人每周 18.54 英镑,夫妇每周 23.73 英镑。当然,英国还设置了一个养老金的缓冲区间,即最低养老保证金的 25%,以保证被照护者的最低生活水平。

$$142.7 \times (1+0.25) + 18.54 = 196.92$$
$$217.9 \times (1+0.25) + 23.73 = 296.11$$

根据以上计算可以看出,在家庭照护中,单身老年人允许扣除的收入为每周 196.92 英镑,夫妇允许扣除的收入为每周 296.11 英镑。

---

① Adelina Comas-Herrera, Raphael Wittenberg, Linda Pickard. The long road to universalism? Recent developments in the financing of long-term care in England[J]. Social Policy & Administration, 2010(8):375-391.

在机构照护中,接受照护社会救助的前提是,扣除个人零花钱之后的个人收入全部支付了照护费用,不足部分再根据个人的储蓄和资产情况确定国家的救助比例。个人零花钱包括两部分:一是允许保留的个人支出(personal expenses allowance),目前是每周 23.9 英镑,可用于任何用途的消费;二是养老金补助(pension credit savings),目前的标准是单身每周最多 5.75 英镑,夫妇每周最多 8.6 英镑。

此外,有些收入是不在计算之列的,如残疾津贴、战争抚恤金、战争遗孀津贴、慈善救助等。

(二)储蓄和资产调查

如果被照护者储蓄和资产在 14 250 英镑以下,不足部分将受照护社会救助的全额资助。储蓄和资产在 14 250—23 250 英镑的,可以获得部分资助,而且高出 14 250 英镑的 1/250 被作为"视同周收入"(tariff income),将从救助金额中扣除。例如,若被照护者的资产为 15 250 英镑,那么将视同被照护者的周收入增加了 4 英镑,每周的照护社会救助金额将会相应减少 4 英镑。被照护者储蓄和资产在 23 250 英镑以上的,不能获得照护社会救助资格,必须由个人支付全部照护费用,直至其资产消耗至 23 250 英镑以下。

从 2000 年开始,被照护者在进入照护机构前 12 周之内,其住房价值不在财产审查范围之列,但 12 周之后,住房价值将被纳入财产计算当中。以下情况下,住房资产也不算入资产调查中:①接受家庭照护,只要是在家中接受照护的照护者其房产价值则不计入财产调查;②在机构中接受照护,但原照护者仍然在其房屋中居住,前提是在被照护者入住照护机构前照护者已经放弃了自己的房产而选择与其共同居住;③在机构中接受照护,但被照护者的近亲属仍然在其房屋中居住,且其近亲属须符合下列条件之一,即失能、18 岁以下未成年人或为 60 岁以上老年人。

三、社区照护

英国提倡就近养老理念的时间比较早,其"社区照护"的服务模式比较有代表性。19 世纪,政府为一些贫困、失能的老年人和残疾人提供了集中院舍式的照护服务以解决他们的生活照护问题,从而维护社会的稳定。但随着人口老龄化的加重,政府财政压力增大,而且集中居住的方式暴露了很多弊端,如老年人原有社会支持网络切断,集中照护质量不能得到保证等,最终这种集中院舍式的照护模式于 20 世纪 50 年代终止。从那时起,英国政府的社区照护模式逐渐形成,由于此模式减少了对政府的依赖,有效降低了服务成本,因此很快在英国得到了推广。20 世纪 90 年代,《照护服务白皮书》和《国家健康服务与社区照护法案》的相继颁布,使得社区照护走上了法制化轨道。

英国的社区照护主要有"在社区内照护"(care in community)和"由社区照护"(care by community)两种方式。"在社区内照护"指政府直接干预的正式性长期照护;"由社区照护"指没有政府直接干预的非正式性长期照护,包括由家人、朋友、邻居及社区志愿者提供的照护。如果老年人的失能程度比较轻,一般会选择"由社区照护";如果老年人的生活已经完全不能自理,就需要由比较专业的照护人员来服务,也就是"在社区内照护"。

英国的社区照护是典型的官办民助,政府的主导作用体现在四个方面:第一,制定政策与立法。长期照护方面的白皮书或社会立法有《照护服务白皮书》、《国家健康服务与社区照护法案》、《机构照护服务收费指南》(Charging for Residential Accommodation Guide,CRAG)、《照护者法案》(The Carers's Act)等。第二,制定具体措施,指导照护社会救助政策执行。第三,资金支持。虽然具体的服务事务是由社区、家庭承担的,但政府会给予财政上的支持。第四,对民间团体和私营机构提供的照护服务进行监督和检查。政府对社区、民间团体及第三方照护供给方等提供的照护服务水平、质量进行监督和检查,如英国的社会服务监督委员会(Commission for Social Care Inspection,CSCI)就承担了此职能。

四、英国对照护者的支持

照护者分为正式照护者和非正式照护者,由于正式照护者是有劳动报酬的,因此本书主要讨论对非正式照护者的支持。英国对非正式照护者的承认程度非常高,肯定非正式照护者在长期照护中占据了重要地位,并作出了很大贡献,因此,英国针对非正式照护者有很多服务和经济支持的政策。

(一) 对照护者的评估

跟被照护者要接受需求评估类似,非正式照护者如果想获得政府的服务和经济支持,也需要接受地方政府的评估。对非正式照护者的评估可以通过电话、网上填表或在被照护者家中面对面交流等多种方式进行。

由于被照护者的照护服务是由地方政府安排的,照护者的评估也应由被照护者所在的地方政府负责安排,而非由照护者所在的地方政府安排。对于一位照护者照护多位老年人的,那么地方政府之间需要相互配合确保照护者能够顺利获得服务和经济支持。

社会工作者会向照护者提问如下一些问题,如向他人提供照护是否影响了自身及家人的正常生活,自身健康是否受到影响,自身工作是否受到影响,自己是否有独立安排的时间,每周可以提供照护的时间,是否需要接受照护技术培训等,通过这些问题的回答,社会工作者将对照护者作出一个合理的评估,包括照护者可以提供照护的能力及照护者的工作、培训及闲暇时间的需求等。

(二) 对照护者的服务支持

照护者一旦通过了评估,将获得一份"照护计划书",详细列明了照护者可以获得政府提供的服务支持(见表6-10)。

表6-10 照护者获得的服务支持

服务类型	服务内容
喘息服务	给照护者一个喘息的时间,如安排被照护者进入日间照护中心或安排进入护理院短暂居住
喘息服务代金券	并非一种报酬,但作为对照护者劳动的一种补偿
照护技术培训	为照护者教授移动病人身体、应急知识等方面的培训
情感支持	由其他照护者或照护者协会成员为其提供,以合理疏泄照护者的精神压力
福利待遇建议	告知照护者能够获得的福利待遇,使照护者对自己能够获得的福利待遇有一个清楚的了解和掌握
为被照护者提供服务	由其他社会工作人员为被照护者提供服务,以暂时减轻照护者的负担
驾驶培训	适用于两家距离较远,照护者需要开车才能到达被照护者家中的情况
安排度假	适当安排照护者免费外出度假或参加有意义的活动
家务服务	如为照护者自己的家中提供洗衣、花园修整、超市购物等服务
放松理疗	提供放松医学理疗或给予饮食、运动指导建议等

政府对照护者提供的服务也包括现金和实物两种方式,照护者可以任意选择。"直接补贴"(direct payment)或"个人预算"(personal budget)就是一种现金方式,需要政府直接将现金发给照护者,这样能够给照护者自由选择服务的权利。"直接补贴"只能用于为照护者提供的服务中,即使是为被照护者提供的服务,如照护者将"直接补贴"用于雇请钟点工来服务被照护者,自己就可以有时间外出购物或约见朋友等,它的目的依然是为了满足照护者的需求。

（三）对照护者的经济支持

对照护者的经济支持有照护者津贴（carer's allowance）和照护者补助附加（carer's premium or carer's addition）等。

获得照护者津贴的条件有：①年龄在 16 周岁以上的英国居民，在申请照护者津贴前的 12 个月内在英国居住 12 周以上；②每周提供照护服务的时间为 35 小时或以上；③被照护者有照护津贴、中高等级的残疾津贴或战争护理津贴等。以下情况下，照护者不能获得照护津贴：①每周的可支配收入在 100 英镑以上；②接受全日制教育，且每周辅导学习时间超过 21 小时；③根据"待遇不叠加"原则，其他津贴（如遗孀津贴、养老津贴、就业津贴等）和照护津贴总额不超过照护者津贴设定的最高数额（如每周最高 59.75 英镑）。

按照"待遇不叠加"原则，对于没有足额获得照护者津贴的照护者，政府赋予其照护者补助附加的权利，如每周最高 33.3 英镑。照护者补助附加并不是将补助直接发放给照护者，它只是一种等同于现金价值的权利，其作用是在对照护者进行收入审查时，这部分权利可以等同于现金收入被扣除。如英国的税收优惠（council tax support）、房屋福利（housing benefit）等都是为一些低收入的公民而设立，像房屋福利，无论工作与否，只要满足申请条件，证明自己需要经济上的帮助来支付房租，公民便可申请。在获得税收优惠和房屋福利资格之前都必须接受收入审查，照护者补助附加此时就可以从收入审查中被扣除。

五、英国的远程监护服务

随着老龄化浪潮的推动、失能老年人数量的膨胀、照护者数量的短缺和"就地老化"运动的推广，继续按照传统或现行的照护方式提供照护，无论是政府还是照护者都难以承担照护供给带来的经济和精神压力，将高科技应用到照护服务技术中的全新照护模式将是未来长期照护的发展趋势。

大家熟悉的远程监护技术是老年人佩戴防走失吊坠或家中安装拉绳警报，最新的远程监护利用了遥感器技术，能够解决更多复杂的问题。比如，如果老年人身体长时间没有移动，或者家中的水龙头或煤气忘记关了，家中出现温度过高或过低等异常，洗澡时水溢出浴盆或水池等危险情况发生时，远程监护遥感器将先向远程监护服务中心或应急中心发出警报，服务中心会通过扬声器向老年人发出询问而不需要老年人接电话，如果老年人没有作出回应，服务中心将与事先登记好的老年人的监护人（如亲友、邻居或其他照护者）取得联系，做到了第一时间应对老年人发生的意外。遥感器的视频技术还可以监视老年人的任何起居活动,可以追踪老年人是否吃了药,帮助进行煮饭,通过语音备忘或遥控"按键"控制把洗澡水调到适合的温度等;有的技术还会通过分析脚步模式来发现问题,搁在地板上的书本大小的盒子里有一个传感器,会测量细微的震动,还有一个微处理器会记住人的正常行走习惯,另外一个软件程序可以发现变化。假如某人跌倒,或步履蹒跚、拖着步子走路,这些都是帕金森病或关节炎的可能症状,该设备就会向电脑发出电子信息,然后会被传送给远程监护服务中心或照护者,以便及时应对老年人健康状况的恶化。

远程监护系统的应用是有效应对人口老龄化、推广就地老化运动方面迈出的重要一步,是人类科技的发展在长期照护实践中的重要应用。有了远程监护系统,减少了家庭成员对老年人安全问题的顾虑,老年人在家安全、独立地生活得到了可靠的保证。远程监护系统的应用,提高了老年人的生活质量以及在家中接受照护的质量,从而减轻了老年人家庭以及社会的总体负担。

第五节　德国照护社会救助

国内外关于德国长期护理保险的文献非常多,有关于制度总体评价的,也有学者就制度的筹资、待遇支付、护理提供方式等某一项具体内容来进行研究。拉尔夫等(2015)从财政政策和社会政策交互的视角解释了德国长期护理保险制度的变迁和演化,认为长期护理保险的引入较好地平衡了社会政策和财政政策的关系。王迪(2014)从效率、公平和可持续性三大指标维度综合评价了德国、日本和美国长期护理保险模式的绩效。华颖(2016)总结了 2013 年以来德国长期护理保险改革动态,德国长期护理保险制度实现了解决失能护理问题、减少医疗保险和社会救助支出等多重功能。纳达什(Nadash,2018)认为德国的长期护理采用的社会保险模式,很好地实现了财务的可持续性,为几乎所有德国人提供了基本的长期护理支持。

但是专门研究德国护理救助的文献并不多,尤其是关于护理需求评估、护理服务供给方面的研究是嵌入在护理保险制度研究中的。克劳迪亚(Claudia,2013)指出,在德国,老年阶段的贫困化正在成为一个新的社会问题。哈姆(Ham,2012)主张为弱势老年人创造体面的生活条件是当今和未来的一项重大社会任务,而先前无论是在机构还是在家庭中都做不到这一点。在北欧和西欧国家的比较中,德国家庭成员参与护理任务的程度远远高于其他国家,越来越多的家庭采用雇用家庭成员、专业人员和其他专业辅助人员等形式的混合护理安排的方式。刘涛(2017)认为,德国护理救助制度在防止老年人滑入贫困陷阱中发挥着重要作用。

总体而言,20世纪以来,德国在长期照护保障制度上经历了筹资方式和服务内容等多方面的改革,成为许多福利国家借鉴的典型。德国的人口老龄化比例(21%)远超我国,针对老年人德国成功建立和维持了覆盖群体全面、具有财政可持续性的社会保护体系,包括养老保险、长期护理保险、老年人社会救助和细分的护理救助。相对护理保险(long-term care insurance)而言,德国护理救助(long-term care assistance)发挥了重要的"补充功能",不仅缓解了老年人各种生活困难状况,更体现了其保障老年人基本权利、实现老年人有尊严地生活、积极参与社会生活的价值理念。

一、德国照护社会救助制度的发展过程解析

目前针对老年人的长期护理,德国构建了一个以社会保险为基础的社会保护体系,护理救助定位于"补缺"的角色。但在长期护理保险制度建立之前,以及建立之后相当长一段时期内,作为最后一道"安全网",护理救助制度在兜底老年人的长期照护、保障老年人基本权利方面依然发挥着非常重要的作用。

(一) 护理救助制度主导的阶段

当前,各国长期照护保障制度的财源支持主要有三类:①个人自发组织的家庭照护(自付);②政府财政支持:支出由税收承担(如瑞典、丹麦、捷克);③保险制度支持,长期护理保险作为一项独立的强制险种(如德国、卢森堡、荷兰)或作为综合健康保险涵盖的福利之一(如比利时)。长期照护保障体系的财源支持并不是一成不变的。1995年以前,德国社会的长期照护成本主要由政府财政进行负担,以护理救助的形式体现。然而,战后快速增长的护理需求使得政府财政作为单一财源逐渐不堪重负,德国政府开始寻求其他财源的支持。随着1995年《长期护理保险法》的颁布,德国将护理救助制度嵌入长期护理保险制度中,以保险制度作为主要支持手段,大大缓解了财政压力。同时,考虑到困难群体的需要,保留了护理救助制度并将之作为护理保险制度的辅助,承担起制度托底的责任。

1. 护理救助的由来

早在1844年前后,政府便提出了普鲁士公共老年人赡养计划,将公民的社

会福利尤其是将照护老年人的责任当作国家的责任。1889 年,德国通过了《伤残暨养老保险法》,办理老年残障保险及养老保险,包括为因伤病而失去劳动能力或因年老而不能工作的劳动者提供生活上的照护。在 1995 年以前,老年人的长期照护依据的法律是 1961 年颁布的《社会救助法案》,明确社会救助制度的目标是为弱势群体提供最低的生活保障,从而维护公民的普遍生存权,让每个人都能够过上有尊严的生活。跟我国社会救助制度不同的是,德国的社会救助不仅为老年人提供经济上的保障,还提供照护服务方面的保障。比如,很多老年人在护理院接受养老,而护理院的费用一般都高于养老金,使得在护理院里的有养老金的老年人同少数无养老金的人一样都不能负担高昂的护理费用,于是因失能而导致贫困的老年人日益增多,很多人必须依赖于社会救助基金或社区的社会福利基金来度日。护理救助作为政府承担筹资责任的制度,在防止老年人因失能导致贫困方面发挥了重要的作用。

2. 护理救助负担逐渐加重

随着人口老龄化的加重,需要长期照护的老年人数量增加,单纯依靠社会救助已不能有效解决整个社会老年人的长期照护问题。再加上 20 世纪 80 年代德国又遭遇了经济危机,负责社会救助基金的地方政府不堪重负。当时社会救助预算的 1/3 都已经用于支付低收入老年人的长期照护①,若再不出台新的长期照护政策,护理救助制度将难以为继。

1974 年,德国老年救助委员会发表了一份鉴定书,统计了护理院中失能老年人的经济状况,指出老年人因失能导致贫困的现象已经成为一种客观现实。这份鉴定书的影响力非常大,社会各界及德国的四大政党开始就如何立法保障生活困难老年人的生活照护问题展开热烈的讨论,论证持续了十多年,直到80 年代末,公众普遍认为采用社会保险的方式来应对老年人的长期照护问题不失为最佳解决方案。1986 年 10 月,德国联邦政府通过议案,着手改善长期照护问题。

(二) 长期护理保险制度介入阶段

1995 年,德国颁布了《长期护理保险法》,长期护理风险被界定为全社会的集体性风险,已不单单是个人或家庭的风险。德国成为世界上第一个采用社会保险方式解决老年人长期照护问题的国家,从此老年人的长期照护得到了专项

---

① Nadash P, Doty P, Schwanenflügel Matthias. The German Long-Term Care Insurance Program: Evolution and Recent Developments [J]. Gerontologist, 2017, 5(57): 19-34.

社会保险制度——长期护理保险制度的覆盖,老年人长期照护的主要责任也由社会救助部门转向了社会保险部门。长期护理保险的引入使很多失能老年人摆脱了对社会救助的依赖,有效缓解了社会救助部门的财政压力。在长期护理保险制度实行之初,其替代护理救助、缓解社会救助压力的效应非常明显,地方政府在护理救助的支出从 1994 年的 90.6 亿欧元降低至 2000 年的 28.8 亿欧元,降低了 68%,大大缓解了地方政府的财务负担(见表 6-11)。

表 6-11　2000 年前德国护理救助支出及受助人数

年份	1994	1995	1996	1997	1998	1999	2000
受助人数(千人)	563	574	426	328	289	310	324
支出(亿欧元)	90.6	89.3	71.0	35.0	30.0	29.0	28.8
GDP(亿欧元)	18 303	18 981	19 247	19 647	20 153	20 618	21 135
救助支出占 GDP 比重(‰)	4.950	4.705	3.689	1.781	1.489	1.407	1.363

资料来源:根据德国联邦统计局公布数据整理而得。

(三) 护理救助制度重新扩容阶段

长期护理保险制度引入的一个很重要的原因就是要减轻护理救助的负担,但是 2000 年后,实践中的大量事实却并未如制度设计的预期一样,在短暂地缓解负担之后,护理救助的救助人数及救助支出又呈现出增长的态势(见图 6-5)。

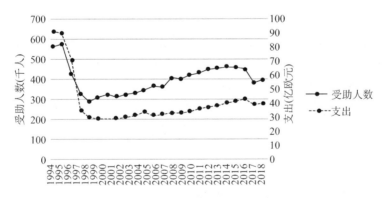

图 6-5　德国历年护理救助的救助人数及救助支出

之所以出现这样的现象,原因可能是多方面的。2000 年后,德国人口老龄化进一步加重,失能人数 逐渐增加,即使是有长期护理保险,但是照护费用增长了,而护理保险金并没有以同等规模增长。长期护理保险依然是按照固定的标准提供保险金,给付的金额不能完全支付全部照护费用,照护接受者特别是完全住院照护的老年人自身还要承担很大一部分费用。因此,只能依靠社会救助金来承担照护费用的失能老年人的比例又开始上升,因老致贫的现象不断出现①。另外德国的社会救助制度也一直处于改革过程中,对于就业人员来说,其接受救助的条件更加严苛,但是老年人获得救助相对来说还比较容易,这也为失能且贫困的老年人申请救助提供了便利。2003 年,《德国社会救助法》被纳入《德国社会法典》第十二篇,且护理救助规定在第十二篇第七章。护理救助在老年人的长期照护方面依然发挥着重要的反贫功能。据有关统计数字,有近一半选择护理院照护的被照护者依赖社会救助生活,这与引进长期护理保险之前的比例不相上下,所以社会救助部门的财政负担一直居高不下。

据德国联邦统计局公布,2014 年德国获得护理救助人员大致有 45 万人,其中每 1 000 人中平均有 7 名女性和 4 位男性需要护理救助。获得护理救助者中,女性占三分之二(66%),且女性平均年龄(79 岁)远高于男性(68 岁)。2018 年,社会救助机构为之所付出金额高达 40 亿欧元,占国内生产总值的1.164‰(见表 6-12)。

表 6-12　2000 年后德国护理救助支出及受助人数

年份	2002	2003	2004	2005	2006	2007	2008	2009	2010
受助人数(千人)	313	323	328	344	366	359	405	399	419
支出(亿欧元)	29	30	31	34	31	32	33	33	34
GDP(亿欧元)	22 063	22 171	22 676	22 978	23 902	25 101	25 580	24 457	25 762
支出占 GDP比重(‰)	1.314	1.353	1.367	1.480	1.297	1.275	1.251	1.349	1.320
年份	2011	2012	2013	2014	2015	2016	2017	2018	/
受助人数(千人)	431	448	453	461	459	448	381	395	/
支出(亿欧元)	36	37	38	40	41	43	39	40	/
GDP(亿欧元)	26 936	27 561	28 250	29 239	30 300	31 341	33 450	34 358	/
支出占 GDP比重(‰)	1.337	1.342	1.345	1.368	1.353	1.372	1.166	1.164	/

资料来源:德国联邦统计局,https://www.genesis.destatis.de/genesis/online。

---

① Antonio Brettschneider, Ute Klammer. Lebenswege in die Altersarmut: Biografische Analysen und sozialpoli-tische Perspektiven[M]. Duncker & Humblot, 2016.

二、德国照护社会救助的制度内容

(一) 护理救助的需求

自《长期护理保险法》的实施,德国基本实现了全民参保照护保险。2007年,有7 036万人口参加了长期护理保险,有925万人参加了照护商业保险,总共占总人口的97%①。虽然有社会保险和商业保险制度的保障,但是在保险给付之外仍需个人自付很大一部分照护费用,因此仍有部分老年人会陷入贫困,提出救助申请。护理救助体现在缴纳照护保险费环节和支付长期照护费用环节,即对低收入者的照护保险费的减免或补助及对低收入失能老年人的长期照护支出的补助。

在缴纳照护保险费环节,由于照护保险是国家强制实行的,为了体现保费征收的公平性和福利性,国家会对低收入老年人给予照护保险费的补助或减免,这部分补助或减免的费用由护理救助基金承担。

在支付照护费用环节,德国照护保险基金给付根据被照护者的照护需求等级而定,但有一定的条件限制,即不论年龄或其他什么原因,申请者首先必须按规定的要求接受至少6个月的照护观察期,然后证实确实有照护需求时才会被给予照护给付。照护需求等级的划分在长期护理保险制度引入后经历了数次改革。历史上,长期照护服务的划分标准主要聚焦于生理失能的等级。2013年以前,按被照护者对接受他人生活照护的程度分为三个等级,这里将ADLs失能的照护(如帮助洗澡、如厕等)称为基本生活照护,将IADLs失能的照护(如家务协助等)称为辅助性生活照护。第一等级主要是指个人每天至少需要一次的基本生活照护且一周至少需要两次辅助性生活照护,同时时间上规定每天要达到1.5小时,其中基本生活照护的时间不低于45分钟;第二等级主要是指个人的基本生活照护每天至少需要3个时间段的3次协助,且1周至少需要2次辅助性生活照护,时间上规定每天要达到3小时,其中基本生活照护的时间不低于2小时;第三等级主要是指被照护者需要日夜接受基本生活照护,并且1周至少2次辅助性生活照护,时间上则要求每天要达到5小时,其中基本生活照护的时间不少于4小时(见表6-13)②。2013年后,衡量标准中引入了"零等级",这一等级

---

① Stueker, H. Long Term Care Insurance Germany[J]. EU-China social reform co-operation project, 2009(7):332-339.

② Heinz Rothgang. Social Insurance for Long-term Care: An Evaluation of the German Models [J]. Social Policy & Administration, 2010(4):436-460.

的患者主要包括老年痴呆症患者、智力障碍或严重精神疾病患者。"零等级"的被照护人不需要 ADLs 照护,但能享受到日常监护和其他辅助性服务。在2017 年后,旧衡量标准被简化为由五个等级构成的新标准,旨在淡化生理失能和心理失能之间的差异。

表 6-13　照护需求等级划分

原衡量标准	照护需求等级划分	新衡量标准
PS 0	不需要 ADLs 照护,但可以享受一般监护或预防/辅助性服务	PG 1
PS 1	ADLs:每日至少一次 IADLs:每周数次,每次不少于 90 分钟	PG 2
PS 1+	如上,另附加日常监护	PG 3
PS 2	ADLs:每天至少三次 IADLs:每周数次,每次不少于 3 个小时	PG 3
PS 2+	如上,另附加日常监护	PG 4
PS 3	ADLs:全天照护 IADLs:每周数次,每次不少于 5 个小时	PG 4
PS 3+	如上,另附加日常监护	PG 5
极困（Hardship）	在 PS3 的照护基础上,每天至少有 7 小时(包括夜间至少 2 小时)需要两人以上同时服务	PG 5

资料来源:Nadash P,Doty P,Schwanenflügel Matthias. The German Long-Term Care Insurance Program:Evolution and Recent Developments[J]. Gerontologist,2017,5(57).

在费用方面,德国的长期照护费用由照护保险基金和个人共同承担,但两者承担的部分并不是按照某个比例而定的。照护保险基金负责每月发放照护补助,但是这一补助离市场费用还是有一定差距的,对于市场费用超过保险基金支付的部分就需要由个人来承担,因此个人承担的份额就是照护补助与市场费用之间的差额。据德国联邦统计局数据,2018 年在护理院接受照护的第三级别失能人群中,市场费用大约需要 3 192 欧元,但照护保险基金每月仅支付1 262 欧元,剩余的 1 930 欧元就需要由个人来承担,占每月个人照护总支出的60.5%。个人自付如此高的比例,对于中高收入或有养老金及有家庭成员支持的人群来说,这部分支出还是可以承受的,但对于低收入失能老年人来说,个人承担的部分远远超出了其支付能力,因此他们必须依赖于社会救助,由护理救助基金来为其照护费用提供援助。当然,人们必须首先向社会救助承担机构提出救助申请,社会救助承担机构会按照《联邦社会救助金法》的规定,对申请人进行经济收入调查(means-tested),通过审查以后才可以获得护理救助。

(二) 护理救助的服务供给

跟长期护理保险制度一样,德国护理救助的服务通过居家服务和护理院服务两种方式提供。

1. 居家服务

居家服务的服务提供者有两类:一类是专业照护人员;一类是家庭成员、亲属、朋友等家庭自配人员。其中,家庭成员特别是妇女承担了大部分居家服务。德国大力提倡居家服务,政府推出了很多鼓励老年人在自己家里接受照护服务的措施,避免老年人被仓促地送进护理院照护,如由相关机构为老年人提供喘息照料、日间照料、夜间照料以及临时替代家庭成员照料补贴等。对于家庭成员提供的照护,德国法律规定,只要家庭成员为其亲属每周提供 14 小时以上的长期照护服务,或者由于照护亲属而不能工作(或者导致每周工作时间不足 30 小时),他们的养老社会保险费将由长期护理保险支付,支付的数量取决于他们为其亲属提供长期照护服务的多少。同时,他们也被纳入法定工伤社会保险体系。国家还会为家庭自配人员或志愿者等开设免费课程,提供专业照护技能方面的培训,培训也可以在照护需要者的居家环境中进行,如具体指导特定的照护活动或辅助工具的使用等,确保他们能够为老年人提供高质量、高效率的照护服务,体现了家庭成员照护优先的理念。

为了充分考虑老年人的需要,居家服务的给付是选择现金给付还是实物给付,不是由案例管理者或管理机构、保险机构决定的,这个自由选择权是掌握在老年人手中的①。如果老年人选择了实物给付方式,那么就会有专业照护人员定期上门提供相应数量和质量的照护服务;如果老年人选择了现金给付方式,他们可以将现金支付给提供照护服务的亲人或朋友,但现金给付的金额是低于实物给付的,因为它被看作只是对家庭自配人员的一种补偿,而非是他们的劳动报酬(见表 6-14)。

---

① J. C. Campbell, N. Ikegami, M. J. Gibson. Lessons from Public Long-term Care Insurance in Germany and Japan [J]. Health Affairs, 2010(57):87.

表 6-14　2016 年不同照护方式下被照护者每月获得的给付

单位：欧元

护理等级	居家照护（现金给付）	居家照护（实物给付）	半住院照护	完全住院照护
PG 1	—	—	—	—
PG 2	316	689	689	770
PG 3	545	1 298	1 298	1 262
PG 4	728	1 612	1 612	1 775
PG 5	901	1 995	1 995	2 005

资料来源：Nadash P，Doty P，Schwanenflügel Matthias. The German Long-Term Care Insurance Program：Evolution and Recent Developments [J]. Gerontologist，2017，5(57).

2. 护理院服务

德国有 10% 的护理院是国家性质的，30%—60% 是地方组织或教会的，另有 30% 是私人营利性质的，每个护理院的费用区别特别大。护理院服务又分半住院照护和完全住院照护两种。

半住院照护是指老年人在一天的某个时间段在照护机构接受照护，一般有白天照护和晚间照护两种，相当于我们所说的社区照护。半住院照护的保险给付标准与专业照护人员上门服务的给付标准相同（见表 6-14），若发放的照护保险金在支付完住院照护费用之后还有剩余的话，那么老年人还可以用剩余的照护保险金要求照护机构上门提供照护，如果没有剩余，那么老年人就必须依靠个人或子女支付住院照护费用，或者最终成为社会救助的对象。

完全住院照护只提供现金给付，不提供实物给付。完全住院照护的给付标准高于其他照护方式，但由于护理院的费用都很高，实际上相当大一部分住院费用仍然由个人或家属承担，如果其经济能力较弱，他们就不得不求助于社会救助部门了。

（三）监督管理机制

德国护理救助服务的资格准入制度严密、科学，对于照护服务机构、救助对象的资格准入都有明确的法律规定。为了保证照护服务的质量，德国自 2002 年起就规定照护服务机构必须引入内部的质量管理实践并取得从事长期照护服务业务的资格认证。持有业务运行资格的机构与保险基金会签订合同，作为长期照护服务运作的第三方(licensed facilities)为老年人提供照护服务。

护理救助对象的资格评估包括对长期照护需求的评估和收入资产的评估。

当照护保险金及个人不能负担长期照护费用时,个人提出护理救助的申请,由附属于医疗保险体制的称为"健康保险医事鉴定服务处"的医疗服务机构来对申请人的失能情况进行评估,并确定其所需要的长期照护服务的等级以及接受照护服务的方式(居家照护还是护理院照护)。同时,社会救助承担机构对其收入财产进行资格审查,如果评估结果为个人及子女无法承担照护费用,方可成为护理救助的对象。

由于护理救助内容是渗透在长期护理保险中的,因此照护服务的质量监督机构是相同的。德国设立了长期护理保险基金会和联邦长期照护委员会,作为护理救助的监管机构,以确保护理救助的服务质量。

三、德国照护社会救助的积极成效

(一) 建立了具有财政可持续性的长期照护制度

在德国通过加入长期护理保险来应对照护需求之前,除了通过个人资产、储蓄或商业保险等处理外,主要通过其他相关社会保险与社会救助制度来解决老年人的照护问题。20 世纪后半叶,随着就业结构变化与因照护费用而跌入贫困陷阱的老年人口增加等原因,申请社会救助的比例大幅增加。许多老年人尽管有着养老保险及医疗保险的保障,但其给付却难以满足日益高昂的护理费用标准,以至于在财产耗尽后依赖于政府救济生活。长期以来,对老年人长期照护的补贴占据了大量的财政费用与医疗保险支出,中央与地方政府的财政状况逐年恶化,以至于不堪重负。在引入长期护理保险制度后,老年人对于长期照护的需求被纳入保险覆盖的范围,这既使许多有照护需求的老年人摆脱了对社会救助的依赖,也有效缓解了社会救助部门的财政压力。然而,自 2000 年以来,上述各方面原因导致老年人对于社会救助的需求逆势上涨,德国政府面临着社会救助与社会保险双方面的筹资压力。可见,护理救助的财政压力不会被某一项单一的新保障制度彻底缓解,社会救助由于其特殊的托底与补缺的特殊性质,对财政造成的压力将长期存在。

(二) 重视护理救助制度的托底功能

德国经验表明,长期照护保险制度的介入并不意味着社会救助制度在相关领域的退出。相反,对于因失能或贫困等其他原因被排斥于保险体系之外的赤贫群体来说,社会救助制度仍发挥着无可取代的"托底"与"补缺"作用。实践显示,德国社会救助支出虽然在推行长期照护保险之后的数年内得到大幅度削减,但在近年来却出现了"社会救助"与"社会保险"双增长的情况①。社会救助制度并未如预期一般被长期照护保险制度的设立所取代;相反,它与新制度的结合使该制度更好地发挥了之前所承担的护理托底以及防止老年人口因护理而坠入贫困陷阱的"安全网"角色。考虑到德国专业护理费用的高昂和护理资源的紧缺,其长期照护保险制度难以承担国民护理需求的全覆盖,而仅仅只能实现护理需求的"有限责任",对于具有额外护理需求的特殊人士来说,照护保险所提供的保障标准与其实际支付额之间仍有较大差额。因此,只能依靠社会救助金来承担照护费用的失能老年人的比例在 2000 年后又开始上升。对于无力支付保险费用的贫困群体,社会救助在一方面为无力支付保费的群体提供保费减免或补贴,另一方面也为其日常护理费用提供了最低程度的补充。在保障层次方面,社会救助受限于财政压力,仅仅只能提供最低程度的保障,为居民护理需求"托底",而保险制度却能满足大多数人需求的基本保障。通过这种方式,无力支付照护保险保费的贫困群体以及需要额外费用的被照护者的需求都得到了最低限度的保障。社会救助与照护保险的双增长表明,尽管政府可以通过保险制度解决大多数人的基本照护需求,但对于该保障体系之外的贫困人口来说,社会救助仍然是长期照护保险制度的有力补充,在长期照护上发挥着重要的反贫功能。另外,德国护理救助不仅仅局限在满足老年人的生活自理需求,也在不断倡导着满足老年人的精神需求。如果一个社会的制度能让每一个弱势个体都感到有尊严,那么这个社会便是体面的。这种尊严不仅包括尊重个人隐私,更表现在尊重基本权利和个人在有意义的环境中的归属体验(参与)②。

(三)"大家庭观"下居家照护的推广

随着德国社会经济结构的改变、人口老龄化的增加、妇女就业率的上升和家庭少子化比例的增长,很多德国家庭无力承担失能老年人的照护工作,而德国政府也面临着全国失能老年人数量增长、需要照护人口比例增加的困境。因此,德国政府在建立社会照护体系的同时,鼓励和推广大家庭模式的居家照护,并为居家照护提供现金、实物和护理教育方面的支持,该政策的推行在德国获得了政府的大力推广和民众普遍的支持,这离不开这项政策与德国社会注重"社会团结"

---

① 刘涛.联邦德国的老年防贫体系:社会救助制度的动态扩展与增量扩容[J].社会保障评论,2017(2): 125-133.
② Thomas Klie, Utz Krahmer. Sozialgesetzbuch XI-Soziale Pflegeversicherung Lehr-und Praxiskommentar (LPK-SGB XI). 4. Auflage [J]. Nomos, 2014.

和"家庭观念"的社会责任观与文化价值观的契合。这些政策一方面使照护者和被照护者在居家照护体系下均能得到社会价值的认同,另一方面也使得居家照护服务更加专业和可持续。对照护者而言,其在家庭照护的劳动中原本不被承认的价值现得到了家庭和法律的肯定;同时,对于因承担照护责任而缺勤或离开职场的家庭成员得不到应有报酬与社会保障的问题,政府也以法律的手段提供了相应的资金和制度支持。对于被照护者而言,居家照护在过去由家庭成员承担,其能够提供的照护服务普遍难以达到护理院等专业机构的标准化要求。随着政府对于家庭照护培训的倡导与推动,不仅使被照护者获得的护理服务更加专业化,也从政治舆论上将老年人合理的照护需求由原先的"额外负担"转化为其"合理的诉求",对于推行长期照护保障制度有着政治及思想上的积极影响。因此,有调查显示,超过六成以上德国民众高度肯定提供照护津贴给予家庭成员的做法,且有大约49%的参保人选择了居家自行照护方式即现金给付方式。

(四) 社会救助制度与其他社会保障制度有效衔接

首先,社会救助制度与其他社保制度是互补的关系。以社会救助与长期照护保险为例,两者在资金来源、保障层次等方面都有差别,却又互不可分。在资金方面,长期照护保险的筹资范围由包括受益人在内的多方共同负担,而社会救助则主要来自国家财政或救助基金,受益人并不承担费用。在保障层次方面,社会保险以多元化筹资方式满足了大多数人的多元化照护需求,而社会救助则以政府财政托底,为没有条件的贫困群体提供足以维持其最低限度需求的照护保障。

其次,社会救助制度与其他社会保障制度之间不是相互孤立的,而是"动态互动"的关系。以德国社会救助制度为例,其在长期照护保险制度的建立与发展过程中表现出复杂的相互影响:在长期护理保险介入该领域之初,社会救助需求大幅下降;当长期护理保险依然无法覆盖最底层的弱势群体时,社会救助重新担负了托底的责任。

第六节 各国照护社会救助的经验借鉴

就全球范围而言,老龄化在部分国家和地区尤为突出,如欧洲、日本和美国,前两者最为严重。此类国家经过多年发展,长期照护制度已经发展得比较成熟,在照护社会救助方面也积累了丰富的经验及教训。根据长期照护模式的分类，本书选取的日本、德国、美国和英国等有代表性的国家，它们分别代表了实行照护社会保险模式、照护商业保险模式和照护社会救助模式的国家，通过对这些国家中照护社会救助制度内容的梳理和比较，我们发现既有值得我们学习借鉴的地方，也有在我国的照护社会救助制度建设过程中需要引起注意的地方，主要体现在以下七个方面。

一、通过资格审查制度限制照护社会救助对象的范围

照护社会救助是向"双困"老年人提供照护服务，保证"双困"老年人能够维持最低的照护需求。各个国家都面临着照护支出膨胀、财政压力不断加重的问题，因此都会对照护社会救助对象设置经济审查和照护需求评估双重资格审查制度。一方面是为了控制照护社会救助对象的数量，从而减轻财政压力；另一方面也是为了保证公平，确保只有"双困"老年人才可以接受照护社会救助，避免非"双困"老年人占用有限的照护社会救助资源。

在经济审查中，不仅要对申请者的收入进行审查，申请者的储蓄和资产也在审查之列。国外的经济审查比较透明和严格，一些人性化的规定值得我们借鉴。如英国规定住房价值在特殊情况下可以不在资产审查范围之内；而美国为了保护在社区接受照护的老年人的财产不受侵犯，允许社区中接受照护老年人从护理院配偶的收入中留出足够的收入作为最低生活补贴。

在照护需求评估方面，国外已经有了比较成熟的照护需求评估标准及规范的照护需求评估流程。如日本的照护等级评估非常严谨，首先是有全国统一的评估标准，确保了评估的客观和公正。其次，不但有计算机量表处理系统进行的客观评估，又有由医生、护士和其他由市町村委任的医疗和社会服务部的专家共同组成的照护等级认定审查委员会来组织进行主观评估，确保了评估的客观和公正。同时，评估者与照护供给系统分离，避免了照护供给者夸大照护等级、扩大长期照护支出的现象。德国设定了一个照护观察期，即申请者必须按规定的要求接受至少6个月的照护观察期，然后证实确实有照护需求时才会被给予照护给付。

在照护需求方面还有一个需要注意的问题就是，老年人的照护需求评估涉及的因素比较多，不单是对老年人身体功能状况的判定，还涉及照护社会救助资源分配的问题。虽然每个国家都有一个全国性的照护需求评估纲领或标准，但

由于每个国家的照护社会救助支出由地方政府负责,而地方政府为了限制经费,通常会在统一纲领的基础上设计地方标准,而且主观上的因素会导致评估结果的差异比较大。如英国经常受经费的制约而终止一些案例,或者案例管理者会对案例进行重新计划,从而设计出能够节约经费、对政府有利且不会明显损害老年人利益的照护计划。这就是说,由于照护需求是一个涉及主观因素和客观因素在内的复杂概念,因此一个国家的照护需求评估不仅取决于是否拥有一套科学的照护需求评估标准,更大程度上是取决于国家或地方政府在照护社会救助中坚持的是资源导向原则还是需求导向原则。如果地方政府坚持以资源导向为主,即使全国统一纲领中的规定是需求导向的,那么地方政府也会加大主观判断的比重,从而左右照护需求的结果。

二、给付方式的选择:现金还是实物

照护社会救助服务是选择现金给付还是实物给付,在各个国家中有不同的规定,实际上采用现金给付还是实物给付也是自由主义和保守主义之间的较量和权衡。崇尚自由主义的人们主张,应当给予老年人充分的自由选择权,选择正式服务还是非正式服务或选择什么样的服务决定权都应该是在老年人手里,政府不要进行干预和控制。保守主义的人们则反对以个人主义为核心的自由主义理论,他们认为人的本性是非理性的,无政府状态、任何人都可享受的、完全的自由是不存在的,也不是真正意义上的自由,需要进行必要的控制。因此,自由主义的政府就会采取现金给付的方式,直接将现金发放给老年人,让老年人自己选择和购买照护服务;保守主义的政府就会通过发放服务券或直接提供服务的方式,来控制老年人选择上的自由权,当然选择实物给付的方式也是为了保证照护社会救助的资源能够合理利用。

在日本,照护服务仅限于实物给付而非现金补助,其坚持的理由是,现金给付的方式会限制公共照护服务的发展空间,因为很多老年人很可能会将获得的现金补助用于照护服务以外领域的消费。家庭中的妇女依然是固定的照护服务供给者,这阻碍了社会或公共照护服务的发展。由于家庭中的妇女历来有照护老年人的义务,最易陷入没有自由和休息的境地,因此现金给付的方式也遭到了女性影响力较大的团体的反对。

在美国,机构照护中是将钱直接拨给与政府签订合同的购买者,居家照护中一般是采用现金给付的方式,但是这种现金给付方式也存在着弊端,在老年人自已选择的照护服务中,政府的监管责任严重缺乏,虽然老年人会节省部分照护费用,但照护质量也会大大低于通过政府购买而获得的照护服务质量。

在德国,采用了比较灵活的方式,完全住院照护中提供现金给付却不提供实物给付,居家养老照护实行现金给付还是实物给付的选择权是掌握在老年人自己手中的,但同时规定,实物给付和现金给付所对应的金额是不同的,考虑到老年人不会将现金直接用于照护服务的消费,也可能会将现金支付给帮助他的家人或亲友,但德国政府认为支付给家人或亲友的现金只是对他们的一种补偿,不能算是报酬,因此规定现金给付的金额须低于实物给付。在德国,老年人不选择实物给付的原因还有,他们认为政府提供的社会服务即正式服务缺乏灵活性,如有的服务机构只在周末提供服务,有的政府安排的服务费用比黑市上的费用反而更昂贵,因此老年人会根据正式服务的供给状况来选择照护社会救助的给付方式。

三、积极倡导"就地老化"的理念

20世纪50年代以前,专业的机构照护曾一度得到大规模的发展,如英国政府为了节省成本,兴办大型福利院舍或建立更大的济贫院,花钱雇佣大批工作人员对无依无靠的老年人实施集中式院舍照护。然而机构照护的弊端越来越明显,首先,人们认为机构照护中的老年人接受的是封闭的、非人性化的养老服务,集中式养老机构将老年人和主流社会隔离开来,老年人放弃了曾经熟悉的生活环境而投身于陌生的养老机构中,不安全感增加,而且虐待老年人的丑闻以及照护服务质量低劣的情况时常发生,这对于老年人而言更是一种不幸。其次,机构照护需要政府雇佣大量的照护服务人员,给政府造成了严重的财政负担。基于以上两种原因,20世纪50年代开始,机构照护占主导的照护方式受到不断的质疑,"去机构化"的意图以及"就地老化"(aging in place)的理念开始被倡导。

在"就地老化"理念的倡导下,社区照护开始被推行并得到欢迎,效果良好。其表现出了特别的优势,如老年人依然可以选择在熟悉的环境中安度晚年,依然可以保持着不变的生活习惯,依然可以得到家人的亲情照护。同时,站在政府视角来看,与机构照护相比,社区照护的成本更低,照护资源得到更有效配置。1982年联合国《维也纳老龄问题国际行动计划》和1991年通过的《联合国老年人原则》都反复强调了老年人家庭居住、社区生活和照护的重要性。

20世纪80年代,丹麦对老年人照护进行了改变,护理之家不再继续并将部分进行改建;在瑞典,老年人拥有更多的选择权,如果老年人照护选择愿意在自己家中,政府部门要负责出资、改造老年人住所环境、提供专业照护人员上门服务;德国大力提倡居家服务,政府推出了很多鼓励老年人在自己家里接受照护服务的措施,避免老年人被仓促地送进护理院照护,如由相关机构为老年人提供喘息照料、日间照料、夜间照料和临时替代家庭成员照料补贴等。

20世纪90年代,英国对长期照护也开始转变,与志愿者组织和私营部门合作,鼓励服务回归社区、回归家庭。美国老年人发起了"go home"运动,众多老年人从社会养老机构中走出来,重新回归家庭,美国政府还推出了"社区支持性住宅"和"退休住宅",适合老年人在独立生活、辅助式照护、完全照护和临终等不同阶段接受连续性的照护服务。日本努力营造"就地老化"的照护环境,推行"地域密集型服务",借由社区提供的服务,帮助长辈就近取得所需服务,包括小规模多功能型住宅照护服务、夜间访问照护服务和失智老年人的团体家屋等,同时为社区中的老年人提供入宅助浴、辅助用具的购买租赁、日间照护等种类和内容多样化的照护服务。为了让老年人在即便到了重度的需要照护状态时仍然可以继续在已经住惯的地域按照自己的生活方式走到人生的终点,一项名为"地域总括照护服务系统"的新举措近年来开始在日本实行。"地域总括照护服务系统"中,政府着力打造"30分钟照护服务社区",即在以距离大概30分钟车程为半径的日常生活区域内,建设配备小型照护服务设施的新型服务社区,提供医疗、护理等一体化的照护服务。"地域总括照护服务系统"需要由市町村或都道府县,本着地域的自主性和主体性,根据地域的实际情况来建立。一般意义上的居家照护,是指在提前确定的日期和时间内,请照护服务员上门服务;它对需重度照护的老年人来说不是很灵活。"地域总括照护服务系统"还根据老年人不同的需求及生活习惯等创设了不同形式的巡回服务,如对于没有需求或需求程度较轻的老年人,采取"有需求才联系"的形式;对于正在接受照护的老年人,提供24小时定期巡回、随时应对型的服务,根据需照护者的起床、午餐等情况,日夜上门护理;对于有重度需求的老年人,则要随时电话联系,随时监测其状况,如图6-6所示。

当前,"就地老化"已经得到越来越多的认同,成为各个国家养老服务的主导性思路,也已经成为国际认同的长期照护的发展趋势。同时,随着失能老年人数量的增加以及"就地老化"运动的

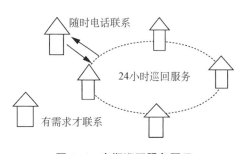

图6-6 定期巡回服务图示

推广,对未来长期照护的发展也提出了更高的要求,如何不断地提高照护社会救助的效率、不断地满足"双困"老年人的需求,是政府和社会所面临的重要课题。要不断地实现照护资源的有效整合,包括对非正式照护资源的整合;要向老年人提供全方位、多层次、多形式、社会化的照护服务;要实行智能化、便捷化、积极运用高科技的全新照护模式,实现老年产品的现代化,既为老年人提供方便安全的居住环境,又令老年人实现最大限度的自理、自立。

四、对非正式照护者的支持

目前各国都在鼓励居家或社区照护,而非正式照护在居家照护中发挥着重要的作用,因此各国对非正式照护体系非常重视,采取了很多对非正式照护者支持的政策,以协调正式照护和非正式照护之间的关系,使两者尽量呈现互补关系,而非替代关系。例如,日本在实行照护社会保险初期,由于对非正式照护者的支持比较少,再加上其他的社会因素,导致老年人对传统的非正式照护的依赖大大降低,老年人期望从家庭中获得照护的意愿也在下降,他们已经明显感觉到依靠家庭成员照护很不现实。可见,一个国家对非正式照护者的重视程度能够影响到正式照护体系的发展运行,如果非正式照护者没有得到相应的支持,会直接加重正式照护体系的压力。

目前,各国对非正式照护者的支持形式一般可以分为经济支持和服务支持两类。经济支持主要是向非正式照护者发放照护者津贴;服务支持主要是向非正式照护者提供喘息服务、咨询及照护技术培训等服务。

日本会对低收入且照护重度失能老年人的家庭提供照护者津贴,其日间照护和喘息照护服务也比较流行。

美国主要是对非正式照护者提供服务上的支持,如急性照护、替代性的临时照护等,当然非正式照护者获得支持的程度还要依赖于州政府的经济实力或其慷慨程度。

英国对非正式照护者的承认程度也非常高,针对非正式照护者的支持项目非常全面,既有服务上的支持,也有经济上的支持,如喘息服务、照护技术培训、情感支持、驾驶培训、安排度假、家务服务、放松理疗、照护者津贴和照护者补助附加等。

瑞典对非正式照护者的承认程度无疑是最高的,已经将对非正式照护者的支持写入《社会服务法案》和《国家老年人政策计划法案》等法案中,规定当家庭成员及其亲友对失能老年人进行照护时,地方政府应该给予照护者补助等支持。

德国法律规定,只要家庭成员为其亲属每周提供 14 小时以上的长期照护服务,或者由于照护亲属而不能工作(或者导致每周工作时间不足 30 小时),他们的养老社会保险费将由长期照护社会保险支付,支付的数量取决于他们为其亲属提供长期照护服务的多少。同时,他们也被纳入法定工伤社会保险体系[①]。国家还会为家庭自配人员或志愿者等开设免费课程,提供专业照护技能方面的培训,而培训也可以在照护需要者的居家环境中进行,如具体指导特定的照护活动或辅助工具的使用等,确保他们能够为老年人提供高质量、高效率的照护服务,体现了家庭成员照护优先的理念。

五、积极整合照护资源

鉴于老年人照护需求的复杂性,为了保持照护服务的连续性,避免照护资源的重复使用及浪费,有必要将照护资源进行有效整合。在照护社会救助的资源整合问题上,医疗照护和社会照护资源的整合即医疗保健系统和长期照护系统之间的整合无疑是最重要的。

目前各个国家都非常重视医疗照护和社会照护资源的整合,但在现实中,两者之间的整合却是困难重重,主要原因有:①两者的筹资体系相互分割。医疗照护由医疗部门管理,社会照护由福利部门或长期照护部门管理,两者的资金来源不同,资金的筹集方式也不同,造成两者整合的难度加大。②两者的工作重心和利益出发点有区别。医疗照护重心在于利用专业的医疗技术,主要为需要急性照护的病人提供医疗服务,强调经济利益;社会照护重心在于充分调动各方力量,为老年人提供全方位的生活照护服务,强调社会利益,因此这种差异导致医疗照护和社会照护部门之间资源的整合难度较大。

整合照护资源的重点就在于连接医疗照护和社会照护服务,为老年人提供一种连续性照护,实现照护服务的完整性。美国的 PACE 模式是实现照护资源整合的一个比较成功的案例,其采用个案管理的模式,为失能老年人提供一揽子式的服务。按人头拨付经费的做法很好地将医疗照护与社会照护结合起来,受托机构会根据每位老年人的不同特点,充分协调和整合周围可利用的资源,为老年人提供一整套个性化、连续性的服务。有的国家会设置一些中间部门,负责医

---

① 党俊武.中国城镇长期照料服务体系研究[D].南开大学,2007.

疗部门和社会照护部门之间工作的沟通和协调。英国设立了由跨学科的专业人员组成的快速反应小组,为老年人需要接受医疗照护还是社会照护制订计划,快速反应小组的成立有助于老年人顺利地出院或有利于老年人身体的快速康复。日本以大约在 30 分钟以内能够到达的日常生活区域为单位,建立了能够提供一体化服务的"地域总括照护系统",目的是为了让老年人在即便到了重度的需要照护状态时,仍然可以继续在已经住惯的地域按照自己的生活方式走到人生的终点。随着申请照护的老年人数的快速增加以及财政负担的日益严重,日本特别加强了预防服务体系的完善,在各区域设立地区总支援中心,专门用于指导照护预防。日本对预防服务体系的重视值得我们借鉴。德国会组织不同学科的专业人员召开圆桌会议,充分考虑医疗因素和社会因素,对老年人的身体机能、精神状态和社会环境等进行综合评估,从而既能满足老年人的实际需求,又能实现照护资源的有效分配。德国社会保险基金的设立,也是为了协调老年人的所有活动,以实现对老年人提供连续性和综合性的服务。

六、培养专业的服务队伍

为了提高照护服务质量,各国非常重视照护服务队伍的素质和专业技能,对专业人员和技能进行了严格规定,上岗前必须参加资格认证考试,通过考试后还需要一段时间实务培训并拿到资质。为了监督照护服务人员的工作、不断提高他们的服务水平和职业道德,还要进行定期或不定期的培训和考核,保证其质量和水平,推动长期照护服务事业的良性发展。

日本利用职业资格制度提高了照护服务的水平,目前已经开始探讨导入外国照护服务人员的事宜,在这种情况下,还需要培养指导外国照护服务人员。当然,日本政府也为接收外国研修生的介护设施提供每人每年 23.5 万日元的补助金以及日语学习教材等支持措施。

美国非常重视照护服务人员的在岗培训,《华盛顿法典》中明确规定:在工作开始后的 90 天内,照护服务人员每周必须接受至少 1 个小时的在职培训或同行师友辅导。

在英国,除了对照护服务人员设置专门的认证之外,还会利用网络、电台等先进技术,建立论坛和服务热线等,向正式或非正式的照护服务人员提供照护方面的音频和视频等学习资料,全方位地帮助照护服务人员解决难题,提高照护服务水平。

七、重视照护社会救助监督管理体系的建设

经过长期发展,国外的照护社会救助制度已经比较成熟,这与它们对照护社会救助监督管理体系建设的重视密不可分。

日本强化信息公开,统一公示信息的标准,保证照护社会救助监督管理体制的运行。

美国照护社会救助发展较早,其监管制度也相对比较完善。美国卫生部早在 1997 年就开始对所有提供照护服务的养老机构实行准入及标准化报告制度,用于获取顾客满意度、评价和检测照护机构的服务质量。医疗救助计划的养老服务标准,对照护服务机构在服务质量管理、从业人员、老年人健康检查等方面进行评估,以不断提高服务质量。此外,美国各照护服务机构也都有各自的服务标准,涉及服务流程、服务规范、服务技术、设备设施和质量监控等方面的要求。

英国政府早在 2002 年 4 月就颁布了《护理标准法案 2000》,重新设立了国家护理标准委员会,接管了卫生局和地方当局行使的监管权力。2006 年,英国政府又针对护理院及社区养老院的管理颁发了一系列国家最低标准,这些标准涉及照护主体的资格认证、照护服务流程及照护质量等养老照护生活的所有方面,护理标准委员会成员对全国护理院进行日常检查。护理标准委员会还会定期出具检查报告,并向社会公布。所有的养老机构都要遵守国家标准,被照护者和家属也有权利和义务知晓这些标准[1]。自此,英国已经形成较为完善的照护社会救助管理制度及监管体制。

德国通过立法保证照护社会救助的监管力度,2002 年颁布了《老年人护理质量保护法》,2003 年颁布实施了《老年护理职业法》,规定了老年护理职业从业人员条件与资格及认定程序、老年护理培训与考核规定等九部分内容。另外,在照护社会救助的质量评估和监督管理机构的设立方面,中央层次上,有德国中央照护社会保险基金会和联邦长期照护委员会。照护社会保险基金会的职能包括代表照护服务接受者与服务机构进行谈判,具体规定服务的种类,并且协商服务费用,有义务依据公众的需求对服务机构的服务质量进行监督。联邦长期照护委员会起到智囊团的作用,其建立的目的是希望所有的利益相关者都能够参与到照护社会救助的政策制定中,为德国的照护社会救助甚至所有的长期照护问

---

① 李春静,等.英国老年护理院管理对发展我国老年护理院的启示[J].护理研究,2012(29).

题建言献策。委员会还有权利和义务发现相关照护社会救助问题并进行深入分析，提出适当的解决方案，以提高照护社会救助服务的质量，同时委员会还会和联邦政府、州政府共同监督照护社会救助乃至整个长期照护服务体系的发展。地方层次上，德国各州也设立了健康社会部和消费者保护部等照护服务质量监督机构，一方面监督照护机构是在长期照护法律下运作，另一方面也会处理一些市民的投诉，从而保证长期照护的服务质量。

第七节　本 章 小 结

本章将发达国家按照不同的照护模式进行了分类，分别选取了日本、美国、英国和德国四个有代表性的国家，对每个国家的照护社会救助逐一进行了介绍和分析。

首先，从照护社会救助的发展历程、救助对象、救助水平、需求评估、服务提供、监督管理等诸多方面，对每个国家进行了各有侧重的分析，有存在问题的地方，也有取得积极成效的方面。

其次，将各个国家的照护社会救助进行比较，总结了七个方面的内容，其经验值得我们借鉴。

第一，通过资格审查制度限制照护社会救助对象的范围。各个国家都面临着照护支出膨胀、财政压力不断加重的问题，因此都会对照护社会救助对象设置经济审查和照护需求评估双重资格审查制度。一是为了控制照护社会救助对象的数量，从而减轻财政压力；二是为了保证公平，确保只有"双困"老年人才可以接受照护社会救助，避免非"双困"老年人占用有限的照护社会救助资源。

第二，照护社会救助服务是选择现金给付还是实物给付，在各个国家中有不同的规定。自由主义的政府会采取现金给付的方式，直接将现金发放给老年人，让老年人自己选择和购买照护服务；保守主义的政府会通过发放服务券或直接提供服务的方式，来控制老年人选择上的自由权，当然选择实物给付的方式也是为了保证照护社会救助的资源能够合理利用。

第三，积极倡导"就地老化"的理念。随着机构照护的弊端越来越显现，"去机构化"的意图以及"就地老化"的理念开始被倡导。老年人依然可以选择在熟悉的环境中安度晚年，依然可以保持着不变的生活习惯以及得到家人的亲情照护。同时,从政府角度来看,"就地老化"的成本远远低于机构照护,可以实现照护资源的更加有效配置。

第四,对非正式照护者的支持。各国对非正式照护体系非常重视,采取了很多对非正式照护者支持的政策,以协调正式照护和非正式照护之间的关系,使两者尽量呈现互补关系,而非替代关系。

第五,积极整合照护资源。各个国家都非常重视照护资源的整合,整合的重点就在于连接医疗照护和社会照护服务,为老年人提供一种连续性照护,实现照护服务的完整性。

第六,培养专业的服务队伍。各国对照护服务的从业人员的资格条件和专业技能方面作出了严格的要求,所有从事长期照护服务的人员在进入工作岗位前都必须获得相应的资格证书,还会针对从业人员进行定期或不定期的业务培训和岗位考核,以保证照护服务的质量和水平。

第七,重视照护社会救助监督管理体系的建设。各个国家会通过加强信息公开、实行服务机构准入及标准化报告制度、实施养老服务标准、设立质量评估和监督管理机构、加强照护社会救助监管方面的立法等方式,积极建设照护社会救助的监督管理体系,保证照护社会救助的健康可持续运行。

第七章 我国未来城市老年照护社会救助需求的预测

合理预测我国未来城市老年照护社会救助的需求,把握城市"双困"老年人的数量以及所需的照护社会救助费用,能够指导照护社会救助制度在财务上有一个合理的安排和长远的规划,从而保证既能满足"双困"老年人的照护需求,又能维持照护社会救助制度的财务可持续发展。本章首先分析了目前国内外对老年长期照护需求的预测所运用的主要模型,在比较各种预测模型的优劣之后,本书选取马尔科夫模型来预测我国城市老年人的照护社会救助需求情况。在马尔科夫模型的相关基础理论基础上,利用马尔科夫模型计算我国城市老年人的失能状态转移概率,进而预测我国未来城市"双困"老年人的数量及所需的照护社会救助费用。

第一节 国内外关于老年长期照护需求的主要预测模型

老年照护社会救助属于长期照护的范畴,因此对老年照护社会救助需求的研究主要集中在对老年长期照护需求的研究上,其中包括对照护人数和照护成本的预测。

目前对老年长期照护需求的预测方法主要有四类:第一类是利用 20 世纪 90 年代末开始应用于英国的 PSSRU(personal social research unit)模型;第二类是利用 20 世纪 80 年代应用于日本的住户仿真模型(INAHSIM);第三类是 20 世纪 80 年代末 90 年代初主要应用于美国的马尔科夫模型[1];第四类是国内

---

① 刘柏惠.中国老年照料服务体系分析与重建[D].上海财经大学,2012.

学者用得比较多的多状态生命表法。

一、PSSRU 模型

PSSRU 模型最早假设各年龄段和性别人口的不能自理率在考察期内保持不变,然后对照护服务的需求人数以及由此产生的成本进行预测[①]。后来,Malley 在 PSSRU 模型的基础上改进成 PSSRU Wanless 模型,预测方法是,按照年龄、性别、家庭类型、居住情况和接受非正式照护情况对处于不同失能状态的老年人口进行预测,同时结合照护需求等级和照护服务的单位成本来估算总体照护费用[②]。刘柏惠受 PSSRU 模型的启发,将老年照护模式分为六种,对未来各年对应照护模式分年龄段的照护需求人数进行预测,同时结合各照护模式的基准成本,对老年照护服务体系的总成本进行了预测。

二、日本的住户仿真模型(INAHSIM)

INAHSIM 是一个动态微观仿真模型。首先,通过家庭资料的搜集获取初始人口信息;其次,借助于人口普查计算出动态转换率;最后,两者结合构建出住户仿真模型。Fukawa 利用这一模型测算出日本 2010—2050 年的长期照护费用[③]。

三、马尔科夫模型(Markov)

马尔科夫模型最早是用数学分析方法研究自然过程,后来逐渐应用到社会学科。马尔科夫模型在长期照护中的应用是,利用跟踪调查得到的纵向微观数据资料,将老年人口在不同健康状况间转变的过程进行模拟,得出一组转变概率参数,结合未来人口总数,从而预测照护需求人数及照护成本。Xie 利用马尔科夫模型预测了美国机构照护的需求量[④],有学者还将马尔科夫模型在长期照护、

---

① Richards E, Wilsdon T, Lyons S. Paying for Long Term Care[R]. Institute for Public Policy Research,1996.

② Malley J, Comas-Herrera A, Hancock R, et al. Expenditure on Social Care for Older People to 2026[J]. Projected Financial Implications of the Wanless Report,2006.

③ Fukawa T. Household Projection and Its Application to Health/Long-Term Care Expenditures in Japan Using IANHSIM[J]. Social Science Computer Review,2011,1:52-66.

④ Xie H, Chaussalet T J, Millard P H. A Continuous Time Markov Model for the Length of Stay of Elderly People in Institutional Long-Term Care[J]. Journal of the Royal Statistical Society,2005,1: 51-61.

人寿保险、养老保险等领域的精算中的应用进行了分析①。国内专家在马尔科夫模型基础上,分别测算了我国香港和内地的情况:照护人数和照护成本。因为缺乏跟踪调查的微观数据,他们采用了美国长期照护调查(NLTCS)中得出的失能率和状态转换概率。彭荣(2009)将 65 岁及以上老年人的生活自理状态分为七个状态:状态 1 代表健康,即日常生活活动(ADLs)无障碍;状态 2 表示 IADLs失能,ADLs 正常;状态 3—6 分别表示 1—2 项 ADLs 失能、3—4 项 ADLs 失能和 5—6 项 ADLs 失能;状态 6 表示处于被机构收容状态;状态 7 表示死亡。其中,状态 7 是吸收态,即状态 1—6 都可以转移到状态 7,但已经处于状态 7 的人不能再转移到其他状态。状态 1—6 可以自由转移,代表着老年人的身体功能状况可以在失能和非失能间自由转移,老年人的健康状况可以因为治疗而变好,也可以出现恶化,只不过相互之间转移的概率不同而已(见表 7-1)。当然,在状态空间中,可以有吸收态,也可以没有吸收态,如段培新(2014)将老年人的生活自理状态分为非失能、部分失能和严重失能三个状态,三个状态之间是可以自由转移的②。

表 7-1　状态转移概率矩阵

单位:%

状态	1	2	3	4	5	6	7
1	83.73	3.60	2.41	0.95	0.93	1.11	7.28
2	25.27	32.52	17.48	3.64	2.77	4.93	13.38
3	10.52	12.85	35.00	11.99	5.78	6.94	16.92
4	8.31	4.64	18.09	29.12	18.18	3.98	17.67
5	6.15	4.71	9.13	10.16	28.68	8.03	33.15
6	2.97	0.75	1.81	1.24	2.36	52.40	38.48
7	0.00	0.00	0.00	0.00	0.00	0.00	100.00

资料来源:彭荣.基于马尔科夫模型的老年人口护理需求分析[J].统计与信息论坛,2009(3).

四、多状态生命表法

多状态生命表法在国外多用来讨论性别、文化程度、种族之间的预期寿命差

① Bruce Jones. Actuarial Calculations Using A Markov Model[J]. Transactions of Society of Actuaries,1994,46:69-77.
② 段培新.上海市老年照护社会救助需求状况与对策研究[D].上海:华东师范大学,2014.

异。李强等(2002)认为,多状态生命表法可以真实地反映老年人某一时期的健康水平,可以预测某一老年人队列未来健康状况的变化,并用该方法计算了老年人的平均预期生活自理能力寿命①。曾毅、顾大男(2007)拓展了多状态生命表法,并测算了我国高龄老年人生活自理预期寿命②,预测了 2050 年我国日常生活需要照护的老年人口总数③。蒋承等(2009)基于拓展的多状态生命表方法首次对我国 65 岁及以上老年人的日常生活照护成本和临终前照护成本进行了分城乡、分性别、分初始年龄、分初始自理状态分析,计算出了老年人余生的日常照护期望总费用④。

PSSRU 模型的特点是,按照年龄、性别、家庭结构、是否独居或空巢以及是否接受子女亲属照护等参数对处于不同失能状态的老年人口进行预测,同时结合需要接受护理的等级和照护服务的单位成本来估算总体照护费用。这种模型运用的前提是要假设老年人的失能率保持不变,没有考虑到失能状态的转移概率。住户仿真模型的预测思路是在初始人口的基础上利用不同状态间的转换率来分析预测失能老年人的医疗和照护费用,跟宏观仿真模型相比较,住户仿真模型是一种微观仿真模型,预测的精度很高,但是对数据的要求也高,它需要对人的几乎所有特征进行界定,要加入尽可能多的人口信息,还侧重于模拟人们之间的各种亲属关系。当微观数据获取较难时,这种方法的运用阻力很大,鉴于数据可得性的限制,此模型不适合我国。多状态生命表法首先会对老年人生活自理的预期寿命进行测算,进而预测生活不能自理老年人的护理成本,这种方法侧重于测算老年人的生活自理预期寿命,必须将死亡作为一种状态,而在测算护理社会救助费用时实际上是不需要考虑死亡人口的。马尔科夫模型的特点是对老年人在不同健康状况间转变的过程进行模拟,进而预测老年护理服务的人数,这种模型既考虑了失能状态间的转移概率,又能运用比较全面的老年人口特征数据。综合以上比较,本研究选用马尔科夫模型来预测长期护理社会救助人数及费用比较合理、科学。

---

① 李强,汤哲.多状态生命表法在老年人健康预期寿命研究中的应用[J].中国人口科学,2002(6).
② 曾毅,顾大男,兰德.健康期望寿命估算方法的拓展及其在中国高龄老人研究中的应用[J].中国人口科学,2007(6).
③ Gu D D, Volsky D A. Long-term Care Needs and Related Issues in China [A]. Garner J B, Christiansen T C. Social Sciences in Health Care and Medicine[C]. Nova Science,2008:52-84.
④ 蒋承,等.中国老年人照料成本研究——多状态生命表方法[J].人口研究,2009(3).

第二节　马尔科夫模型的相关综述

马尔科夫(Markov)模型由马尔科夫(1856—1922)创立,他是俄国杰出的数学家。针对大数定律和中心极限定理,他做了改进并提出了马尔科夫随机过程,随后产生了马尔科夫链。马尔科夫链包含两个重要部分:一个是状态转移矩阵;另一个是初始状态概率分布。

一、马尔科夫过程

主要涉及两个过程:第一个过程为在时刻 t_1 的过程,第二个过程为在时刻 $t > t_1$ 的过程。第一个过程为已知的条件下,第二个过程的条件概率分布与过程在小于t_1的状态是相互独立的,而只与t_1时刻有关。通俗地讲,假设"现在"已知,"将来"与"过去"相互独立,即无后效性或马尔科夫性。

马尔科夫性的概率分布函数定义:设随机过程$\{X(t), t \in T\}$的状态空间为S,如果对于时间t的任意n个数值,这里$t_1 < t_2 < \cdots\cdots < t_n, n \geqslant 2, t_i \in T, X(t_n)$在条件 $X(t_i) = x_i$ 下的条件概率分布函数恰好等于 $X(t_n)$ 在条件 $X(t_{n-1}) = x_{n-1}$ 下的条件概率分布函数($X(t_i) = x_i, x_i \in S, i = 1,2, \cdots\cdots, n-1$),即:

$$P\{X(t_n) \leqslant x_n \mid X(t_1) = x_1, X(t_2) = x_2, \cdots\cdots, X(t_{n-1}) = x_{n-1}\}$$
$$= P\{X(t_n) \leqslant x_n \mid X(t_{n-1}) = x_{n-1}\}, x_n \in R$$

这时则称随机过程 $\{X(t), t \in T\}$ 具有马尔科夫性或无后效性,并称此随机过程为马尔科夫过程。

二、马尔科夫链的定义

(一) 定义 7.1　马尔科夫链

设随机过程 $\{X(t), t \in T\}, T = 0, 1, 2, \cdots\cdots$, 状态空间 $S = \{0, 1, 2, \cdots\cdots\}$,如果对 $\forall$ 正整数m, n, p 及任意非负整数$j_m > j_{m-1} > \cdots\cdots > j_2 > j_1 (n > j_m)$和$i_{n+p}, i_n, i_{j_m}, \cdots\cdots, i_{j_2}, i_{j_1}$ 有

$$P\{X(n+p) = i_{n+p} \mid X(n) = i_n, X(j_m) = i_{j_m}, \cdots\cdots, X(j_2) = i_{j_2}, X(j_1) = i_{j_1}\}$$
$$= P\{X(n+p) = i_{n+p} \mid X(n) = i_n\}$$

成立,则称 X_T 为马尔科夫链。

(二) 定义 7.2 马尔科夫链的 h 步转移概率

对于条件概率 $P\{X(n+h)=j \mid X(n)=i\}$,即过程在 n 时处于状态 i 的条件下,h 步后在时刻 $n+h$ 转移到状态 j 的条件概率,记为 $p_{ij}(n,n+h)$,一般简记为 $p_{ij}^{(h)}(n)$,称为马尔科夫链的 h 步转移概率。尤其是,当 $h=1$ 时,此时通常记 $p_{ij}^{(1)}(n)=p_{ij}(n)=p_{ij}$,并称 p_{ij} 为马尔科夫的转移概率。

(三) 定义 7.3 马尔科夫链的转移概率矩阵

当 $\boldsymbol{P}^{(h)}$ 是由转移概率 $p_{ij}^{(h)}(n)$ 组成的矩阵时,即

$$\boldsymbol{P}^{(h)} = \begin{bmatrix} p_{11}^{(h)}(n) & p_{12}^{(h)}(n) & \cdots\cdots & p_{1m}^{(h)}(n) \\ p_{21}^{(h)}(n) & p_{22}^{(h)}(n) & \cdots\cdots & p_{2m}^{(h)}(n) \\ \vdots & \vdots & & \vdots \\ p_{m1}^{(h)}(n) & p_{m2}^{(h)}(n) & \cdots\cdots & p_{mm}^{(h)}(n) \end{bmatrix}$$

且状态空间 $S=\{1, 2, 3, \cdots\cdots\}$,此时的矩阵称为马尔科夫链的 h 步转移概率矩阵。尤其,当 $h=1$ 时,据定义 7.2,马尔科夫链的一步转移概率矩阵 P:

$$\boldsymbol{P} = \begin{bmatrix} p_{11} & p_{12} & \cdots\cdots & p_{1n} \\ p_{21} & p_{22} & \cdots\cdots & p_{2n} \\ \vdots & \vdots & & \vdots \\ p_{n1} & p_{n2} & \cdots\cdots & p_{nn} \end{bmatrix}$$

(四) 定义 7.4 齐次的马尔科夫链

当转移概率 $p_{ij}(n,n+h)=P\{X(n+h)=j \mid X(n)=i\}$ 只与状态变量 i,j 和时间间隔 h 有关时,把 $p_{ij}(n,n+h)$ 记为 $p_{ij}(h)$,即 $p_{ij}(n,n+h)=p_{ij}(h)$,此时马尔科夫链是时齐的或齐次的,其转移概率拥有平稳性,实际应用广泛。

(五) 定义 7.5 马尔科夫链的初始分布

马尔科夫链的状态空间为 $S=\{0, 1, 2, \cdots\cdots\}$,令 $P\{X(0)=j\}=p_j$, $j \in S$,且有 $p_{ij} \geqslant 0, \sum_{j\in S} p_j=1$,此时概率分布 $\{p_j\}$ 称为马尔科夫链的初始分布,同时称 $p_j^{(n)}=P\{X(n)=j\}, j \in S$ 为马尔科夫链的绝对概率。

三、马尔科夫链的性质

对于马尔科夫链的转移概率矩阵,矩阵中的元素满足以下两个基本条件:

(1) 矩阵中的元素为非负数,即 $p_{ij}^{(h)}(n) \geqslant 0, i, j = 1, 2, \cdots\cdots, n$。

(2) 矩阵中的每行元素之和为 1,即 $\sum p_{ij}^{(h)}(n) = 1$。

对于马尔科夫链的 h 步转移概率满足查普曼-柯尔莫哥洛夫方程(简称 C-K 方程),即为对 $\forall h, l \in Z^+$,有

$$
\begin{aligned}
p_{ij}^{(h+l)}(n) &= p\{X(n+h+l) = j \mid X(n) = i\} \\
&= p\{X(n+h+l) = j, \bigcup_{r \in S}\{X(n+h) = r\} \mid X(n) = i\} \\
&= \sum_{r \in S} p\{X(n+h+l) = j, X(n+h) = r \mid X(n) = i\} \\
&= \sum_{r \in S} \frac{p\{X(n+h+l) = j, X(n+h) = r \mid X(n) = i\}}{p\{X(n) = i\}} \\
&= \sum_{r \in S} \frac{p\{X(n+h+l) = j, X(n+h) = r \mid X(n) = i\}}{p\{X(n+h) = r, X(n) = i\}} \times \\
&\quad \frac{p\{X(n+h) = r, X(n) = i\}}{p\{X(n) = i\}} \\
&= \sum_{r \in S} p\{X(n+h+l) = j \mid X(n+h) = r, X(n) = i\} \times \\
&\quad p\{X(n+h) = r \mid X(n) = i\} \\
&= \sum_{r \in S} p_{ir}^{(h)}(n) p_{ij}^{(l)}(n+h), S = \{1, 2, \cdots\cdots\}
\end{aligned}
$$

因此可得

$$
p_{ij}^{(h+l)}(n) = \sum_{r \in S} p_{ir}^{(h)}(n) p_{ij}^{(l)}(n+h), S = \{1, 2, \cdots\cdots\}
$$

将此式用矩阵的形式表示,即为:

$$
p^{(h+l)}(n) = p^{(h)}(n) p^{(l)}(n+h)
$$

这时,令 $l = 1$,由 C-K 方程可以得到

$$
p_{ij}^{(h+1)}(n) = \sum_{r \in S} p_{ir}^{(h)}(n) p_{ij}(n+h)
$$

进行递推可以得到

$$
p_{ij}^{(h+1)}(n) = \sum_{j_1, j_2, \cdots\cdots j_h \in S} p_{ij_1}(n) p_{j_1 j_2}(n+l) \cdots\cdots p_{j_h j}(n+h)
$$

即为 $P^{(h)} = P^{(1)} P^{(h-1)}$，从而有 $P^{(h)} = (P)^h$

因此可以看出，马尔科夫的 h 步转移矩阵可以由一步转移矩阵的 h 次幂得到。

四、失能程度的界定问题

如第三章所述，本书采用国际通行的标准对失能程度进行定义，即穿衣、洗澡、吃饭、上下床、上厕所、控制大小便六项 ADL 指标中，一到两项"无法完成"的，定义为"轻度失能"，三到四项"无法完成"的定义为"中度失能"，五到六项"无法完成"的定义为"重度失能"。

在 CHARLS 的调查问卷中，关于六项 ADL 指标，每项指标设置了四个问题选项：①没有困难；②有困难，但可以完成；③有困难，需要帮助；④无法完成。为了保持 3 年数据的可比性，在运用 STATA 软件编写程序时，本书是这样来计算失能率的：六项 ADL 中，都选择"没有困难"的，即为非失能；有 0—2 项选择"无法完成"的且去除非失能的情况，即为轻度失能；有 3—4 项选择"无法完成"的，即为中度失能；有 5—6 项选择"无法完成"的，即为重度失能。

根据 CHARLS 数据库资料 2011 年、2013 年和 2015 年 3 年的调查数据，统计得出我国城市老年人的失能情况如表 7-2 所示。

表 7-2　2011—2015 年我国城市老年人失能率

单位：%

	2011 年	2013 年	2015 年
非失能	70.69	70.15	70.02
轻度失能	27.10	27.42	27.50
中度失能	1.49	1.65	1.69
重度失能	0.72	0.78	0.79

资料来源：根据 CHARLS 数据库资料整理所得。

第三节　基于马尔科夫模型的我国城市老年人
失能状态转移概率测算

一、失能程度的界定问题

失能状态的测量为不连续的定性指标，如非失能、轻度失能、中度失能和重度失能,生活自理能力的变化仅仅取决于目前的状态(从目前状态转移到下一状态),而不受以前各状态的影响,即具有马尔科夫性质,因此可以选用马尔科夫链随机模型来描述失能。笔者在马尔科夫模型的基础上,运用齐次马尔科夫链测算了失能状态转移概率。

中国健康与养老追踪调查(CHARLS)于 2011 年开展了全国性的基线调查,2013 年和 2015 年又进行了两次常规的全国追踪调查,为我们提供了老年人的基本信息、家庭结构和经济支持、健康状况、医疗服务利用、收入等数据,这些数据比较全面地反映老年人口特征的个体数据及跟踪数据,这个数据库在国内学术界得到了广泛的应用和认可。本书所采用的失能率数据、不同收入老年人失能程度数据均来源于 CHARLS 数据库,城市老年人口数量的数据采用全国老龄工作委员会办公室于 2006 年发布的《中国人口老龄化发展趋势百年预测》报告中的中方案数据。

估算思路是利用 CHARLS 数据库中的相关数据,计算出 2011 年、2013 年和 2015 年的失能率,依据马尔科夫模型来计算失能状态转移概率矩阵,进而估算每年失能率、失能人数、"双困"老年人数,再结合人均护理时间和平均小时工资来估算护理社会救助总费用。估算基本路径如图 7-1 所示。

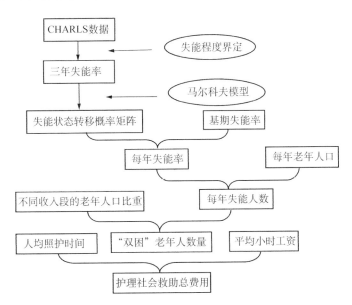

图 7-1　护理社会救助费用估算的基本路径

二、失能状态转移概率矩阵的计算

失能老年人的人口规模是估算老年人长期护理服务费用的关键指标,可以利用全体老年人的数量和失能率(失能老年人占全体老年人的比重)的乘积计算而得。一般而言,失能率会随着年龄的增长而增加,同时,老年人预期寿命的延长也会带来慢性病患病率的增加,从而提高失能率以及失能风险持续期。很多研究都是假设每年的失能率不变来预测失能人数,实际上每年的失能率会发生变化。本文选用马尔科夫链随机模型来测算失能状态转移概率,进而计算每年变化的失能率。

此部分,将 2011 年的失能率定义为向量 A;同理,2015 年为向量 B。其中,

$$A = (a_1 \quad a_2 \quad a_3 \quad a_4) = (0.706\ 9 \quad 0.271\ 0 \quad 0.014\ 9 \quad 0.007\ 2)$$
$$B = (b_1 \quad b_2 \quad b_3 \quad b_4) = (0.700\ 2 \quad 0.275\ 0 \quad 0.016\ 9 \quad 0.007\ 9)$$

同时,转移概率矩阵 P 具有马尔科夫链的齐次性,且有如下一般形式:

$$P = \begin{pmatrix} p_{11} & p_{12} & p_{13} & p_{14} \\ p_{21} & p_{22} & p_{23} & p_{24} \\ p_{31} & p_{32} & p_{33} & p_{34} \\ p_{41} & p_{42} & p_{43} & p_{44} \end{pmatrix}$$

其中,p_{ij} 代表从组 i 到组 j 的转移概率。

此外,本部分分为四个失能组:组 1 代表非失能,组 2 代表轻度失能,组 3 代表中度失能,组 4 代表重度失能,矩阵 P 满足 p_{ij} 行和为 1,即:

$$\begin{aligned} p_{11} + p_{12} + p_{13} + p_{14} &= 1 \\ p_{21} + p_{22} + p_{23} + p_{24} &= 1 \\ p_{31} + p_{32} + p_{33} + p_{34} &= 1 \\ p_{41} + p_{42} + p_{43} + p_{44} &= 1 \end{aligned}$$

$(7-1)$

根据马尔科夫模型,转移概率矩阵应满足:

$$B = A \times P^4 \tag{7-2}$$

同时,选取以下三项附加约束条件:

(1) 每一个 $p_{ij} \neq 0$,即各元素 $0 < p_{ij} < 1$,意味着各组之间都相关,存在着

转移概率。

（2）矩阵 P 的对角元素 $p_{ij}(i=j)$ 的值是 i 行元素中的最大值,意味着各失能状态组保留在本组的概率是最大的。

（3）失能程度较轻组向失能程度较重组转移的概率依次递减,失能程度较重组向失能程度较轻组转移的概率也是依次递减,即非失能组转移到轻度失能组、中度失能组、重度失能组的概率依次递减,轻度失能组转移到中度失能组的概率大于转移到重度失能组的概率,重度失能组转移到中度失能组、轻度失能组、非失能组的概率依次递减,中度失能组转移到轻度失能组的概率大于转移到非失能组的概率,用公式表示即为:

$$p_{12} > p_{13} > p_{14}, p_{23} > p_{24}$$
$$p_{43} > p_{42} > p_{41}, p_{32} > p_{31}$$

设目标函数,求最小方差,得最优解。设中间变量为行向量 D:

$$PD = A \times P^4 = (d_1 \quad d_2 \quad d_3 \quad d_4)$$

采用数值打靶法求解 D,同时求 d_i 与 b_i 最小方差,即:

$$\text{Min} = \sum_{i=1}^{4} |d_i - b_i|^2 \tag{7-3}$$

并且将 d_i 与 b_i 相对误差控制在 5% 之内,即:

$$\frac{|d_i - b_i|}{b_i} \leqslant 0.05 \tag{7-4}$$

因此,我们将该问题转化成一个可以用打靶法求解的最优化问题,根据式(7-1)、式(7-2)、式(7-3)、式(7-4)以及三项约束条件,采用数值计算软件 Matlab 编程,我们求解到转移概率矩阵为

$$P = \begin{pmatrix} 0.932\,6 & 0.060\,0 & 0.005\,1 & 0.002\,3 \\ 0.166\,2 & 0.824\,5 & 0.006\,0 & 0.003\,2 \\ 0.112\,8 & 0.195\,5 & 0.605\,1 & 0.086\,7 \\ 0.113\,6 & 0.168\,7 & 0.187\,7 & 0.529\,9 \end{pmatrix}$$

代入 $D = A \times P^4$,中间变量 D 的结果为:

$$\mathbf{D} = (0.706\ 9 \quad 0.271\ 0 \quad 0.014\ 9 \quad 0.007\ 2)$$

$$\times \begin{pmatrix} 0.932\ 6 & 0.060\ 0 & 0.005\ 1 & 0.002\ 3 \\ 0.166\ 2 & 0.824\ 5 & 0.006\ 0 & 0.003\ 2 \\ 0.112\ 8 & 0.195\ 5 & 0.605\ 1 & 0.086\ 7 \\ 0.113\ 6 & 0.168\ 7 & 0.187\ 7 & 0.529\ 9 \end{pmatrix}^4$$

$$= (0.706\ 3 \quad 0.268\ 7 \quad 0.016\ 7 \quad 0.008\ 2)$$

与 $\mathbf{B} = (0.700\ 2 \quad 0.275\ 0 \quad 0.016\ 9 \quad 0.007\ 9)$ 相比,各对应元素间的相对误差为:

$$(0.87\% \quad 2.34\% \quad 1.37\% \quad 3.39\%)$$

可见,控制相对误差均在5%以内,由此可得转移概率矩阵,如表7-3所示。

表7-3　失能状态转移概率矩阵

单位:%

状态	1	2	3	4
1	93.26	6.00	0.51	0.23
2	16.62	82.45	0.60	0.32
3	11.28	19.55	60.51	8.67
4	11.36	16.87	18.77	52.99

为检验 $\mathbf{P}$ 的可靠性,设中间变量 $\mathbf{E} = \mathbf{A} \times \mathbf{P}^2$,则:

$$\mathbf{E} = (0.706\ 9 \quad 0.271\ 0 \quad 0.014\ 9 \quad 0.007\ 2)$$

$$\times \begin{pmatrix} 0.932\ 6 & 0.060\ 0 & 0.005\ 1 & 0.002\ 3 \\ 0.166\ 2 & 0.824\ 5 & 0.006\ 0 & 0.003\ 2 \\ 0.112\ 8 & 0.195\ 5 & 0.605\ 1 & 0.086\ 7 \\ 0.113\ 6 & 0.168\ 7 & 0.187\ 7 & 0.529\ 9 \end{pmatrix}^2$$

$$= (0.706\ 6 \quad 0.269\ 3 \quad 0.016\ 1 \quad 0.007\ 9)$$

而2013年调查的失能率为:

$$\mathbf{C} = (0.701\ 5 \quad 0.274\ 2 \quad 0.016\ 5 \quad 0.007\ 8)$$

相对误差为:

$$(0.72\% \quad 1.82\% \quad 2.48\% \quad 1.27\%)$$

综上,相对误差均在5%以内,本书所计算出的失能状态 $\mathbf{P}$ 可信度较高。

第四节　我国城市老年照护社会救助费用预测

本部分救助费用预测的基本思路是：一是对照护社会救助的对象即城市"双困"老年人的范围进行界定；二是对我国城市"双困"老年人的数量进行预测；三是确定我国城市老年照护社会救助的标准并预测照护社会救助费用总额；四是将预测的照护社会救助费用总额与财政收入做比较，进行照护社会救助费用的财务可行性分析。

一、城市老年照护社会救助对象的范围

由于我国目前还没有建立统一的城市老年照护社会救助制度，如第五章存在的问题中所述，各地陆续实行的养老服务补贴政策中，对救助对象的范围界定标准不一，从年龄、户籍、经济能力、自理能力、是否独居或是否有人照护、是否有过特殊贡献等多个方面对照护社会救助对象的资格条件进行了界定。资格条件设置得过多，一是在实际操作中难度比较大，二是失去了照护社会救助制度的本意。如对于同一失能程度等级的老年人，其对照护服务的需求程度基本相当，但将年龄设为资格条件的话，就会产生高龄老年人得到照护社会救助的水平高于低龄老年人的现象，实际上对高龄老年人的经济扶助完全可以通过高龄补贴等形式，而非将其纳入照护社会救助的范畴。同样道理，将是否有人照护或是否有过特殊贡献作为资格条件之一也不尽合理。实质上，是否需要得到照护社会救助，最终就归结到两点上，即经济条件是否低下和身体状况是否需要接受照护，其他年龄、户籍、是否有过特殊贡献等因素都是一些附属因素，而非是否得到照护社会救助的决定性因素。因此，本书认为将经济条件和生活自理能力（或失能程度）作为照护社会救助对象的两项资格条件已经足够，只要老年人的经济水平和生活自理能力低到一定的程度并达到救助的需要，就可以将其纳入照护社会救助对象，除此之外，与老年人年龄的大小等其他因素都没有关系。接下来的问题就是，如何确定老年照护社会救助的资格水平，即老年人的经济水平和生活自理能力应该满足什么具体条件才符合救助的需要。

关于经济资格条件的问题，国内一般是将"低保线"作为参考标准，即老年人的经济水平低于"低保线"或者低于"低保线"的边缘，就被视为符合经济资格条件。之所

以将低于"低保线"边缘的老年人也纳入照护社会救助对象:一方面"低保线"的实质是为了维持人们的基本生存所需消费的物品和服务的最低费用,这里的服务包括教育、医疗等项目,而对老年人生活照护的费用一般没有被纳入其中,因此"照护社会救助线"有必要比"低保线"略高一些;另一方面是为了解决"悬崖式救助"的问题,目前的城市最低生活保障制度等专项社会救助项目多是针对收入在"低保线"以下的困难群体,但实质上收入在"低保线"边缘的群体生活也是相当困难的,因此有必要对"低保线"边缘的相对困难的老年人群体也进行救助,由"悬崖式救助"变为"斜坡式救助",以提高低收入老年人的生活质量。如英国照护社会救助的对象是"贫困线"以下的老年人,美国照护社会救助对象不仅限于贫困线以下的老年人,对于超过州级贫困线但不超过联邦贫困线 300%的老年人同样有可能享受医疗补助提供的照护社会救助。我国台湾地区的照护社会救助对象也分为两类,即 1.5 倍贫困线以下和 1.5—2.5 倍贫困线的老年人,对这两类老年人给予不同程度的照护社会救助。通过以上考虑并结合海内外的经验,本书将照护社会救助对象的经济资格条件界定为 2.5 倍低保收入以下的老年人,且对于 1.5 倍低保收入以下和 1.5—2.5 倍低保收入的老年人给予不同水平的照护社会救助。

照护社会救助在生活自理能力方面的资格条件即照护需求的条件,应是以老年人是否失能为判断依据,如第二章所述,通常用包含 ADL 和 IADL 的各种量表来评定老年人是否失能,本书是采用国际通行的标准对失能进行界定的,因此照护社会救助的救助对象必须是轻度失能、中度失能或重度失能的老年人。照护社会救助的水平又取决于老年人的失能程度,而失能程度是通过照护需求评估来确定的,照护需求评估是指按照一定的照护需求评估标准,通过严格的照护需求评估流程,对老年人的失能程度作出科学的判断。照护需求评估的内容将在第八章第二节中详细论述。

结合上述经济状况和生活自理能力方面的资格条件,本书界定的我国城市老年照护社会救助的救助对象为"两类六档"老年人,分别为 1.5 倍低保收入以下的轻度失能老年人、1.5 倍低保收入以下的中度失能老年人、1.5 倍低保收入以下的重度失能老年人、1.5—2.5 倍低保收入的轻度失能老年人、1.5—2.5 倍低保收入的中度失能老年人和 1.5—2.5 倍低保收入的重度失能老年人。

二、我国城市"双困"老年人口的数量预测

(一) 我国城市老年人口数量的预测

2006 年,全国老龄工作委员会办公室发布了《中国人口老龄化发展趋势百

年预测》的报告。作为专门负责全国老年人事务的机构,全国老龄工作委员会办公室提出的这个报告,在基础数据的掌握和评估、老年人口预测的技术路径方面都非常严谨和规范,其预测的结果具有非常高的权威性,因此本书城市老年人口的预测数量将采用此报告中的中方案的数据,如表7-4所示。

表7-4 我国城市老年人口数量的预测

单位:万人

年份	数量	年份	数量
2011	7 887.30	2017	11 698.33
2012	8 421.21	2018	12 396.42
2013	8 998.72	2019	12 928.72
2014	9 644.99	2020	13 441.77
2015	10 327.15	2025	17 670.96
2016	10 988.78	2030	23 162.44

资料来源:李本公.中国人口老龄化发展趋势百年预测[M].华龄出版社,2007.

(二) 我国城市失能老年人口数量的预测

根据前述CHARLS数据,得到2015年城市老年人口正常、轻度失能、中度失能、重度失能的比率分别为70.02%、27.50%、1.69%、0.79%,利用本章第三节中得到的失能状态转移概率矩阵:

$$P = \begin{bmatrix} 0.932\ 6 & 0.060\ 0 & 0.005\ 1 & 0.002\ 3 \\ 0.166\ 2 & 0.824\ 5 & 0.006\ 0 & 0.003\ 2 \\ 0.112\ 8 & 0.195\ 5 & 0.605\ 1 & 0.086\ 7 \\ 0.113\ 6 & 0.168\ 7 & 0.187\ 7 & 0.529\ 9 \end{bmatrix}$$

以2015年城市老年人口的失能率为基期数据,根据公式 $P_n = P_0 \times P^{n-1}$ (P_n 为第 n 年城市老年人的失能率),我们可以运用Matlab软件预测我国每年的城市老年人口的失能率,如表7-5所示。

表7-5 我国城市老年人口失能率的预测

单位:%

年份	非失能	轻度失能	中度失能	重度失能
2015	70.63	26.87	1.67	0.82
2016	70.62	26.86	1.68	0.83

（续表）

年份	非失能	轻度失能	中度失能	重度失能
2017	70.61	26.85	1.70	0.83
2018	70.60	26.85	1.70	0.84
2019	70.59	26.84	1.71	0.84
2020	70.58	26.84	1.71	0.84
2025	70.55	26.85	1.72	0.84
2030	70.54	26.85	1.72	0.85

假设第 n 年城市的老年人口数量为 L_n，第 n 年的失能老年人口数量为 D_n，根据 $D_n = L_n \times P_n$，得到我国城市失能老年人口的预测数量（见表7-6）。从表7-6中可见，轻度、中度、重度失能老年人数，2017年分别为3 184.07万人、198.76万人、96.75万人；2030年则分别为6 221.57万人、398.58万人、195.79万人，失能老年人数在短短十几年中几乎增长了1倍。

表7-6　城市失能老年人口数量的预测

单位：万人

年份	轻度失能	中度失能	重度失能
2017	3 184.07	198.76	96.75
2018	3 362.91	211.35	103.42
2019	3 498.59	221.04	108.40
2020	3 630.62	230.28	113.04
2025	4 752.09	303.94	149.31
2030	6 221.57	398.58	195.79

（三）我国城市"双困"老年人口数量预测

根据CHARLS数据所得，2011年城市中低保收入以下的老年人占老年人总数的11.32%，1.5倍低保收入以下的老年人比例占12.57%，2.5倍低保收入以下的老年人所占比例达到15.81%。假设不同失能程度的老年人在各收入段所占的比重保持不变，结合表7-6中每年的失能老年人口数量，即可以得到"双困"老年人口的预测数量（见表7-7）。根据表7-7，1.5倍低保收入以下的轻度、中度、重度失能老年人数，2017年分别为463.28万人、34.82万人、19.22万人；2030年则分别为905.24万人、69.83万人、38.90万人；1.5—2.5倍低保收入轻度、中度、重度失能老年人数，2017年分别为145.19万人、11.35万人、5.96万人,2030 年则分别为 283.70 万人、22.76 万人、12.06 万人。这些数据表明其增长速度呈现出较快态势,轻度、中度、重度失能老年人数几乎都增长了 1 倍。

表 7-7　我国城市"双困"老年人口的预测数量

单位:万人

年份	1.5 倍低保收入以下			1.5—2.5 倍低保收入		
	轻度失能	中度失能	重度失能	轻度失能	中度失能	重度失能
2017	463.28	34.82	19.22	145.19	11.35	5.96
2018	489.30	37.03	20.55	153.35	12.07	6.37
2019	509.05	38.73	21.54	159.54	12.62	6.68
2020	528.26	40.35	22.46	165.56	13.15	6.96
2025	691.43	53.25	29.67	216.70	17.36	9.20
2030	905.24	69.83	38.90	283.70	22.76	12.06

三、我国城市老年照护社会救助的救助标准及救助费用总额的预测

照护社会救助的救助标准是指在把握人均照护成本的基础上确定照护社会救助待遇水平的标准,即对不同收入、不同失能程度的老年人每人所需给予的照护社会救助费用。

国内关于人均照护成本或照护社会救助标准的研究还不太多,而且依据的原则或确定的标准都不太一致。彭荣将 2005 年每位老年人每月所需的照护费用设定为 1—2 项 ADL 失能状态时为 600 元,3—4 项 ADL 失能时为 900 元,5—6 项 ADL 失能时为 1 200 元[1],且假定照护费用增长率与通货膨胀率相等。朱铭来、宋占军采用我国职工平均工资的百分比作为失能老年人的人均照护成本,分别将全国平均工资的 50%、40% 和 30% 作为失能老年人人均照护成本的高中低水平,并设定人均照护成本的增长率即为工资增长率[2]。何文炯以老年照护服务价格市场调查为基础,综合了北京、上海、杭州、深圳等地老年照护费用的价格情况最终设定起始年份(2015 年)老年照护社会救助的标准为:特别困难失能老年人为 1 000 元/月,较困难失能老年人为 600 元/月,并且根据 CPI 情况,救助标准的增长率设为 3%[3]。以上研究中,人均照护成本均从人均照护费

① 彭荣.基于马尔科夫模型的老年人口护理需求分析[J].统计与信息论坛,2009(3).
② 朱铭来,宋占军.未来"老护"之路的设计走向[J].中国社会保障,2011(2).
③ 何文炯.老年照护服务补助制度与成本分析[J].行政管理改革,2014(10).

用角度来考虑,而非从人均需照护时间角度来计算,其原因是现实中缺乏老年人在不同时期、不同失能程度时所需长期照护的时间的相关数据,也就无法确知老年人所需照护时间的变化性①。

在实践中,照护社会救助标准多数是直接采取人均照护费用的形式,即每月给予失能老年人不同额度的照护社会救助金额。有的也会采取人均照护时间折合成人均照护费用的形式,如德国将老年人的照护需求分为三个等级,三个等级得到的照护社会救助的时间分别是 1.5 小时/天、3 小时/天和 5 小时/天;我国台湾地区长期照顾十年计划(2008—2017 年)中,对家庭总收入在最低生活费用的1.5 倍以下的轻度、中度和重度老年人政府全额补助,设定的救助标准分别是每人每月 25 小时、50 小时和 90 小时的照护服务,对家庭总收入在最低生活费用的 1.5—2.5 倍的轻度、中度和重度老年人政府补助 90%,即设定的救助标准分别是每人每月 22.5 小时、45 小时和 81 小时的照护服务,且每小时按 180 新台币计算,超过部分个人自行负担(见表 7-8);上海的照护社会救助制度中,自2014 年起对低保收入以下的轻度、中度、重度的老年人每人每月分别给予 30 小时、40 小时、50 小时的照护服务,其中轻度、中度和重度三个照护等级的服务小时单价分别为 15 元/小时、17 元/小时、20 元/小时,折合成照护费用即低保收入以下轻度、中度、重度的老年人分别得到的照护救助费用为每人每月 450 元/月、680 元/月和 1 000 元/月。

表 7-8 我国台湾地区失能老年人接受长期照护服务补助的标准

单位:小时/每人每月

	最低生活费用的 1.5 倍以下	最低生活费用的 1.5—2.5 倍	最低生活费用的 2.5 倍以上
轻度失能	25	25×0.9	25×0.6
中度失能	50	50×0.9	50×0.6
重度失能	90	90×0.9	90×0.6

注:每小时按 180 新台币计算,表中显示为最高补助额。

纵观以上照护社会救助标准所采取的形式,本书认为采用人均照护时间折合成人均照护费用的形式更为合理。由于照护社会救助是由服务提供者向失能老年人提供长期照护服务的行为,因此人均照护费用可以这样表示:人均照护费用=人均照护时间×平均小时工资,而且人均照护费用的增长率即为平均小时工资的增

---

① 顾大男,柳玉芝.老年人照料需要与照料费用最新研究述评[J].西北人口,2008(1).

长率。关于人均照护时间,本书将参考我国台湾地区的标准,按照老年人的失能程度,轻度失能、中度失能和重度失能老年人分别需要的人均照护时间设定为每人每月 25 小时、50 小时和 90 小时。根据前述本书界定的照护社会救助对象为“两类六档”老年人,在此设定我国城市老年照护社会救助的救助标准:针对 1.5 倍低保收入以下的老年人,政府全额救助,对轻度失能、中度失能和重度失能老年人分别给予的人均照护时间为每人每月 25 小时、50 小时和 90 小时;针对 1.5—2.5 倍低保收入的老年人,政府负担 50%,即对轻度失能、中度失能和重度失能老年人分别给予的人均照护时间为每人每月 12.5 小时、25 小时和 45 小时(见表 7-9)。

表 7-9　城市老年照护社会救助的救助标准

单位:小时/每人每月

收入(两类)	失能程度(六档)	低方案救助标准	中方案救助标准	高方案救助标准
1.5 倍低保收入以下	轻度失能	20	30	50
	中度失能	30	40	60
	重度失能	40	50	70
1.5—2.5 倍低保收入	轻度失能	10	15	25
	中度失能	15	20	30
	重度失能	20	25	35

注:表格为作者自制。

　　关于平均小时工资,考虑到长期照护服务人员的工资普遍偏低,因此本书采用全国的平均小时最低工资标准,即通过各省市就业人数和小时最低工资标准的加权平均获得。2017 年全国各省市(未包括港澳台地区)就业人数和小时最低工资标准如表 7-10 所示。假设长期护理社会救助标准的增长率即全国平均工资的年增长率为 8%,通过预测,各年份的平均小时工资如表 7-11 所示。2017 年全国平均小时工资为 17.28 元,2030 年为 46.99 元。

表 7-10　2017 年各省区市就业人数及小时最低工资标准表

省/市	小时最低工资标准(元)	就业人数(万人)
北京	21	777
天津	20	295
河北	16	644
山西	16	440

（续表）

省/市	小时最低工资标准（元）	就业人数（万人）
内蒙古	12	298
辽宁	12	618
吉林	13	325
黑龙江	12	434
上海	19	637
江苏	14	1 552
浙江	15	1 083
安徽	14	514
福建	14	663
江西	14	480
山东	16	1 237
河南	14	1 126
湖北	14	712
湖南	12	579
广东	15	1 948
广西	11	405
海南	12	100
重庆	15	416
四川	14	795
贵州	16	307
云南	13	415
西藏	13	33
陕西	13	512
甘肃	15	262
青海	13	63
宁夏	13	73
新疆	15	317

资料来源：全国各地区小时最低工资标准的资料来源于中华人民共和国人力资源和社会保障部劳动关系司公布的数据；就业人数来源于中国统计年鉴。

表 7-11　全国平均小时工资预测

单位:元

年份	平均小时工资	年份	平均小时工资
2017	17.28	2020	21.77
2018	18.66	2025	31.98
2019	20.15	2030	46.99

根据表 7-7、表 7-9 和表 7-11,采取高中低三种方案,可以估算出我国"双困"老年人的照护社会救助费用总额(见表 7-12)。2017 年低方案、中方案、高方案中的长期护理社会救助费用分别为 265.84 亿元、389.96 亿元、514.07 亿元;到 2030 年则分别为 1 419.69 亿元、2 081.30 亿元、2 742.91 亿元,其长期护理社会救助费用增长非常明显。

表 7-12　长期护理社会救助费用总额估算

单位:亿元

年份	低方案	中方案	高方案
2017	265.84	389.96	514.07
2018	303.68	445.38	587.09
2019	341.56	500.87	660.19
2020	383.08	561.72	740.35
2025	737.81	1 081.67	1 425.54
2030	1 419.69	2 081.30	2 742.91

四、财务可行性分析

为了论证前述估算的护理社会救助费用在财务上具备可行性,将其与财政收入、社会保障支出、城市最低生活保障支出等进行比较。

(一) 与财政收入的比较

建立护理社会救助制度既要为"双困"老年人提供最低的长期照护服务保障,同时也须在国家财政的承受范围内。2017 年全国财政收入为 172 567 亿元,近 5 年(2013—2017 年)财政收入同期增长率分别 10.1%、8.6%、8.4%、4.5% 和 7.4%,以近 5 年财政收入的平均增长率(7.8%)为基础,假设未来每年财政收入按照高、中、低三种增长率为 11%、8% 和 5%,结合表 7-12 可以计算出未来在不同财政收入增长率下,高、中、低三种方案的长期护理社会救助费在财政收入中所占的比重(见表 7-13)。

表 7-13　未来城市老年护理社会救助费用占财政收入的比重

年份	财政收入 5% 增长率(%)			财政收入 8% 增长率(%)			财政收入 11% 增长率(%)		
	低	中	高	低	中	高	低	中	高
2017	0.15	0.23	0.30	0.15	0.23	0.30	0.15	0.23	0.30
2018	0.17	0.25	0.32	0.16	0.24	0.32	0.16	0.23	0.31
2019	0.18	0.26	0.35	0.17	0.25	0.33	0.16	0.24	0.31
2020	0.19	0.28	0.37	0.18	0.26	0.34	0.16	0.24	0.31
2025	0.29	0.42	0.56	0.23	0.34	0.45	0.19	0.27	0.36
2030	0.44	0.64	0.84	0.30	0.44	0.58	0.21	0.31	0.41

(二) 与社会保障支出的比较

我国 2009—2015 年的社会保障支出情况如表 7-14 所示,其中社会保障支出占 GDP 的比重,虽然在绝对数量上跟欧盟 25% 以上的比例相比相差甚远(根据欧盟统计局数据计算所得),但我国社会保障支出的增长速度很快,平均增长速度为 22.6%。

表 7-14　我国历年社会保障支出情况

年份	社会保障支出(亿元)	社会保障支出与 GDP 之比(%)	社会保障支出年增长率(%)
2009	23 651.1	6.8	25.0
2010	28 737.9	7.0	21.5
2011	36 271.2	7.4	26.2
2012	43 295.2	8.0	19.4
2013	56 174.8	9.4	29.7
2014	64 388.8	10.0	14.6
2015	78 735.1	11.5	22.3

资料来源:国家统计局。

如果按照 2020 年前 20% 的年增长率、2020—2030 年按照 15% 的增长率估算,护理社会救助费用占社会保障支出的比例如表 7-15 所示。其中,低方案的

比例维持在 0.3% 以下,中方案的比例维持在 0.4% 以下,高方案的比例维持在
0.52% 以下。

表 7-15　未来城市老年护理社会救助费用占社会保障支出的比重

年份	社会保障支出预测(亿元)	低方案(%)	中方案(%)	高方案(%)
2017	98 279.425 7	0.27	0.40	0.52
2018	117 935.311 0	0.26	0.38	0.50
2019	141 522.373 0	0.24	0.35	0.47
2020	169 826.848 0	0.23	0.33	0.44
2025	341 582.451 0	0.22	0.32	0.42
2030	687 044.317 0	0.21	0.30	0.40

(三) 与城市最低生活保障支出的比较

当前,我国社会救助体系主要包括生活救助、生产救助、医疗救助、住房救
助、教育救助和灾害救助等,护理社会救助作为专项救助项目还没有以制度的形
式纳入我国的社会救助体系。本书将预测的护理社会救助费用和以往城市最低
生活保障(即生活救助)支出分别占财政收支的比例进行了比较,可以看出,本书
估算的护理社会救助费用的低方案支出比例基本小于目前低保支出比例,而高
方案的支出比例跟目前的低保支出比例相当(见表 7-16)。

表 7-16　历年城市低保支出占财政收入、财政支出的比例

年份	城市 低保支出(亿元)	财政收入 (亿元)	城市低保支出占 财政收入比例(%)	财政支出 (亿元)	城市低保支出占 财政支出比例(%)
2011	659.9	103 740	0.64	108 930	0.61
2012	674.3	117 210	0.58	125 712	0.54
2013	756.7	129 143	0.59	139 744	0.54
2014	721.7	140 350	0.51	151 662	0.48
2015	719.3	152 217	0.47	175 768	0.41
2016	687.9	159 552	0.43	187 841	0.37

资料来源:民政部历年社会服务发展统计公报;财政部历年财政数据公布。

第五节 本 章 小 结

本章主要对我国"双困"老年人的数量以及所需的照护社会救助费用进行预测。

首先,选取了马尔科夫模型进行预测。目前对老年长期照护需求的预测方法主要有四类,分别是 PSSRU 模型、住户仿真模型、马尔科夫模型以及多状态生命表法。通过对这四类预测方法的分析和比较,认为马尔科夫模型考虑了失能状态间的转移概率,且我们拥有比较全面的个体微观数据及跟踪数据,因此,本书将选用马尔科夫模型来预测照护社会救助人数及费用。

其次,基于马尔科夫模型,采用中国健康与养老追踪调查数据库中的老年人身体功能状况的数据,对我国城市老年人的失能状态转移概率进行了计算。

再次,对我国未来城市老年人口失能率、失能老年人口数量、"双困"老年人的数量及所需的照护社会救助费用进行了一系列的预测。

最后,将预测的照护社会救助费用总额与国家未来的财政收入、社会保障支出、城市最低生活保障支出等进行了比较,认为建立全国性的长期护理社会救助制度在财务上是可行的。长期护理社会救助制度属于社会救助范畴,保障的是处于社会弱势地位的老年群体,政府在其中是第一责任人,理应由财政安排预算,优先提供长期护理社会救助资金。根据前述的估算,这笔费用相对于我国的财政收入来说,财政收入如果保持 5% 的增长率,2030 年长期护理社会救助费用占财政总收入的比重对应的三种方案比例为 0.44%、0.64%、0.84%,如果财政收入增长率为 11%,2030 年长期护理社会救助费用占财政总收入的比重最高不会超过 0.41%。通过跟社会保障支出及以往城市低保收入占财政收支比重的比较,分析这笔费用都在财政收入可承受的范围内。

第八章　我国城市老年照护社会救助框架的重构

一个完善的制度需要各个独立但又相关的子要素来支撑,本书在总结国内外老年照护社会救助经验的基础上,将照护社会救助制度的诸多要素进行整合,初步重构了由救助对象、救助标准、资格评估、资金筹集、服务供给、人力资源、质量保障等子要素共同支撑的城市老年照护社会救助框架。

鉴于我国城市"双困"老年人数量预测的需要,本书已在第七章中先行对我国城市老年照护社会救助对象和救助标准进行了界定:我国城市老年照护社会救助对象为"两类六档"老年人,对 1.5 倍低保收入以下和 1.5—2.5 倍低保收入的老年人根据失能程度实施六档不同水平的照护社会救助。我国城市老年照护社会救助的救助标准为:针对 1.5 倍低保收入以下的老年人,政府全额救助,对轻度失能、中度失能和重度失能老年人分别给予的人均照护时间为 25 小时、50 小时和 90 小时;针对 1.5—2.5 倍低保收入的老年人,政府负担 50%,即对轻度失能、中度失能和重度失能老年人分别给予的人均照护时间为 12.5 小时、25 小时和 45 小时。本章城市老年照护社会救助框架的重构中对照护社会救助对象和救助标准的内容将不再重复论述。

资格评估是指对提出照护服务需求的"双困"老年人的经济状况和身体状况进行客观公正的审查和评估。由于本书"双困"老年人的经济资格条件是以城市居民最低生活保障标准为参考依据的,因此经济状况的评估也将以城市居民最低生活保障制度中的经济状况资格审查为依据,这里不再论述,仅论述身体状况评估即照护需求评估的内容,包括照护服务需求评估人员、评估过程及评估标准等。资金筹集是指寻找照护社会救助资金的来源,主要解决救助资金由哪些主体分担和如何分担的问题;服务供给是指照护服务提供者在特定场所为"双困"老年人提供的照护服务,包括服务资源的整合、服务内容、服务水平和服务方式等;人力资源是指对照护服务的管理人员、服务人员进行的规划管理、培养、激励和使用等；质量保障是指保证照护社会救助制度能够有效运行的支撑要素，包括政策支持、质量控制和监督管理等。

第一节　我国城市老年照护社会救助
框架重构的基本原则

我国正处于社会转型期，人口结构、家庭结构、养老观念和制度都在发生着深刻的变化，照护社会救助是社会救助制度的重要组成部分，是政府应该承担的重要的社会职能之一。建立既能符合当前经济和社会发展水平，又能满足"双困"老年人最低照护需求的照护社会救助制度，必须坚持以下基本原则。

一、政府主导的原则

为"双困"老年人提供照护社会救助是维护老年人生存权利的重要保证，也是维持社会稳定的重要基石，是国家的基本责任。从理论上来说，照护社会救助服务属于准公共产品，很大一部分都是由政府来提供的，这就决定了政府在照护社会救助制度中的主导地位。从整个世界来看，社会救助制度都是由政府来主导的，政府应是照护社会救助制度的实施主体和保障主体。政府的主要责任应是制定统一的科学规划，完善法规，合理引导照护社会救助政策实施，承担大部分照护社会救助资金，动员和鼓励社会力量参与，整合社会资源，并承担照护社会救助的管理责任。

二、主体多元化原则

"双困"老年人接受的照护社会救助，既属于长期照护，又属于社会救助。从养老和照护角度来讲，越来越多的实践证明，靠家庭成员等非正式照护者或照护机构中的正式照护者等资源来提供照护服务都比较单一，新型的居家照护涉及国家、社区、家庭和个人等多个方面，发挥各自优势、实现照护主体的多元化是发展的必然趋势。从社会救助的角度讲，在社会救助的主体结构中，政府固然是第一责任主体，但仅靠政府这一单一主体的力量也远远不够，慈善机构、公益组织、志愿者组织等非政府组织，以及企业、个人等社会成员也是我国社会救助主体的组成部分。即使有着坚实经济基础的发达国家也在逐渐改变政府包揽一切的做法,况且我国的照护社会救助资源还非常有限,因此应遵循福利多元主义的理念,重构一个在政府的主导下,由社会、家庭和个人等多元化主体共同参与的照护社会救助制度。

三、保障水平适度原则

照护社会救助是经济社会发展到一定阶段的产物,建立照护社会救助制度、保障"双困"老年人最低的生活照护需求,是建设和谐社会的必然要求。当然,经济基础决定上层建筑,社会政策的制定和执行必须受制于经济和社会发展的水平。也就是说,虽然现在国家有责任建立覆盖"双困"老年人的照护社会救助制度,但鉴于有限的经济和社会资源,在设定照护社会救助的救助对象、救助标准、待遇水平时都要保持一个适度的水平,要与当前的经济社会发展水平相适应。照护社会救助制度,只能是在现有的条件下,充分利用各方可利用的资源,尽可能实现既能满足"双困"老年人的最低照护需求,又不会造成社会的浪费,使照护社会救助水平与老年人的照护需求达到最佳结合点。

同时,由于我国各地区的经济发展水平很不平衡,因此在制定照护社会救助的具体政策时,还要充分考虑各地区的实际发展情况。在制定总体规划时,既要注重全国照护社会救助的整体发展,又要结合各地的实际经济社会发展水平,在建立全国统一照护社会救助制度的基础上,各地可以根据实际情况,适当地进行调整,以有效保证"双困"老年人的实际照护需求。

四、实用性原则

不同老年人有不同的利益诉求,凡事把"双困"老年人的利益放在首位,一切以"双困"老年人的实际需要为出发点,充分为老年人着想,满足他们多样化的需求,积极为老年人解决问题,这是照护社会救助所要坚持的重要原则。

照护社会救助制度应具有普遍的实用性,即能真正满足"双困"老年人在长期照护过程中各方面的实际需要,避免供给和需求脱节现象。"双困"老年人在经济上和身体功能上面临双重弱势地位,他们在衣、食、住、行和精神娱乐方面的需求也区别于一般的老年人,因此在重构照护社会救助制度过程中,应从保护弱势群体和以人为本、经济实用的角度出发,充分尊重老年人的意愿,了解老年人的实际需要,提供符合老年人个人价值观以及便捷的人性化服务,在做到雪中送炭、为老年人解决困难的基础上,最好还能够锦上添花,不断提升老年人的满意度。

五、法制化原则

法律、法规和各项规章制度的强制性、约束性和规范性可以保证政策的有效实施。再加上救助对象是"双困"老年人这一特殊性，更亟须加强法制化原则，从而保证照护社会救助制度的健康、顺利运行。另外，日本也出台了《护理保险法》。制度法制化，不仅在法律上明确受益主体的审核资格、服务项目、服务队伍、服务资金与使用、管理机构、服务质量评估等，保证"双困"老年人享有的照护社会救助的权利，而且能保障照护服务的可实施性、标准性、规范性和职业性。

《宪法》第四十五条规定："中华人民共和国公民在年老、疾病或者丧失劳动能力的情况下，有从国家和社会获得物质帮助的权利。国家发展为公民享受这些权利所需要的社会保险、社会救济和医疗卫生事业。"可见，社会救助是宪法赋予公民的一项基本权利，是社会保障权体系中的基础部分。社会救助并非国家对于国民的恩泽，而是来自国家接受个人权利让渡所形成的天然义务。同时，人口老龄化的加速使得长期照护需求大幅增加，而家庭与就业结构的转变导致护理需求难以得到充分满足，老年人的照护问题已经从私人话题转变为公共议题，成为亟待解决的新社会问题。无论是出于国家责任还是民众需求，照护社会救助制度及保险制度的建立都刻不容缓。我国需要以政府为主导建立符合中国国情的社会救助制度，能够切实精准救助所需群体。在服务方面，政府应建设完善的服务体系与门槛准入机制，为民众提供切实保障。目前，我国的长期照护保险制度仍处于探索阶段；与之相对应的是，"未富先老"带来的大量且紧迫的长期照护需求却缺乏与之相对应的制度化的经济支持。2019年国务院政府工作报告提出，要"完善社会保障制度和政策，推进多层次养老保障体系建设"。作为长期照护保险制度的有效补充部分，社会救助制度应该得到更多重视，应根据中国国情来充分发挥社会救助制度的兜底性，在利用好社会保险的情况下，为处于贫困线以下及需要特殊照顾的人群提供足以维持其有尊严生活的最低照护保障，从而维护公民的普遍生存权和发展权。

面对我国目前各地照护社会救助政策不一、救助标准悬殊和政策不衔接等现象，必须首先建立照护社会救助的法律法规，从国家应负之责任、民众应享之权利的角度，建立健全照护社会救助制度，从法律上明确规定"双困"老年人的权利和待遇以及国家和政府所应承担的责任。通过健全法律法规，辅以严格的法律监控，保障各项照护社会救助制度有法可依、有章可循，最终促进我国照护社会救助及长期照护服务的长效发展。

第二节　我国城市老年照护社会救助的照护需求评估

当前,我国的养老服务资源还很短缺,为了保证社会公平、合理配置政府资源,就必须加快照护需求评估体系的建设,包括制定统一的照护需求评估标准和严格的照护需求评估流程,以及评估人员的培养和评估机构的建立,只有这样才能保证专业性。

一、照护需求评估流程

照护社会救助服务需求的评估流程应该遵循效率和质量双重保障的原则,结合老年人的实际情况即老年人对照护服务的需求程度,可以划分为申请、初步筛选、简单评估、复杂评估以及复检评估等不同的环节,具体流程如下(见图8-1)。

第一步,当老年人有照护服务需求时,可以由本人或家人向照护需求的基础评估单位提出接受照护需求评估的申请,基础评估单位的主要职责就是接受申请人的申请,并进行初步筛选。

第二步,针对申请人的要求,基础评估部门可以对申请人进行一个总体判断,决定申请人是否有继续进行照护需求评估的资格,如果没有达到评估资格,那申请人会被建议转诊到别处自费接受照护,或者根据其需要由照护社会救助之外的长期照护管理部门为其提供教育性的健康指导服务。如果达到评估资格,即被允许接受照护需求评估。由于申请人的照护服务需求差别很大,对于一个只是需要进行简单的家务协助的申请人来说,如果也用含有众多指标的复杂的评估标准来考察他们,既不符合申请人的意愿,也会浪费评估部门的人力、物力和财力资源,因此没有必要对所有的申请人都进行一刀切式的复杂评估。基础评估单位会结合申请人的意愿和专业判断,同时对可以免除接受复杂评估的服务项目作出规定,来决定申请人是接受简单评估还是复杂评估。

第三步,实质上简单评估和复杂评估是一个并列的环节。如果申请人拒绝接受复杂评估而自愿选择进行简单评估,或者其申请的服务项目在免除接受复

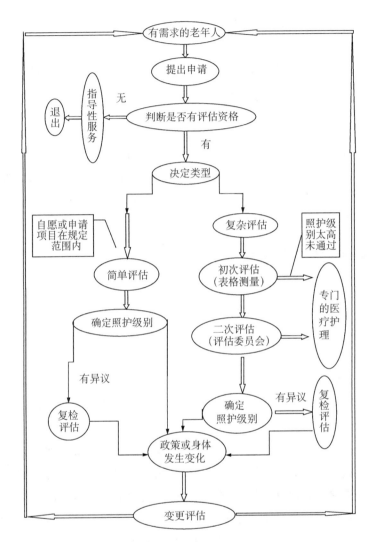

图 8-1　照护需求评估流程

杂评估的规定项目范围之内,那么申请人即可进入简单评估环节,通常是通过几个简单的问题或简单的表格就可以对申请人的照护需求作出评估,即可快速、简单地确定照护需求的等级。对于照护需求等级比较低的申请人来说,简单评估是一种既节约资源又方便快捷的评估方式。复杂评估不管是在评估人员配备还是在评估标准方面都要复杂严格得多,需要分为初步的客观评估和二次的主观评估两个环节。初次评估需要采用全国统一的照护需求评估标准,申请人填写全国统一的包含所有评价指标的照护需求表格,然后通过计算机处理系统,可以得出照护需求等级的初步评估结果,这一过程是通过固定表格测量的,因此是一个客观评估的过程,得出的也是一个客观评估结果。然而,申请人的照护需求除了受到身体功能等客观因素影响之外,还会受到个人感受、非正式照护资源的可获得性等主观因素的影响,因此还需要对这一客观评估结果进行第二次的主观评估。主观评估人员需要由专业的、跨学科的评估专家组成,他们会在初次评估结果的基础上,对申请人的实际情况进一步询问,有可能会对初次评估结果进行必要的修改,或者对申请人提出的特殊需求加以备注,从而得出照护需求评估的结果,确定照护需求的等级。如果申请人的照护需求等级太高,超出了照护社会救助的救助水平,那么申请人会被建议到专业的医疗部门如医院接受治疗,以确保申请人的安全与健康。无论是简单评估还是复杂评估的结果,如果申请人对其存有异议的,可以申请复检评估,而且复检评估结果是最终结果。照护管理者会根据照护需求的评估等级为申请人制定照护服务计划,从而为申请人在一定的地点和规定的时间范围内(如半年或一年)为申请人提供服务。

第四步,评估结果或评估报告应该是一个动态的,而非一个一成不变的结果。当申请人的身体状况发生变化,或者照护服务计划实施期满之后,申请人必须向基础评估部门重新提出申请,然后进入新一轮的照护需求评估流程,这一过程叫作变更评估。

此外,为了避免过多的无效申请,干扰照护需求评估系统的正常运行,可以对申请者收取一定的评估费用,费用额度以照护需求评估的服务成本为限。如果申请人通过了简单评估或复杂评估,这部分评估费用可以退还给本人。

二、照护需求评估者

照护需求评估的目的是为了对老年人的照护需求作出一个科学的判断,而照护需求评估者(包括照护需求评估机构和评估人员)的选择是否得当直接关系着评估结果的科学性。从长远发展的角度看,为了实现照护需求评估结果的科学公正性,在照护需求评估者的选择中,必须从评估的权威性、执行性和专业性出发。因此,评估机构的独立性、公正性和专业性很重要,政府部门应加以扶持。

首先,在评估工作中,如果评估者的专业领域比较单一,评估结果很容易受评估者的主观影响而产生偏差,进而影响到照护社会救助资源的配置问题。例如,若是单一的医疗部门对申请人进行照护需求评估,那么评估者很可能会夸大申请人在医疗服务方面的需求,根据评估结果申请人很有可能获得偏向于医疗的照护服务,这不仅会使申请人获得无效且昂贵的医疗照护,而且浪费了社会的医疗资源。因此,为了保证照护需求评估工作的专业性和科学性,照护需求的评估尤其是复杂评估过程中,评估机构或评估人员的选择必须以专业性为基础,建立一个包括社会的、医疗的、心理的、精神的、营养的、康复的等各学科的专家在内的跨学科、多维度的评估团队。评估成员各自发挥专业特长,利用其专业知识,从多种维度对老年人的照护需求状况作出判断,辅之以计算机处理技术,在客观结果的基础上,评估团队利用团队力量再对结果进行一个综合考量和评判,从而对老年人的照护需求作出一个全面、科学的评估,保证评估结果的科学性。

其次,评估者不仅要跨学科、专业性强,还要与利益相关者分开,否则有利益相关者参与的评估机构或评估人员,在进行评估工作过程中,会掺杂着浓重的主观色彩,他们很可能会从自身利益出发,夸大或降低被评估者的照护需求等级,从而左右评估的结果。比如,评估人员中如果有照护服务供给者的参与,照护服务供给者很可能会从自身利益出发,为了增加照护服务的供给量,而刻意地扩大照护需求的评估级别、夸大照护需求的等级,从而扩大了照护社会救助的支出;如果有地方政府人员参与评估工作,而照护社会救助费用恰恰也需要地方政府来承担的话,那么在照护社会救助费用吃紧的情况下,评估者很容易受到政府意志的影响而刻意降低照护的需求等级,从而节省照护社会救助的总支出。因此,为了与利益相关者分开,避免趋利倾向,应建立具有公益性质、不以营利为目的、独立公正的第三方照护需求评估机构,由该机构统一对有照护需求的老年人进行评估,出具评估意见。尤其是政府的角色要扮演好,政府应是倡导者、规划者和管理者,只是根据评估机构出具的评估意见,确定对老年人提供相应的照护服务,但不应作为具体执行者参与评估工作,以防止评估中的利益驱动和腐败行为。

同时,对评估人员和培训机构要加强管理,实行规范化、专业化、职业化、培训机制化、资质化。首先,要从制度上明确评估人员的资质要求,评估人员在上岗前必须取得评估员的资格证书,并接受照护需求评估工作的系统培训。其次,评估人员要逐步走向职业化,目前我国的照护需求评估这一职业还没有进入国家职业系列,评估人员多数是从事养老服务管理的兼职人员,没有形成一支专业化、职业化的评估队伍。因此,应借鉴发达国家的经验,对评估人员和培训机构要加强管理,实行规范化、专业化、职业化、培训机制化、资质化。同时,组建的评估机构或评估团队还应该向社会进行公布,保证社会监督的启动。

三、照护需求评估标准

正如前文所提到的,目前我们国家唯一一套具有权威性、全国性的照护需求评估标准是 2013 年民政部编制的行业标准《老年人能力评估》的征求意见稿。首先,此标准的指标设置是否科学、合理,能否全面反映我国老年人的照护需求状况还有待考证;其次,此标准的各项规定都比较笼统,各地在此基础上制定的标准还存在着巨大的差异,至此,全国统一的照护需求评估标准依然没有形成。为了充分利用有限的照护社会救助资源,满足不同能力等级的老年人对照护服务的需求,尤其是避免对地域间流动的老年人的照护需求进行不必要的重复评估,因此非常有必要在全国制定一个统一、规范的老年人照护需求评估标准,科学划分老年人的照护需求等级。

照护需求评估标准主要是对被评估对象、评估指标、评估主体、评估环境、评估方法以及评估程序等作出统一、标准的规定,其中评估指标的选定是其关键,也是照护需求评估体系的基础和难点。评估指标体系直接关系着照护需求评估的科学性、合理性和可行性,直接影响着照护需求评估的成功与否。

建立照护需求评估指标体系是为了全面、准确、有效地反映被评估对象,因此评估标准的设立或评估指标的选取是一个极其复杂的系统工程,它不是一些指标的简单组合,而是需要在一定原则的基础上建立起来的指标集合,同时还需要经过调查、专家咨询、可靠性论证以及实践检验等诸多程序。设立照护需求评估标准的具体内容已不是本书所研究的范围,本书所做的工作,一方面是对照护需求评估指标体系设立的原则、指标选取程序提出自己的见解,另一方面是适当列举国外所运用的比较有代表性的照护需求评估工具及选用的评估指标,从而对我国照护需求评估标准的设立给予启发和借鉴。

(一) 照护需求评估指标体系设立的原则

1. 科学性原则

照护需求评估指标体系的构建必须体现理论和实践的结合,各项指标在基本概念和逻辑结构上必须严谨、合理,无论是采用定性、定量方法,还是建立模型,都要抓住事物的本质,要经过充分的论证和调研,使得各项指标能够客观真实地反映老年人的照护需求。

2. 系统性原则

评估指标体系应该结构合理、层次清楚、相互关联和协调,能全面反映被评估对象照护需求的整体性和本质特征。老年人的照护需求不是单方面的,应本着系统性这一基本原则,不仅要从身体、心理、精神、营养等多个维度设置一级指标,还要将一级指标分解成次级指标、次次级指标,使指标体系的各个要素有机联系,结构满足系统化要求。

3. 可操作性原则

制定评估指标体系最终是为了将复杂的照护需求变为可度量、可比较的数据,这就要求指标不仅要客观、合理,还要充分考虑到现实的可操作性,即统计数据的可取性。要将选好的指标进行分解,实现指标的微观化、清晰化以及便于收集性,无论是定性指标还是定量指标,都要易于获得,否则评估工作将难以进行或代价太高。同时,为了与国际接轨和比较,在评估指标、标准、范围、口径等选择上,尽量参考国外经验。

4. 代表性原则

务必确保各项评估指标简化、明了,具有典型的代表性,尽可能准确反映出被评估对象的综合特征,避免指标之间的重复设置。同时,对代表性强的指标赋予较重的比重,以与老年人的实际照护需求相适应。

5. 独立性原则

反映照护需求状况的指标很多,这些指标间彼此可能存在着非常密切的关系,要注意各项评估指标间的相关性问题,评估指标体系同层次的指标不应该具有包含关系,不相互重叠和存在因果关系,各指标之间的独立性要强。

(二)照护需求评估指标的选取过程

照护需求评估指标的选取不是人为、机械的操作,而是一项非常系统且严谨的过程,大体上要分为文献分析、理论研究、初步形成量表、专家咨询、修改量表、实践调查、形成最终量表等环节。

第一,要阅读大量的照护需求评估方面的国内外文献。既包括社会、医疗、健康、心理等与老年人身体照护直接相关的文献,也包括国家在老年人照护方面的文件、方针和政策。然后依据长期照护的理论,遵循上述指标体系设置的原则,筛选出有代表性、可靠性的指标,草拟出照护需求评估指标体系的初步量表。

第二,根据初步形成的量表要自行设计成专家咨询问卷或编制专家咨询表。目的是一方面征求专家的意见修改选取的指标,另一方面为选取的指标设置相应的权重。目前,指标权重的设置方法最常用的是德尔菲法和层次分析法,前者注重定性分析,后者注重定量分析。本着定性分析和定量分析相结合的原则,很多人会将两种方法相结合对指标进行重要程度的评价,然后赋予评价指标一定的数值。在专家咨询环节,专家的选择也是关键。首先,要选择不同领域的、专业知识和实践经验都比较丰富、思维和判断能力强的专家,能够从不同的视角对老年人的照护需求做出判断,从而提供比较全面的修改意见。其次,为了确保专家咨询环节的科学性,保证专家咨询意见的可靠性和准确性,还要通过设置一系列专家考核指标分别对专家的积极性、权威性、专家意见的集中程度和协调程度等进行统计分析。

第三,修改好的量表要在实践中检验其可靠性和有效性。通过选取调查对象、发放调查问卷、统计调查数据的方式,来评定、分析和检验量表和评估指标体系的效度和信度。

(三) 国外的老年人照护需求评估工具

国外的照护需求评估标准比较著名的是美国的居民评估指南(resident assessment instrument,RAI),它是美国联邦政府制定的照护需求评估标准,它所运用的评估工具是 MDS(minimum data set),从 1991 年 MDS 1.0 版建立至今,RAI 目前采用的评估工具已更新为 MDS 3.0 版。MDS 1.0 版中,包含了身体功能、认知功能、情绪及行为状态、生活质量、感觉与沟通、皮肤护理、营养与进食、排泄、感染控制、意外事件处理、药物使用、临床护理 12 个方面的 175 项细化指标。MDS 1.0 版的优点是指标体系范围全面,应用效度也良好;缺点在于指标数量过多,操作性欠佳。MDS 2.0 版在 1.0 版上进行了改进,减少了指标的总数量,使得指标体系更具可操作性[①]。随着老年人特征及需求的不断变化,以及照护服务提供者、消费者、照护服务方面的专家等各方建议改进评估技术的呼吁,也为了进一步提高评估结果的准确性和有效性,2011 年美国又将 RAI 的评估工具发展成 MDS 3.0 版本。MDS 3.0 版目标之一是增强居民使用的满意度,因此增加了关于疼痛、情绪、生活质量、精神状态等方面的访谈条目,并对行为、压疮等方面进行了完善,其一级指标包括疾病诊断、健康状况、营养状况、感知觉和沟通等方面。评估内容更加趋于标准化,而且每次评估的平均用时从 112 分钟缩短至 62 分钟,所显现的积极效果还是非常明显的。

MDS 评估工具在德国和我国香港及台湾地区也得到了广泛应用。其他国家使用的老年人照护需求评估工具与 MDS 有着很多相似之处。例如,日本的情况没有美国的那么复杂,它在 MDS 的基础上对评估内容进行了改编,编制了

---

① 郭红艳,等.美国养老机构服务质量评价的特点及启示[J].中华护理杂志,2013(7).

老年人照护需求等级评估表,内容包括身体机能和起居动作、生活机能、认知机能、精神和行为障碍、社会生活的适应性、特别的医疗服务项目、残疾老年人和认知症老年人的日常生活自立度等方面,然后参照医生的评估赋以不同的权重。澳大利亚的评估工具为 ACFI(aged care funding instrument)。英国的评估工具为"Easy Care"。

从医学、生理学、精神病学、康复学等各学科的理论和实践来看,老年人的失能是有一定规律的,因此在理论分析的基础上,结合各种实证调查,建立一个统一性、科学性和可操作性的照护需求评估指标体系不仅是可行的,而且是非常重要的。考虑到老年群体的个性差异和照护需求的多样化,在指标的设置上,应突出简明性、可操作性和代表性。鉴于目前居家养老服务和机构养老或医院中的照护需求评估标准不统一、各机构之间缺乏有效衔接、重复评估等问题,应该建立统一的照护需求评估体系,实行统一的照护需求评估标准,科学评估老年人的实际照护需求,同时与社会的照护服务资源进行有效衔接,接受照护的老年人可以根据评估结果成为各个机构的对应人群,这些机构包括:医疗、护理、养老、社区居家等养老服务机构。

总之,无论是评估者还是评估标准的界定,其实跟一个国家的照护社会救助制度所遵循的原则是有关系的。如果一个国家坚持的是资源导向的原则,如筹资主体以地方政府为主的话,那么在照护需求评估团队或案例管理者当中,会有代表地方政府利益的评估者参与其中,其评估标准也往往会在不违背中央统一规定的基础上因地方政府资源的差异而有所不同,因此在资源导向的原则下,地方政府在评估过程中会起到决定性的作用,而统一的、量化的评估工具在全国范围内也很难推广,地方政府只有这样从主观上对照护需求范围加以控制,才能有效控制照护社会救助的支出。反过来,如果一个国家坚持需求导向的原则,像瑞典、丹麦这种实行普享式照护社会救助的国家,其需求评估的条件就不会非常严格,评估手段相较而言会比较客观,评估标准也会比较统一。

第三节　我国城市老年照护社会救助的资金筹集

资金保障是照护社会救助制度有效执行的关键,也是照护服务制度正常运行的经济基础,照护社会救助资金的多少直接影响着可救助"双困"老年人的数量以及提供照护服务的数量和质量,因此完善筹资及资金管理制度是保障照护社会救助制度可持续发展的核心。

依照福利多元主义的理论基础以及国外的实践证明,照护社会救助的资金筹集是多元化的,政府和社会都承担着相应的责任,因此我们要努力拓宽照护社会救助资金的筹集渠道。

一、保证持续稳定的政府财政投入

照护社会救助是社会救助的重要组成部分,是现代社会稳定与和谐发展的基石,是满足"双困"老年人最低照护需求并承担"双困"老年人照护需求的"兜底"保障任务,因此政府在其中起着不可替代的主导作用,照护社会救助资金的主要来源还应是政府的财政投入。政府财政投入又分为中央财政和地方财政投入,两者分担的比例以及具体方式随各国国情而不同。有的国家是全部由中央财政负担,有的国家是全部由地方财政负担,多数国家还是中央财政和地方财政各自负担一定的比例。我国可以根据自己的国情来确定中央财政和地方财政分别负担的比例。

在中央政府承担的照护社会救助资金向地方政府拨付时,一般有两种方式:第一种是按人头拨款,即中央政府按照照护社会救助标准和需要救助的老年人人数,将救助资金划拨给地方政府。这种做法的弊端是地方政府没有足够的动力去控制救助成本,因此中央政府一般会设置一个封顶线,超出部分由地方政府全部负担,这就要求政府加强对照护社会救助的监督管理,防止某些需要救助的群体得不到救助的现象发生。第二种是配套拨款,即中央政府与地方政府的救助资金相配套。这种方法要求设置一个比较合理的配套比例,既能调动地方政府的积极性,又能有效控制地方政府的行为[①]。我国目前还没有实行全国统一的照护社会救助制度,因此照护社会救助资金还没有中央政府的财政投入,各地居家养老服务补贴的资金主要来源于地方政府的财政投入,而在地方政府层面上又实行两级财政的管理体制,采取市级财政和区县财政相配套的方式提供照护社会救助资金。正是由于缺乏中央政府的财政投入,导致目前还有众多"双困"老年人群体没有得到应有的照护社会救助,得到救助的部分群体也是救助水平非常低,无法满足最低的照护需求。

---

① 关信平,郑飞北,肖萌.社会救助筹资及经费管理模式的国际比较[J].社会保障研究,2009(1).

鉴于目前我国照护社会救助资金中政府财政投入中出现的问题,我们首先要加大政府财政的投入力度,建立持续稳定的财政投入机制。在建立全国统一的照护社会救助制度的前提下,对整个照护社会救助制度的发展作出总体性的财政投入规划,建立中央级的财政预算,充分发挥国家对社会救助政策执行的宏观调控作用,中央的财政投入也是在全国范围整体推进照护社会救助制度的重要保证。同时,各级政府也要对照护社会救助的资金制定长期性的制度安排,将照护社会救助资金纳入政府公共的财政预算中,设定固定的支出比例和递增机制,为照护社会救助制度提供稳定的财政来源,保证制度的可持续发展。其次,鉴于我国地区间经济发展不平衡的情况,在上级政府对下级政府进行配套资金拨付时,应该适当地向经济水平低的地区倾斜,以避免越是财力强的地区得到配套资金越多产生老年人待遇差距过大的现象。

二、依靠福利彩票公益金筹集照护社会救助资金

福利彩票公益金是国家通过发行彩票筹集的,专项用于社会救助、社会福利等社会公益事业的资金。目前我国的彩票公益金在筹集、分配、使用管理和监督机制方面都日臻完善,逐渐建立了比较完善的制度,如《彩票管理条例》和《彩票公益金管理办法》等,彩票公益金也成为各地区居家养老服务补贴资金的主要来源之一。

彩票公益金发行的重要宗旨就是"扶老、助残、救孤、济困、赈灾",照护社会救助作为扶老的重要社会救助制度,应成为彩票公益金资助的重点项目。国家一方面要建立健全彩票公益金的监督管理机制,统一发行管理机构,采取市场营销的手段和增加购买数量的方法,鼓励民众购买福利彩票,为国家的福利救助事业贡献自己的一份力量,从而为彩票公益金筹集更多的资金;另一方面为了最大限度地发挥彩票公益金使用的社会效益,国家应该继续加大彩票公益金在照护社会救助方面的投入力度,用于"双困"老年人的服务补贴资金以及部分为老服务设施的建设资金,让彩票公益金成为照护社会救助资金的重要来源。

三、依靠社会力量筹集照护社会救助资金

在救助主体多元化的今天,救助工作社会化已成为一种国际趋势,成为现代整个社会保障制度的发展方向。国际经验和实践证明,政府组织和非政府组织之间不仅可以相互补充,两者之间可以建立起很好的合作关系,企业、个人及社

会团体等非政府组织可以成为照护社会救助中一支不可替代的主体力量,他们的慈善捐赠资金可以成为照护社会救助资金的重要来源。面对我国政府救助能力有限、照护社会救助水平普遍较低的情况,我们应该在保证政府财政资金来源的基础上,积极地创造条件,开发照护社会救助资源,鼓励社会力量提供资金。

首先,利用优惠政策吸引社会资金投入养老服务事业当中。政府应该制定规划和政策,利用财政补贴、税收优惠和费用减免等政策,吸引非营利组织或企业加盟到养老服务工作中,鼓励他们为服务机构的建设、服务项目的提供注入资金。社会力量的参与,不仅为照护社会救助提供了资金来源,而且实现了居家养老服务的社会化,为养老服务注入了市场活力,拓展了照护救助的服务项目。

其次,要完善个人和社会的捐赠机制。发达国家的慈善捐赠已经成为社会救助事业的重要资金来源,除了与社会形成的良好的慈善助人氛围有关,国家对慈善事业的支持也很关键。给予税收优惠是政府鼓励企业或个人资助困难人员的有效政策之一,如美国的"食物银行"专门为穷人包括"双困"老年人提供免费食物,这些食物来自食品店、生产厂家或个人的捐献,捐献企业或个人会得到政府的免税优惠。目前,我国的慈善事业还很不发达,如行政色彩浓厚,缺乏自愿性、独立性、自觉性;免税政策不明确、捐款额度超出免税额度仍要交税,由此导致有的企业捐款越多交税也越多;慈善资金使用透明度低,存在侵占、挪用、贪污捐赠资金的行为,导致慈善机构的公信力不高等。鉴于以上存在的问题,政府一方面应该营造一个良好的社会氛围,积极宣扬尊老爱老的传统美德,尤其是关注处于社会底层的老年弱势群体,大力宣传和鼓励慈善公益行为,号召群众积极参与到对"双困"老年人的捐赠活动当中;另一方面要对慈善公益组织的注册运营环节给予支持,制定明确、优惠的免税政策,提高优惠的额度,简化注册及免税的审批程序,提高个人特别是企业慈善捐赠的积极性。同时,加强慈善机构的行为自律、监督和审计等工作,努力填补管理上存在的漏洞,对款项的募捐和使用实行严格的专业分工,并实时向社会公示,规范慈善基金收入支出的社会披露制度,从而提高慈善机构的社会公信力。

虽然社会力量为照护社会救助提供资金的作用不可忽视,而且要大力提倡和支持,但是我们依然不能否认政府在照护社会救助中的第一责任人的地位,无论何时,政府财政投入必须是此类救助资金的最重要组成部分。只有政府的第一地位确定了,财政支出确保了,才能保证政府对"双困"老年人照护的兜底保障,维护好"双困"老年人的生存权利。

总之,我国人口老龄化问题长期存在,推行护理救助将面临巨大的财政和政策压力。因此,在救助制度方面更应充分考虑,建立覆盖全面、成本可控、长期可持续的符合我国国情的照护救助体系。照护社会救助作为政府主导的社会保障兜底工程,政府设计政策时必然要考虑财政的负担能力,既要保证"双困"老年人的护理服务得到应有保障,又须实现在财务上的可持续发展。因此,在推行护理救助制度时需要科学测算制度成本,对照护需求细分不同的照护等级,设立对应的救助资金标准,同时考虑家庭规模、家庭结构、住房成本及其他额外需要(如参加社会活动)等因素,进行相应救助。出于降低财政压力的需求,可以从筹资与减支两方面进行制度设计。一方面,要明确社会救助的辅助性原则。社会救助作为社会保障的"最后一道安全网",是在用尽其他保障措施仍不能保障受助者基本需求时的最后手段。国家作为公益的代表,使用财政收入救助个别贫困者的行为只能是暂时性的辅助手段。因此,国家在向贫困群体提供社会救助的同时,应明确受助者个人及其家庭的自助责任和社会成员间的互助责任,在提供救助时应制定合理的救助标准。同时,还应引入长期照护保险制度的资金支持,鼓励居民参与社会保险,以社会保险涵盖绝大多数护理需求。在社会保险费用的管理上,开拓多种筹资渠道,通过个人、雇主、退休人员、退休基金和财政补贴等不同的来源组合来提高社会保险的参与度。

第四节　我国城市老年照护社会救助的服务提供

一、照护社会救助服务内容

在人口老龄化加剧、人均寿命延长和思想观念不断更新等社会形势下,"双困"老年人需要得到的总体照护服务数量在增加,而且每个老年人需要接受的服务在时间的持续性上也在不断增加,对服务内容或服务项目也提出了多元化和细分化的要求。目前,我国的照护社会救助服务内容主要存在着服务内容单一或层次较低,以及服务项目的可及性不高等问题,因此我们应该积极探索和研究新形势下"双困"老年人在养老服务需求方面表现出来的时代特征,在不断丰富创新服务项目的同时,进一步细化服务内容,满足不同老年人的多样化需求。老年人的照护需求是多方面的,不仅有衣、食、住、行等方面的基本生活照护需求,还有精神慰藉、被尊重和自我实现等更高层次的需求,因此我们在进行照护服务项目设计时,要切实从实际需求出发,给予老年人多样化的服务项目。

关于老年人的需求,学者们引用最多的还是马斯洛的需求层次理论。开始,西方学者一般将老年人的基本需求概括为三个方面:物质需求(money)、医疗需求(medicare)和精神需求(mental),即"3M"。后来,随着人们对老年失能现象的日益重视,学者们将老年人的基本需求概括为四个方面,将生活照护服务需求(manual service)加入进来,成为"4M"。我国政府又提出了"五个老有",并作为全国老龄工作的奋斗目标。这些说法虽然不同,但内容却是相通的。

从老年人的基本需求出发,各国为失能老年人提供内容丰富的服务项目,如《美国老年人法》中规定的社会为老服务项目有助洁、助行等支持性服务、营养服务、预防性保健服务、全国支持家庭照料者项目和保护老年人权益的服务等方面。日本的社会为老服务项目有家庭访问及生活照护服务、家庭访问医疗护理服务、咨询和指导服务、家庭设计装修服务等内容。我国有学者也从老年人的需求出发,将社区居家养老服务的内容分为日常生活照料、医疗护理保健和精神慰藉三个方面①。综合以上关于老年人需求的分类、国内外照护服务项目设置的经验并结合我国的经济社会文化背景,本书将老年人在长期照护方面的需求划分为以下四个方面:生活照护方面的需求、安全保障方面的需求、医疗保健方面的需求和精神慰藉方面的需求,同时四个方面的需求分别对应了四个方面的照护服务内容。

(一) 生活照护服务

生活照护服务主要包括助餐服务、个人卫生、家庭卫生和代办服务等内容。

助餐服务是指为社区老年人提供符合老年人身体健康的膳食服务,助餐方式可以是集中用餐,也可以是送餐上门。老年人的营养问题是老年人健康的基石,已逐渐引起政府和社会的关注,考虑到助餐服务又属于社会救助项目,不可能为老年人提供规格很高的膳食水平,因此如何为老年人提供价格低廉、安全、营养的午餐至关重要。实践中要实现价格低廉和营养的双重目标也是有难度的,因为提供膳食的餐饮机构在面临价格太低、用餐人数太少无法盈利、担负食品安全责任等问题时,往往动力不足。另外,如何寻找送餐人员也是助餐服务中面临的问题之一。可见,政府除了要加大助餐服务的经济投入力度之外,还要创新思路,调动社会力量的积极参与。例如,可以在提高助餐质量的基础上吸引更多非"双困"老年人也使用助餐服务从而扩大助餐规模,增长餐饮机构动力;在老

---

① 章晓懿.城市社区居家养老服务质量研究[D].江苏大学,2012.

年活动中心等地方设立集中助餐点,既方便老年人餐后活动又节省送餐人力;动员志愿者加入送餐队伍当中,解决送餐人手紧张问题等。邻里互助的爱心助餐,既能解决"双困"老年人的买菜难、就餐难问题,又能促进闲散、困难人员的就业问题,也是值得推荐的助餐方式之一。

个人卫生服务是指为老年人提供洗澡、理发、剪指甲等服务。在日本,针对有泡澡需求的老年人,照护服务人员会携带便携式的充气浴盆、浴缸上门,并加以一定的按摩等身体护理,为老年人提供身心愉悦的助浴服务。家庭卫生服务是指为老年人提供清洗衣被、整理清洁房间等服务。代办服务包括帮助老年人代购物品、代付费用、代叫出租车、搬运物品、家居设施维修等。

(二)安全保障服务

安全保障服务主要包括紧急呼叫设备的配备、远程监护服务、室内无障碍设施的安装改造、拐杖、(爬坡)轮椅和升降机等辅助用具的配置、定时电话咨询、走访巡视、开通应急救助服务热线等内容。随着科学技术的不断进步,我们要积极运用先进的科学技术,如老年安全设备的研发、养老环境的智能化等,为老年人提供安全、智能的照护服务环境。

紧急呼叫服务的提供需要借助于先进的计算机技术,构建多平台、全方位的服务网络。首先要建立人口信息、地理信息等基础信息平台,为老年人配备紧急呼叫器、救助电铃、防走失手环等设备,当老年人发出呼救信号时,由应急救助服务中心统一协调,利用GPS定位导航技术,调动社区保安、公安部门、医疗部门、居民家庭、家政服务等资源,为老年人提供高效快捷的安全保障服务。紧急呼叫服务是为老年人提供的最基本的安全保障服务,而远程监护服务虽然技术先进、安全保证系数高,但其成本也是非常高的。在我国救助资源还非常有限的前提下,远程监护服务的成本仍然需要由个人承担,因此对"双困"老年人而言只能是一种可望而不可即的服务,除非一些确实有特殊需求的"双困"老年人才有可能享受到这项服务。

失能老年人因为身体某个部分的功能丧失或缺损而导致在生活中产生各种障碍,无障碍设施的建设在一定程度上可以弥补这方面的不足,辅助失能老年人尽量过正常人的生活。失能老年人理想化的居室无障碍环境的布置是要对老年人的生理、心理特征进行深入研究,结合人体工程学原理,对居室的光环境、色彩、空间大小分布和设施的尺寸、高度、占用空间、防滑处理等进行全方位的设计和改造。固然,照护社会救助提供的失能老年人居室无障碍环境改造只能是低层次的,为老年人配备最基本的无障碍设施,如对地面做防滑处理,尤其是卫生间、厨房、餐厅地面选用防滑地砖等;适合轮椅使用的居室空间改造,包括门厅过道的宽度设计、轮椅可以嵌入底部的特制洗手池的安装、在阳台和室内之间设计坡道、尽量安装推拉门等;方便老年人使用的家居设施的高度改造,包括厨房操作台、橱柜、桌椅、洗澡设备等的高度;在过道、过厅、卫生间、厨房间和必要的地方安装安全扶手,并对安全扶手的高度、长度和材料等进行合理的选择和设计等。在保证老年人最基本的安全需要的基础上,尽量为老年人提供生活的便利性和舒适性。

除了安全设备的安装之外,还要采用电话咨询和实地走访探视相结合的方式,随时关注失能老年人的安全状况。可以参照日本的定期巡回制度,将老年人的失能程度或需关注程度进行分类,采取定时电话报平安、24 小时定期巡回、定期上门探视等不同程度的巡视方式。

（三）医疗保健服务

医疗保健服务主要包括为老年人提供建立健康档案、健康教育、预防康复保健、陪同就医配药、医疗护理、临终关怀等服务。

实践证明,做好老年人的预防保健工作,如老年痴呆症等疾病的早期发现和干预,可以有效地预防老年人身体功能的衰退,延迟发生失能的时间或减缓老年人失能的程度,从而提高老年人的生活质量和健康寿命。因此,要为“双困”老年人建立健康档案,定期记录老年人的健康状况,并随时关注、提供营养和治疗建议,对患有慢性病的老年人进行动态管理,由社区提供基本的检查和随访;定期举办健康讲座,丰富大家的医疗保健和健康知识,开展健康咨询,指导科学保健养生;为老年人进行定期体检、义诊,对生活尤为不便的老年人进行家庭医生式服务,提供上门检查送药或陪同就医配药等服务。另外,在“以人为本”的发展理念下,我们还应该做到让每一个走到生命晚期的老年人都能得到关爱和帮助,有尊严地走完人生最后的旅程,即临终关怀服务。我国的临终关怀事业还处于起步阶段,无论是临终关怀的机构还是医护人员的配备都还很欠缺,还有很长的路要走。

（四）精神慰藉服务

精神慰藉服务主要为老年人提供陪同、文体娱乐、心理咨询、法律维权等方面的服务。

在关注失能老年人身体健康的同时,更不能忽略对其精神世界的关怀,尤其是处于更加弱势地位的“双困”老年人,其精神需求更为强烈。应时刻关注“双困”老年人的精神心理状态,定期陪同“双困”老年人聊天、外出、访友等,增强老年人的归属感和社会安全感。为老年人提供学习和活动场所、体育健身设施和组织健身团队等,积极引导老年人参加学习培训、书法绘画、知识讲座、图书阅览、文化联谊、舞蹈、体育健身等各类文体活动,丰富老年人的精神生活。广泛开展走访慰问活动,动员社会各界,尤其是利用节日、生日等重要日子,开展多种形式的送温暖活动,提升失能老年人的幸福指数。同时,涉老法律咨询和援助也不容忽视。

二、积极整合照护服务资源

(一) 通过个案管理,整合照护服务的物力资源

鉴于老年人的个体差异性较大,服务项目的供给和需求依然存在矛盾,"双困"老年人的照护服务可及性还不够。除了在总体上不断创新和丰富照护服务项目之外,还应将照护服务的选择权利更多地赋予老年人自己,在提供"菜单式"服务项目的基础上,按照每位老年人的实际需求,为其量身打造个性化的照护方案,也就是实施个案管理。因此,个案管理是对需要照护的老年人进行评估后,制订照护服务计划,然后在被照护者和社会资源之间进行协调和沟通,对照护资源进行配置,按照老年人的不同需求以及照护级别来提供一揽子或一站式的照护服务。

在个案管理过程中,个案管理者(又称为个案经理)在利用者和社会资源之间起到了桥梁的作用,扮演着评估者、咨询辅导者、协调者等多种角色,对于长期照护政策的顺利实施起着举足轻重的作用,因此重点培养个案管理者,设立个案经理的资格考试,实现个案经理的职业化和专业化非常必要。个案管理的流程一般可分为如下几个阶段,分别是与照护需求者建立联系、初步评估、制定照护服务计划、联系服务提供者、实施服务计划等,必要时还可以根据服务利用者的意见对服务计划或照护方案作出一定的调整。

现实中还面临着条块分割、各自为政的照护服务局面,阻碍着服务资源的整合路径,因此应在地区之间、管理部门之间以及服务机构之间建立联动机制和协调机制,从制度上保证服务资源整合的运行。

1. 地区之间的服务资源整合问题

既然目标是建立全国统一的照护社会救助制度,因此应建立地区间照护社会救助制度的转移接续机制,使被照护者在地区间流动时仍然可以享受到照护社会救助待遇。

2. 部门之间的服务资源整合问题

我国的民政部门、财政部门、医疗部门、社保部门、老龄研究部门、护理机构等分别掌握着为老服务的部分资源,政府要完善制度,明确各部门之间的责任和分

工,加强这些部门之间的沟通、协调和合作,共享服务信息,避免资源浪费。尤其是医疗部门和长期照护部门在解决失能老年人急性照护和长期照护之间的矛盾问题时,可以在两者之间建立一个过渡地带,如建立出院准备服务项目、设置转诊项目等,强化医疗照护和长期照护部门之间资源的衔接。我国正处于探索阶段的"医养结合"养老服务模式,渗透了"持续照护"的理念,将医疗、康复与照护有机结合,是提高养老与医疗服务的连续性、协调性和整体性的重要措施,能够很好地实现医疗部门和社会服务部门之间的资源整合,值得我们进一步研究和应用。

3. 服务机构之间的服务资源整合问题

首先,应该建立正常的流动和转接制度,使照护资源有效衔接,让老年人不管是在家中、社区助老服务社还是养老院,都可以接受照护社会救助。其次,可以充分利用现有的为老服务资源,如将日间照护服务中心、助老服务社等建立在目前的街道社区服务中心、老年活动中心、社区卫生服务中心、老年护理院等机构内,通过整合这些资源既可以避免重复投资建设,提高原有硬件设施的使用效率,又能为老年人提供便捷的照护服务。

(二)调动多方供给主体的力量,整合照护服务的人力资源

照护社会救助的服务供给体系是一个系统性、多元化的体系,其服务由政府、社区、服务机构、非正式照护者、志愿者等共同来提供,其中政府是照护服务的间接提供者,社区、服务机构、服务人员、非正式照护者、志愿者是照护服务的直接提供者。

1. 政府

政府在照护社会救助中承担着立法、管理、筹资、监督等职能,要通过立法保障"双困"老年人的合法权益,制定优惠政策扶持照护社会救助制度的发展,并建立一系列评估和质量控制机制等监督和规范照护服务市场。当然,最重要的是,政府还承担着照护社会救助资金筹集的重担,尤其是政府投入资金是照护社会救助资金的主要来源。政府不是直接提供照护服务,而是建立政府购买机制,通过政府购买、特许经营、补助、以奖代拨、票券制等方式,将具体的服务实体下放给社区、服务机构等照护服务组织。

2. 社区

社区人力资源是照护社会救助人力资源的重要组成部分,它可以整合社区服务中心、居委会、社区卫生服务中心等机构的人力资源,为老年人提供医疗保健、精神慰藉等方面的照护服务。居委会可以在社区内营造敬老、助老的氛围,定期探访老年人,举行邻里互助,在特殊节日为老年人送温暖活动等。社区服务中心可以为老年人提供家居维修服务,举办维护老年人合法权益的讲座,开展老年知识咨询活动,举办丰富多彩的老年文体活动等,以满足老年人精神慰藉的需要。社区卫生服务中心可以为老年人提供身体检查、健康营养知识宣传和普及、老年常见病和多发病的防治、为家属普及护理知识等服务。

3. 服务机构和服务人员

在我国,为老年人提供照护服务的机构主要有养老院、小型托老所、助老服务社以及餐饮等部分服务性企业等。在照护社会救助制度发展的最初阶段,政府大多采用集中供养的方式,建立大型福利院、养老院等机构对"双困"老年人实施照护社会救助。但是随着时代的发展,集中养老的救助方式逐渐凸显出服务单一、老年人易孤独、人性化不足等诸多弊端,在当今倡导就地养老、老年人更愿意选择在熟悉的社区中养老的时代,社区服务机构的发展是大势所趋。我们可以借鉴日本政府近年来着力推行的小规模多机能型的服务机构养老模式,在社区或就近老年人居住区建立规模虽小但功能全面的服务机构。小规模多机能型的服务机构优点在于:一是规模小、距离近,容易嵌入社区,维系老年人原有的生活圈、人际关系和家庭氛围;二是功能齐全,上门服务、日托、短期入住和长期居住等不同形式和内容的服务在一个服务体系内都可以解决,保持了照护服务的连续性。

服务人员是指在服务机构中任职,由服务机构统一组织、安排,为老年人提供直接照护服务的人员,其队伍的建设将在后续"照护社会救助人力资源建设"的章节中详细阐述。

4. 非正式照护者

受根深蒂固的"养儿防老"思想观念的影响,包括配偶、子女及亲友在内的非正式照护者在老年人长期照护中依然占据着核心地位。目前,对于正式照护和非正式照护之间是互补关系还是替代关系,还没有统一的结论。但是,在居家照护的模式下,非正式照护显示着独特的优势,如其成本较低,能够减轻财政负担;接受居家照护的老年人比接受机构照护的老年人更快乐等。因此,支持非正式照护体系,充分发挥非正式照护者的作用是毋庸置疑的。在新的社会形势下,家庭规模不断缩小,非正式照护者还要承担因照护老年人导致工作参与率降低、收入下降、闲暇时间减少等机会成本,这种情况严重限制了非正式照护资源的有效利用。目前,我们国家基本上还没有非正式照护者的支持政策,因此应该参照国外发达国家的先进经验,对非正式照护者实施经济上和精神上的扶持,对那些非正式照护者因为提供照护而失去的机会成本予以一定程度的弥补,以激励更多的非正式照护者提供照护服务,从而最大限度地利用好非正式照护资源。至于实施怎样的经济和精神扶持政策,国外尤其是英国已经提供丰富的经验,本书第六章已经进行详细的阐述,可以有选择性地加以借鉴。我们可以先从提供精神上的支持或服务性支持着手,如为非正式照护者提供喘息服务、照护技能培训、情绪疏导、心理治疗、建立照护者支持小组等支持性服务,等到条件具备了,再考虑对非正式照护者进行评估,予以经济上的支持。

5. 照护服务志愿者

《关于全面推进居家养老服务工作的意见》中明确指出,为老服务不仅要专业化,还要大力发展志愿者,两者结合。凝聚和发挥为老服务志愿者的积极作用,是把为老服务做细、做实的重要条件,我们应该积极创造有利条件,为发展为老服务志愿者组织创设良好的环境。

首先,我们要大力弘扬志愿服务精神,调动社会公众的积极性和主动性,由发动社区中的部分群众和大学生、中学生为主的单一志愿者队伍向包括社会各界人士在内的多元化志愿者队伍迈进,从而倡导全体公民参加为老服务的志愿活动。不仅要号召社会各个领域的志愿者参与进来,为失能老年人提供物质和精神等方面的服务,从而最大限度地节约照护社会救助成本。

其次,要完善志愿服务的激励机制。要为志愿者提供能够丰富他们个人经历以及发展机会的工作,使志愿者在提供服务的过程中发挥一技之长,同时又能充分感受到工作的满足感和成就感。还应制定科学规范的评价标准和考评办法,建立以志愿服务时间和服务质量为主要考核指标的志愿积分制,对志愿者的工作进行有效的评估,及时给予志愿者认可、赞赏和奖励,如在职人员的志愿积分可以在工作考核中予以体现,学生的志愿积分可以在评优评奖中予以体现等。当然,也要对志愿者的工作进行有效的监督,对不能满足要求的志愿者重新分配工作或进行再培训。

第五节　我国城市老年照护社会救助的服务人才队伍建设

任何事业的发展都离不开人才队伍的建设,失能老年人的长期照护服务既具有服务性,更需要照护人员具有一定的专业性,建设一支人员数量充足、结构合理、素质优良的照护服务人才队伍,对提高照护服务质量、全面推进照护社会救助制度的发展具有重大意义。从人力资源管理的角度出发,照护服务人才队伍建设可以分为照护服务人才规划、准入机制、人才培养、激励和使用等部分。

一、照护服务人才规划

(一) 照护服务人才规划的总体要求

首先,应利用政府制定的政策来鼓励和支持照护服务人才队伍的建设,如将照护服务人才的发展问题列入《国家中长期人才发展规划纲要》中,同时地方政府制定《照护服务人才中长期发展规划》以及照护服务人才发展的细则或条例。有必要制定照护服务人员的管理、培养、激励使用、保障措施等方面的制度,如从业资格认证制度、注册管理制度、职业规范制度、教育培训制度、薪酬标准指导制度、考核评价制度等,从而建成一个比较完善的老年照护职业制度体系,保证照护服务人才具有较高的质量。

其次,照护服务人才发展规划的制定需建立在科学统计的基础之上,要建立"双困"老年人的信息库,从"双困"老年人实际需求的角度出发调查照护服务人才在数量和人员素质方面的需求,同时对照护服务人才供给的现状进行调查摸底,了解他们的困难与诉求。只有掌握了这些基础数据,才能对照护服务人才的数量、结构、培养方案、激励机制等有一个科学合理的规划。

(二) 照护服务人才规划的主要内容

1. 扩大照护服务人才规模

在人口老龄化加速、照护服务人员需求量猛增的前提下,再加上照护服务人员的社会认同度和待遇偏低的原因,照护服务人员短缺已经成为我国甚至是世界范围内长期存在的难题。发达国家普遍采用的做法是开出优厚的条件在全球范围内挖掘人才,并加大培养力度,我们也可以借鉴这种人才开发和培养并重的策略,通过多种途径和方法,努力扩大照护服务人才规模。如加大宣传力度,逐渐改变人们对照护服务人员固有的思想观念,让人们意识到照护服务人才是一支专业、极具奉献精神且受人敬仰的队伍,通过创造良好的社会舆论环境吸引更多的人加入照护服务行业;支持护士等专业照护人才走出医院,向社区和家庭等照护领域提供专业的照护人力资源;在大中专院校设立照护服务专业,并对报考该专业的学生给予优惠政策,增加照护专业人才的毕业人数;加大照护服务人才的培养力度,对不同层次的照护服务人员采用不同的培训方式,尤其是要开发利用好我国庞大的"4050"人员,给他们足够的信心和勇气去接纳新知识,接受照护技能培训以满足专业化的要求;探索照护服务专业入学补贴和行业入职补贴政策,吸引更多人加入照护服务人才队伍当中,并采取合理的薪酬和激励机制留住服务人员,保证人才队伍的稳定发展。

2. 优化照护服务人才队伍结构

目前我国的照护服务人才的年龄结构和知识结构都很不合理,总体年龄偏大、专业知识水平偏低。年轻一代文化水平高、观念新、精力旺盛、有魄力、敢于创新,因此应该在国家照护人才队伍规划的基础上,重点培养一批青年照护服务人才,实现老中青配置合理的照护服务人才队伍结构。

3. 提高照护服务人才总体素质

国家应该加大照护服务人才培养方面的投入,制定各种优惠政策鼓励和支持人才的建设和发展,采取有效措施促进照护服务学科的发展,强化师资队伍建设,通过专业教育和在岗培训等完善的人才培养机制全面提高照护服务人员的思想道德素质、照护技能和专业知识水平,从而培养一支德专兼备的照护服务人才队伍。

二、照护服务人才的职业准入制度

目前提供的照护服务多以生活照护等服务性内容为主,但随着失能老年人的增多以及照护服务需求的日益多样化,医疗保健和精神慰藉等专业性照护服务的需求增加,从而对照护服务人员的专业技能和知识水平提出了更高的要求,因此有必要建立照护服务人才的职业准入制度。职业准入制度能够提高人们对照护行业的认可度,提升照护服务者的劳动技能水平,增强其就业能力和适应职业变化的能力,从而提高就业质量并维持就业的稳定性。

应该制定专门的法律或管理办法,建立照护服务人员的职业准入制度,明确照护服务人员的权利、义务和从业规则,维护照护服务人员的合法权益。通过一系列制度对照护服务人员的职业资格作出规定,要求申请人必须参加专门的资格考试,考试合格者注册通过获得职业资格证书后方能从事照护服务相关工作,未获得职业资格证书的人员一律不得从事照护服务工作。资格考试的报考条件是,申请人必须经过专业的知识培训,完成规定学分的学习,或者对申请人的专业教育或从业时间作出规定,受过专业教育或实践经验丰富的人员可以适当地缩短系统培训学习的时间,只要满足一定的标准就可以参加国家资格考试。专业的知识培训内容除了学习职业道德、相关法律法规和老年人照护的基础知识之外,还要学习安全防护、用药、医学护理、急救技术、排泄照料等专业知识和操作技能。同样,考试内容是笔试和实际技能考试相结合,考察理论知识的笔试合格后才有资格参加实际操作技能的考试。

照护服务人员的职业资格可以分为不同的等级,根据其学历、工作实践经历、取得的专业职称等确定不同等级的职业资格。可以将照护服务的需求程度、服务性或专业性要求以及不同职业资格水平的照护服务人员有效结合,做到适才适用、人尽其才,充分发挥不同层次照护服务人员的作用。

三、照护服务人才的教育和培养

通过对正规照护服务人员的教育培养,加强专业技能和知识水平,改进工作方法与技巧,努力建设一支高质量的照护服务人才队伍,是提高照护服务质量的重要保障。

(一) 照护服务人才的培养要求

1. 培养照护服务人员的思想道德素质

照护服务对象是失能老年人这样一个特殊的群体,其在身体健康和心理健康方面都有很大的需求,对照护服务人员的依赖性比较强,照护服务人员的职责不仅仅是提供身体上的照护服务,更重要的是增强老年人快乐生活的信心和能力,不断提高老年人的生命质量、维护老年人的生命尊严。因此照护服务人员必须有足够的爱心和耐心来善待老年人,应树立正确的职业观和思想观念,干一行爱一行,培养他们热爱老年人、甘愿奉献为老服务事业的高尚品德,提高其道德修养。

2. 培养照护服务人员的专业素养

失能老年人有生活照护、医疗保健、安全保障和精神安抚等多方面的服务需求,这就要求照护服务人员必须掌握全面的照护服务专业知识。除了掌握护理技巧、营养保健等护理专业知识以外,还要掌握养老方面的相关法律法规、心理学、伦理学、健康教育、与老年人沟通的技巧和原则等人与社会方面的知识;并且随时学习照护服务方面的新动向、新知识和新方法,从而利用最新的专业知识为失能老年人提供专业的照护服务。

(二) 采用多元化教育模式培养照护服务专业人才

长期照护服务人才包括照护服务员、护士、照护管理人员等正规照护服务人员,以及家属、亲朋或志愿者等非正规照护服务人员。非正规照护服务人员虽然不属于照护方面的职业人员,但在我国的养老服务尤其是家庭养老服务中发挥着重要的作用,他们对养老知识和照护技能的掌握对照护服务效果有着重要的影响;正规照护服务人员是专门从事照护服务职业的工作人员,其专业化程度是衡量整个国家照护服务体系质量和水平的重要因素。鉴于照护内容及照护人员的多元化,照护服务人才的教育也应采取多元化的模式,对非正规照护服务人员进行必要的养老服务意识的培养以及简单的照护知识和技能培训;对正规照护服务人员采用专业教育和职业培训相结合的方式,培养一批高素质的管理、科研和直接实施照护服务的人才。

1. 专业教育

专业教育可以分为职前系统的学校教育和职后的继续教育两种,这两种教育方式都需要在学校接受长时间(如1—3年)的系统学习和教育。应该尽快在高等院校和中等职业学校增设老年照护专业,制定老年照护人才的培养计划和培养方案,设置老年照护相关课程,实行全日制教学,培养中专、专科、本科以及更高学历的照护人才,毕业后获得学历证书和考取各级职业资格证书。

在专业教育中,课程设置是关键,课程内容不仅要让学生了解人的生理、心理和病理变化,而且还要了解人所处的社会环境、人与社会的关系。笔者认为老年照护的课程应分为照护基础学科、照护应用学科和辅助技术学科三项内容(见表8-1)。基础学科主要是照护理论方面的知识,可以分为人文基础学科和自然基础学科。照护服务是一门实践性很强的学问,所以应用学科主要是照护服务实践方面的知识,根据照护服务工作的不同领域,课程设置也会有所侧重。其中,照护管理人员会学习照护管理学、照护教育学等方面的知识;而照护服务人员需要学习照护实际操作方面的知识,目的是让学员学习照护技术、掌握照护技能。辅助技术学科开设的目的主要是借助于统计分析、信息技术处理等现代科学技术方法来解决老年照护的研究和应用中的问题。

表8-1　老年照护的专业课程设置

学科分类		主要课程
基础学科	人文基础学科	照护理论、伦理学、社会学、心理学、营养学、老年法学、管理学等
	自然基础学科	生理学、病理学、解剖学、药理学等
应用学科	照护管理领域	照护管理学、照护教育学等
	照护实践领域	护理学基础(如清洁、饮食、排泄、用药护理等技能知识)、急救护理学、精神护理学、康复护理学等
辅助技术学科		照护统计学、照护信息学等

2. 职业培训

对不适合在学校接受长时间教育的人员(如在职人员或年龄偏大、文化程度较低的服务人员)可以采取职业培训的方式实现其自身的专业化。职业培训的时间一般比较短,时间安排比较灵活,有全日制、部分时间制、工学交替制等形式,教学安排上有集中培训、分散培训、远程教学和自主学习等多种方式。通过职业培训,应该培养出初级、中级、高级等不同层次的照护管理和服务人员,从而满足不同级别照护服务的需要。

职业培训主要包括岗前培训和在岗培训。岗前培训是为了实现我国照护服务人员的日益规范化和专业化,从业人员必须先培训后上岗,目的是让他们尽快进入角色,适应照护服务员的岗位规范和要求;在岗培训则是根据岗位要求所具备的知识和技能而对在岗员工进行的提高教育,目的是进一步提升员工的业务知识和专业技能水平。鉴于我国照护服务人员短缺的现象,国家应该加大培训方面的投入,采取免费或补贴的方式鼓励更多人参加培训。同时,增设有培训资质的机构以满足日益增长的培训需求。加强养老机构、高等教育机构和培训机构之间的合作和交流,使养老机构和教育机构主动参与到照护培训工作当中,最大限度地利用各种培训资源。

培训的主要内容应该涵盖职业素养知识、照护基础知识和照护技能知识。职业素养知识主要包括礼仪、语言和沟通技巧以及岗位要求,培养学员尊老敬老的职业道德和爱岗敬业的职业奉献精神;照护基础知识主要包括老年人基本医学常识和护理、老年人合理营养、安全保护等知识,目的是培养学员掌握必要的照护理论知识;照护技能知识主要培养学员掌握照护失能老年人的各种技能和方法,以满足老年人日常生活照护、常见疾病护理、康复护理与心理护理等需求,从而将学员培养成为合格的老年照护方面的应用型人才。

(三) 采用多种教学方法和手段

照护服务是一个实践性很强的学科,为了提升教育和培训的效果,应该采用以理论讲授为基础、情景模拟教学为辅助、实际操作为重点等灵活多样的教学方法和手段。

美国著名学者爱德加·戴尔提出了"学习金字塔"理论,它用数字形式很好地展示了在不同学习方式下所取得的不同的学习效果(见图 8-2)。听讲最简单,但效果最低,半周左右只能掌握 5%,而通过实际演练或者教别人并马上应用,记忆效果竟然能达到 75% 以上。照护服务是一项复杂的工作,要求照护服务人员必须有足够的应变和解决问题的能力,再加上我国很多照护服务员都是文化程度不高或年龄偏大的人员,灌输式的理论教学很难取得理想的效果,因此应该增加实际演练的教学和学习的时间,变被动学习为主动学习,从而激发学员的学习兴趣,提升教育和培训的效果。

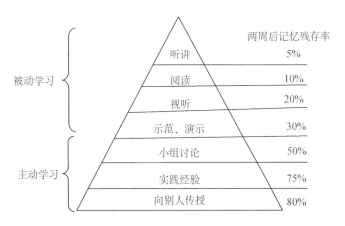

图 8-2　学习的金字塔

资料来源:美国国家训练实验室(National Training Laboratories, Bethel, Manie, USA)。

转引自:白泽政和.日本社会专业性福利职业的历程[R].老年人照护服务专业人才研讨会,2014(5).

在理论教学中,要结合教学内容,多采用多媒体教学法、案例分析法、仿真模型讲解法、启发式教学法等有声有色的教学方法,增强教学内容的生动性、直观性和针对性,同时设计学员的思考问题和表述问题环节,多角度调动学员的学习兴趣和注意力。在实践教学中,可采用小组讨论、角色扮演、益智游戏、床边教学等教学方法,寓学于做,教学说做一体,做到理论和实践的融会贯通,逐渐提高学员的参与意识和学习积极性,最大限度地提升教学和学习的效果。

(四) 加强师资队伍建设

师资队伍的建设是影响教育和培训质量的关键要素,要想迅速发展我国的老年照护专业,必须有计划地培养一支高水平的老年照护师资力量。

首先要将优秀的照护人才选拔到教师的岗位上来,打造专职与兼职相结合的老年照护师资队伍。不仅要有专职的老年照护教师,还可以聘任在医院或其他老年照护领域工作的优秀人员作为兼职教师,同时整合现有师资力量,高校、养老机构、培训机构中的师资可以互相合作,相互聘请,做到理论和实践教学的结合。

其次为提高照护师资队伍的综合素养,提高师资队伍的整体水平,还应采取多样化的师资培养方式。通过帮、扶、带的形式,由教学经验丰富的教师带领年轻教师,从而提高青年教师的教学能力和水平;积极创造条件为教师安排在职培训、继续教育、访问学者、国内国外进修、参加研讨会等多种学习进修机会,以拓宽教师的知识视野,优化教学理念、教学内容和教学方法,促进教师知识、能力和素质的全面发展。

四、照护服务人才的激励和使用

美国心理学家、哈佛大学教授詹姆斯曾提出,一个没有受过激励的员工,仅能发挥其能力的 20%—30%,而受到激励时,能力则可以发挥 80%—90%。照护服务人才短缺的一个很重要的原因是,照护服务人员在这个岗位上所要承担的压力和责任与其得到的地位和待遇是不相称的。缺乏有效的人才激励机制,导致人们一般不愿意选择这个职业,即使选择了这份职业,也往往缺乏工作热情,离职率比较高。鉴于此,应该实施物质和精神等有效的激励机制,从而调动照护服务人员工作的积极性,稳定人才队伍,提高工作效率。

(一)物质激励

国家应该加大对照护服务人才队伍的资金和政策支持,制定照护服务行业的薪酬指导制度,以按劳取酬、以岗定薪等方式健全照护服务人才的薪酬保障机制,从而提高照护服务人员的工资待遇水平,为照护服务人员提供养老、医疗、失业等各项社会保障,解除他们的后顾之忧。可以考虑将照护服务岗位认定为特殊岗位而纳入国家的公益性岗位,照护服务人员享受相应的补贴和政策。建立有效的考核评价机制,对工作卓有成效的照护人员给予奖金、提高工资、带薪休假、免费培训进修等不同形式的物质奖励。

(二)精神激励

从需求的角度来讲,人们更渴望得到尊重和实现自我价值,而现实中照护服务职业及其从业人员还没有得到社会正确的认识和尊重,因此实施精神激励对提高照护服务人员工作的自觉性和积极性有至关重要的作用。首先,要广泛宣传老年照护工作对我国经济社会发展的重要性,提高全社会对照护服务职业及其从业人员的认可和尊重,从而增强照护服务人员的工作责任感;其次,开展各种形式的评选先进活动,通过宣传典型、授予荣誉称号、张贴光荣榜等形式评选奖励工作突出的人员,增强照护服务人员的工作荣誉感;最后,根据照护服务人员的个人素质、能力和发展潜力,对其职业生涯进行设计,努力创造条件拓展其职业发展的空间,从而增强照护服务人员的归属感和工作成就感。

另外,为了规范照护服务人员的行为,除了对照护服务人员进行工作激励之外,还要建立必要的奖惩制度,通过管理层、服务对象及其家属、同事对照护服务人员的知识、能力、服务水平和工作业绩进行全面评价,从而强化照护服务人员的服务意识,保障老年照护的服务质量。

第六节　我国城市老年照护社会救助的质量保障

一、政策支持系统

照护社会救助制度的健康运行需要相关政策和法律法规的支持,没有一个完善的政策和法制环境,照护社会救助制度就难以有效运行。我国目前老年照护社会救助的政策支持方面存在的最大问题是缺乏顶层设计,法制不健全,导致各地救助标准不统一。

(一) 制定照护社会救助的顶层设计方案

我国有人口老龄化速度快、计划生育政策、未富先老等特殊国情,单个家庭人口越来越少,空巢家庭和失能老年人逐渐增多,种种实践证明老年人长期照护已成为一种社会风险,"双困"老年人这个特殊群体的长期照护问题更是需要政府的干预。在国家层面上,政府必须统观社会目前存在的问题,制定一个既考虑过去,又针对当前,还能兼顾未来的照护社会救助的发展目标以及战略性设计。

对于目标定位问题,发达国家的照护社会救助在长期照护制度中有的是占主导地位,有的是占辅助地位。鉴于目前我国的基本国情,长期照护的基础设施以及人力资源都很匮乏,基于保基本、广覆盖的原则,应首先对处于社会底层的最弱势群体给予保障。因此,短期内应该实行以照护社会救助制度为主的长期照护模式,等条件发展成熟了,可以考虑实行以照护社会保险为主、照护社会救助为辅的长期照护模式。

在照护社会救助的顶层设计方面,国家要站在应对人口老龄化战略的高度,有一个统一的规划,在考察现有制度存在问题的基础上,揭示引发问题的深层次矛盾,同时在总结国内外实践经验的基础上,采取循序渐进、分类实施的思路,提出统筹兼顾、具有前瞻性、能够覆盖所有"双困"老年人的照护社会救助制度的总体框架,不仅要明确总体框架重构的指导思想、基本原则、法律基础,还要对资格评估、资金筹集、人力资源建设、服务供给、质量保障等要素的具体内容和要求等作出相应的规定。

（二）完善照护社会救助的法律规范

首先要修改完善《中华人民共和国老年人权益保障法》。这是一部系统规范老年人权益的法律,但由于制定时间已久,对社会出现的新问题可操作性不够,因此应该对其加以补充和完善,将"双困"老年人等特殊群体的特殊权益补充进去,规定国家保障"双困"老年人享有社会养老服务的权利,并明确照护社会救助的具体制度。作为适用于全国范围兼顾前瞻性的老年人权益专项立法,《老年人权益保障法》中的照护社会救助内容应当坚持法制统一与协调发展的原则,既要规定具有普适性的基准,又要为制度实施留有充足的弹性空间。

其次要完善相关配套立法。在照护社会救助服务提供过程中,养老服务机构扮演着重要角色,因此应该完善《养老服务机构管理办法》,有必要由国务院颁布全国统一的《养老服务机构管理办法》,用以规范全国养老服务机构的运行,设置养老服务机构的准入标准和退出机制,加强对养老服务机构的监管力度,从而实现养老服务的规范化和标准化,保障"双困"老年人的养老服务权利。另外,合同法中可以考虑增设养老服务合同,规范老年人入住养老服务机构的合同格式和项目,帮助养老机构和老年人双方规避服务风险。2014年5月1日开始施行的《社会救助暂行办法》没有包含照护社会救助的内容,鉴于目前我国还没有长期照护的专项法律,因此有必要修订《社会救助暂行办法》,建议通过修订该暂行办法的方式增设照护社会救助的内容,以彰显照护社会救助的法定性。

最后要完善地方层面的立法。各地区要在中央立法的基础上,根据自身的经济社会发展水平,制定本地区的实施细则,既要以中央立法为准绳,又要突出地方特色,使得国家层面的规定更加具体、易于操作。

（三）完善照护社会救助的具体制度及相关政策

除了制定法律法规将照护社会救助加以法定化之外,还需要诸多具体制度的构建,以有效实现照护社会救助的权利。

照护社会救助的具体制度可以包括资格审查制度、照护人才培养制度、非正式照护者支持制度、照护需求统计制度、需求评估制度、资金筹集制度、监管制度等。同时，政府也要出台各项优惠扶持政策，尤其是对照护服务机构给予财政税收上的优惠扶持政策，以及在资格审批上的特殊安排，为照护服务人员提供适当的免费培训等优惠政策等。

二、监督管理机制

作为一个系统工程，老年照护社会救助的建设必须有一个强有力的监管机构或监管体制来对照护社会救助的每个子要素的运行效果进行监管，以保证照护社会救助制度的健康运行。

（一）设立监管机构，完善标准规范体系

由于照护社会救助制度的建设既涉及老龄、卫生等长期照护领域的部门，又涉及财政、民政、社会保障等社会救助领域的部门，任何一个单独的政府部门都承担不了照护社会救助的监管责任，同时考虑到建立照护社会救助制度只是我国长期照护发展的近期目标，条件成熟时还会建立照护社会保险制度。因此，为了保持制度上的衔接，应建立一个独立的照护社会救助的监管机构，如分别在中央或地方设立长期照护监督委员会，担负照护社会救助的监管责任；同时要协调好中央和地方的关系，厘清各自的监管重点，如中央层次的监管机构重点监管地方政府在照护社会救助工作中取得的成效和不足，通过监管，对下一步督促地方的照护社会救助工作作出决策。地方层次的监管机构其监管重点在于对照护社会救助制度的各个环节的具体运行情况或是否符合标准规范进行监管。

无规矩不成方圆，建立一套完善的标准规范体系是保证照护社会救助制度正常运行的基础。按照照护社会救助各个子要素的构成，具体的标准规范有救助对象的经济审查标准、照护需求评估标准、照护服务机构设立的标准、照护服务内容的设置标准、照护服务人员的行为规范、照护社会救助资金的筹集使用管理、照护服务质量标准等。标准规范体系的建立，为监管机构实施监管行为提供了方向性的指引，从而保证照护社会救助制度的规范化运行。

（二）监管内容

照护社会救助每个环节的运行情况都在监管对象当中，根据照护社会救助的构成，本书列出了如下一些监管项目（见表8-2）。

表 8-2 城市老年照护社会救助的监管内容

监管项目	是否符合要求
政府的绩效	政策是否得到落实,照护社会救助工作取得的成效
救助对象的经济资格审查	经济资格审查程序是否合规
救助对象的照护需求评估	照护需求评估过程是否合规、评估标准是否科学、评估机构和评估人员是否权威、专业
照护服务内容	照护服务内容的设置是否满足服务使用者的需求
照护服务机构	照护服务机构资质是否达标,围绕硬件设施、人员配备、规章制度建设、服务内容和质量等方面进行督查
照护服务质量	服务使用者及其家属的满意度
照护服务人员	照护服务人员是否具有从业资格或资质是否达标、其服务行为是否符合行为规范要求
人才队伍建设	照护服务人才规划、准入机制、人才培养、激励和使用等是否完备

1. 对政府绩效的监管

由于政府部门的决策是否科学、工作落实和执行是否到位,直接影响着整个照护社会救助制度的健康发展,因此这一项目主要是对政府尤其是地方政府对照护社会救助政策的落实情况以及取得的成效进行的监督。对政府资金投入和使用、实施细则或标准规范制定、目标实现程度(如照护社会救助的覆盖率、救助标准等)、政府职能履行情况等方面进行全面检查,进一步督促政府改进决策内容和管理方式,促进照护社会救助制度的持续健康发展。

2. 对救助对象资格审查的监管

救助对象的资格审查包括经济资格审查和照护需求评估两个方面。

能否通过经济资格审查,直接关系着照护社会救助申请对象的经济利益,因此应严把经济审查关,按照经济资格审查的标准严查申请对象是否符合收入财产限额标准、经济资格审查的程序是否合规,杜绝弄虚作假行为。通过经济资格审查环节的监督,对救助对象准确界定和动态管理,保证底线公平,实现救助对象的"不应保不保、应保尽保",使救助资金的去向合理。

前文详细阐述了照护需求评估的程序及评估标准,因此照护需求评估环节的监督重点在于:监督照护需求评估的过程是否按照标准程序运行;评估标准是否全面、准确、有效;评估机构和评估人员是否权威、专业;得出的评估结果是否客观、科学。

3. 对照护服务机构的监管

照护服务机构的规范发展是老年人长期照护服务供给的基本保证,关系到老年人能够得到合理的照护。对照护服务机构监督的重点在于检查其资质是否达标,主要围绕照护服务机构的硬件设施、规章制度建设、人员配备、提供服务内容和质量等方面展开。其中,硬件设施的督查指标有场地面积、服务覆盖率、床位数量、环境位置要求、建筑结构等;规章制度建设主要督查各类人员服务机构管理办法、工作职责、岗位规范、内部质量控制、档案管理等制度是否完备;人员配备的督查指标有人员资质、从业人数与服务人数比例等;服务内容和质量方面主要督查照护服务的种类、价格、内容、操作等是否规范,以及服务使用者的满意度如何等。指标如岗位规范、受理申请、个案资料、咨询服务、准入评审.监督检查、服务评估及满意度调查等,都需要进行分类。

4. 对人才队伍建设的监管

人才队伍建设方面的监管主要围绕照护服务人才规划、准入机制、人才培养、激励和使用等方面展开。照护服务人才规划方面主要督查人才数量、队伍结构和总体素质是否能够满足当前照护社会救助服务的需求;职业准入方面督查是否建立了照护服务人员的职业准入制度,从业资格取得的程序设置要求是否合理;人才培养方面主要督查照护服务人才的教育和培养机制是否完备,能否满足社会的教育培训需求,教育和培训的内容、方法等是否合理,以及督查师资队伍建设情况;激励和使用方面主要督查是否采取了有力的人才激励和使用机制,降低照护服务岗位的离职率、稳定人才队伍是否得到保证等。

(三) 监督方式

1. 政府主管部门的定期和不定期监督

政府主管部门如长期照护管理委员会组织人员采用定期和不定期监督的方式开展监督工作,对纳入监督检查的事项,实行定期逐级上报。为了避免被督查对象在监督工作之前弄虚作假,可以不定期对服务机构、服务人员和服务对象进行抽查和暗访,并通过与服务对象访谈来了解其接受服务的满意度,从而最真实地了解照护社会救助工作的运行情况。

2. 社会的随时监督

社会监督就是推进政府和服务提供机构及时对外公开运作信息,进行透明化运作,接受社会监督。政府和服务提供机构要向社会公众及时公布照护社会救助的资源投入、项目实施和服务内容等情况,来自公众的咨询和评议要及时接受,服务监督渠道保持顺畅,社会大众的意见和建议积极采纳。媒体是信息量大、面广、导向威慑强,应该充分发挥网站和各类新闻媒体的监督作用,对照护社会救助的政策实施和运行情况随时进行监督,从而对监督对象形成强有力的约束和激励。

在监督检查的基础上,要进一步明确责任追究的范围、内容和方式,对出现的问题随时提出整改意见,并根据问题的严重程度和对社会的影响追究机构或个人的责任;对于照护社会救助工作取得成效的机构或个人,给予资金补助、评优评奖等奖励。

第七节 本 章 小 结

本章在总结国内外老年照护社会救助经验的基础上,重构了由救助对象、救助标准、资格评估、资金筹集、服务提供、人才队伍建设、质量保障七大子要素共同支撑的城市老年照护社会救助框架。

首先,本章阐述了照护社会救助框架重构的基本原则,指出重构照护社会救助框架必须坚持政府主导、主体多元化、保障水平适度、实用性和法制化原则,才能保证照护社会救助制度的健康、长效发展。

其次,详细论述了照护需求评估、资金筹集、服务提供、人才队伍建设、质量保障等重构照护社会救助框架的子要素。

在照护需求评估方面,为实现照护需求评估结果的科学公正以及保持评估的权威性、执行性和专业性,需制定一套科学的照护需求评估标准,建立一个独立、公正、专业的养老服务需求评估机构,由跨学科、专业性强并与利益相关者分开的照护需求评估者,遵循严格的照护需求评估程序去执行照护需求评估工作。

在资金筹集方面,要坚持资金筹集多元化的原则,在保证持续稳定的政府财政投入的前提下,努力依靠福利彩票和社会力量筹集照护社会救助资金。建立中央级的财政预算,充分发挥国家对社会救助政策执行的宏观调控作用。同时,各级政府也要将照护社会救助资金纳入政府公共的财政预算中,设定固定的支出比例和递增机制,为照护社会救助制度提供稳定的财政来源,保证制度的可持续发展。

在服务提供方面,要积极整合各方照护资源,为"双困"老年人提供生活照护、安全保障、医疗保健和精神保健等切实符合老年人实际需求的服务内容。应在地区之间、管理部门之间和服务机构之间建立联动机制和协调机制,从制度上保证服务资源整合的运行。调动政府、社区、服务机构、服务人员、非正式照护者、志愿者等多方供给主体的力量,整合照护服务的人力资源。

在人才队伍建设方面,要从照护服务人才规划、准入机制、人才培养、激励和使用等方面去加强照护服务的人力资源建设,建设一支人员数量充足、结构合理、素质优良的照护服务人才队伍,以实现照护服务质量的不断提高。

在质量保障方面,主要从政策支持和监督管理机制的完善两个方面来论述如何保障照护社会救助制度的质量。首先要制定一个既考虑过去,又针对当前,还能兼顾未来的照护社会救助的发展目标以及战略性设计,完善照护社会救助方面的法律法规,制定资格审查制度、照护人才培养制度、需求评估制度、资金筹集制度、监管制度等制度,出台优惠扶持政策等;其次要设立照护社会救助的监管机构、完善标准规范体系,通过政府主管部门的定期不定期监督和社会大众的随时监督的方式,对照护社会救助制度的各个子要素的具体运行情况进行监督管理。通过完善照护社会救助制度的质量保障机制,实现照护社会救助制度的规范、健康和持续运行。

第九章 总结与展望

第一节 主要研究结论

随着我国人口老龄化进程的加快,以及家庭结构核心化、女性劳动参与率提高、子女数量逐渐减少等,继养老保障、医疗保障等老年保障的两大支柱之后,失能老年人的长期照护问题正对国家的社会发展和家庭生活产生着深刻的影响。以"双困"老年人为保障对象的照护社会救助制度,将是保障社会成员生存权利的最后一道防线,是社会保障体系的最后一道安全网。在长期照护服务体系尚未建立、照护服务资源有限的背景下,优先建立照护社会救助制度,夯实长期照护服务的保障底线,是国家和社会完善养老保障机制、破解养老困局的关键,也是本书研究的出发点。

本书以奥瑞姆自护理论、罗尔斯的正义论、需求层次理论和福利多元主义理论为理论依据,在文献研究的基础上,综合运用统计分析、比较研究和模型分析方法等多种手段,对我国照护社会救助的供给需求状况进行全面系统的梳理,在借鉴国外经验和预测照护社会救助总需求的基础上,探索重构了能够满足"双困"老年人最低照护服务需求、具有可行性并且能在全国通用的城市老年照护社会救助框架。

具体而言,本书研究的主要结论包括以下四点。

一、我国城市"双困"老年人对长期照护的需求日益增长,但照护供给明显不足

伴随着老龄化、高龄化程度的日益加重,我国失能老年人占总人口的比重在逐渐提高,失能老年人的规模在不断扩大。加上家庭结构、观念习惯等因素的变化,大量失能老年人的存在对我国经济和社会提出了更多和更高的照护服务要

求。就全球范围内而言,我国照护服务压力最大,因为中国的失能老年人最多。同时,政府部门、研究机构和部分学者根据不同的贫困标准、调查统计数据及测算方法,对我国城市老年贫困人口的规模及老年贫困率都进行了估计,说明我国的老年贫困现象严重。不断扩大的失能老年人口和老年贫困人口规模,使得"双困"老年人对长期照护的需求日益增长。

通过考察我国当前城市老年照护社会救助的相关政策,以及各地区开展的照护社会救助工作,在城市老年照护社会救助的对象、标准、资格评估和服务提供等方面进行比较,发现我国的照护社会救助供给不足,存在着如下问题。

第一,我国城市老年照护社会救助覆盖范围比较小。目前我国城市老年照护社会救助的对象各地标准不一,一般是从年龄、户籍、经济能力、自理能力、是否独居或是否有人照护、是否有过特殊贡献等方面来加以界定,但总体来说覆盖范围还很小,属地化管理使得人户分离的老年人是享受不到当地照护社会救助待遇的,而且处于低保边缘的老年人很少覆盖到。粗略估计,如果低保老年人的失能率为20%的话,那么全国只有23.59%的低保老年人得到了照护社会救助;如果按照30%的失能率计算的话,照护社会救助的覆盖率更低,仅为15.72%,而84.28%的"双困"老年人却没有得到照护社会救助。

第二,照护社会救助的救助标准低,根本满足不了"双困"老年人的最低照护需求。目前各地照护社会救助的标准差异很大,标准制定时比较随意,没有依据或方法可循。

第三,照护社会救助的服务内容存在供需矛盾。目前,照护社会救助提供的服务内容单一或层次较低,缺乏对"双困"老年人医疗康复和精神慰藉方面的服务供给。另外,照护服务可及性比较差,照护服务的实际利用和老年人的需求之间依然存在着矛盾。

第四,照护需求评估体系不健全。没有科学、规范的养老服务需求评估流程,难以保证评估过程的有效运行;没有独立、专业的养老服务需求评估机构,难以保证评估结果的客观公正;没有一批专业、合格的评估队伍,难以保证评估结果的质量。

第五,照护社会救助的服务队伍匮乏。当前而言,数量和质量都有待提高。养老服务管理人员数量少、专业化水平低,养老照护员严重短缺、整体素质不高、梯队建设不够已经成为我国养老服务发展中的一个难题。

第六,服务设施不到位。目前,我国失能老年人辅助器具尤其是技术含量比较高的辅助器具的应用还不广泛,各地的照护社会救助也没有为双困老年人提供辅助器具的政策,这不仅降低了老年人的生活质量,也加重了照护者的照护负担。

第七,地区间发展不平衡。无论是救助范围、救助水平还是服务内容各城市之间都存在着很大的差异,发展水平很不平衡。

第八,照护社会救助的监督管理体系不健全。我国目前不论是在法律法规的建设方面,还是照护服务第三方监管(如行业协会等)的自律约束方面,都缺乏一套完善的监督管理体系。

二、导致照护服务供给不足的原因

第一,缺乏顶层设计,法制不健全,导致各地标准不统一。各地都是根据自己的实际情况酌情开展照护社会救助工作,这就出现了有的城市还处于制度空白阶段、城市之间标准不统一、照护社会救助待遇差距过大等问题。照护社会救助政策的制定都太过于笼统,大多表现为粗线条、概述化的规定,缺少政策上的细化或实施细则,在实践中也得不到很好的落实。

第二,资金筹集渠道单一,财政支持有限。大部分城市仅靠财政和福利彩票公益金来提供照护社会救助资金,用于支付对"双困"老年人的照护救助待遇、照护机构的建设运营费用和照护员的工资待遇等。没有社会力量的参与,直接影响着照护社会救助的持久性和长效性。另外,照护社会救助的资金来源需要从长计议,需要制度性安排,要与财政预算、财政投入等统筹考虑。

第三,系统资源未能有效整合。这包括:服务资源不能有效整合,不同的养老服务间还未建立正常的流动和转接制度,无法实现对"双困"老年人的持续照护服务;机构或部门之间的资源不能有效整合,无法建立部门之间的联动和协调机制,缺乏信息沟通和分享;地区之间的资源不能有效整合,导致人户分离的"双困"老年人既无法享受到户籍所在地的照护社会救助,也无法享受到居住地的照护社会救助。

第四,照护服务提供过程的科学化、规范化欠缺。在服务设计环节,服务项目的设定存在比较大的随意性,有的服务项目跟"双困"老年人的期望差距很大,导致现实中照护服务的可及性比较差;在服务执行环节,没有一个规范化的安排,缺乏对照护员的岗前培训;在服务质量监督环节,缺少对服务质量的评价监督制度。

第五,养老照护工作风险高、强度大、照护员的待遇低、社会地位低和政府的培训机制不健全。养老照护工作的突发性和不可预见性问题发生率高,照护员要承受巨大的责任压力和精神压力,导致其职业风险越来越高,工作压力尤其是心理压力越来越大。照护员大多是临时工,执行城市最低工资标准,工资水平普遍偏低。受传统观念的影响,社会上一直存在着重医轻护的偏见,照护员的职业还没有被人们正确认识,国家也没有明确养老照护员的职业特征,养老照护员被多数人等同于家政服务人员来对待,社会认同度很低。对照护员培训的时间比较短,培训内容比较肤浅,专业性不强,系统化、连续性的培训机制目前还没有建立起来。

三、通过预测认为满足我国未来城市老年照护社会救助的需求在财务上是具备可行性的

马尔科夫模型考虑了失能状态间的转移概率,且 CHARLS 可以为我们提供比较全面的个体微观数据及跟踪数据,因此本书选用了马尔科夫模型来预测照护社会救助人数。通过照护社会救助人数、人均救助标准以及最低小时工资标准预测得出我国未来城市"双困"老年人所需的照护社会救助费用。

本书假定了三种情况下的财政增长率。在 11% 的财政收入增长率情况下,2020 年照护社会救助费用在财政支出中所占的比重为 0.16%—0.31%,在2030 年老龄化程度最严重的阶段比重为 0.21%—0.41%。在 5% 的财政收入增长率情况下,2020 年照护社会救助费用在财政支出中所占的比重在 0.19%—0.37%,在 2030 年仅为 0.44%—0.84%。可见,我国财政收入对于本书预测的老年照护社会救助费用具有较强承受能力。

四、重构城市老年照护社会救助框架

第一,照护社会救助的救助对象和救助标准。我国城市老年照护社会救助的救助对象为"两类六档"老年人,具体救助标准:针对 1.5 倍低保收入以下的老年人,政府全额救助,对轻度失能、中度失能和重度失能老年人分别给予的人均照护时间为每月 25 小时、50 小时和 90 小时;针对 1.5—2.5 倍低保收入的老年人,政府负担 50%,即对轻度失能、中度失能和重度失能老年人分别给予的人均照护时间为每月 12.5 小时、25 小时和 45 小时。

第二,照护社会救助的资格评估。"双困老年人"的经济状况资格评估将以城市居民最低生活保障制度的经济状况审查为依据。评估照护社会救助服务需

求的评估流程应该遵循效率和质量双重保障的原则,结合老年人的实际情况即老年人对照护服务的需求程度,可以划分为申请、初步筛选、简单评估、复杂评估和复检评估等不同的环节。为了实现照护需求评估结果的科学公正性,必须从评估的权威性、执行性和专业性出发,科学选择照护需求评估者,建立一个包括社会的、医疗的、心理的、精神的、营养的、康复的等各学科的专家在内的跨学科、多维度的评估团队。评估者不仅要跨学科、专业性强,还要与利益相关者分开,建立具有公益性质、不以营利为目的、独立公正的第三方照护需求评估机构。为了充分利用有限的照护社会救助资源,满足不同能力等级的老年人对照护服务的需求,尤其是避免对地域间流动的老年人的照护需求进行不必要的重复评估,非常有必要在全国制定一个统一、规范的老年人照护需求评估标准,科学划分老年人的照护需求等级。

第三,照护社会救助的资金筹集。多元化筹集照护社会救助的资金,努力拓宽照护社会救助资金的筹集渠道。要加大政府财政的投入力度,建立持续稳定的财政投入机制。建立中央级的财政预算,各级政府也要对照护社会救助的资金制定长期性的制度安排,纳入政府公共的财政预算中,设定固定的支出比例和递增机制,为照护社会救助制度提供稳定的财政来源。继续加大福利彩票公益金在照护社会救助方面的投入力度,积极地创造条件,开发照护社会救助资源,利用优惠政策吸引社会资金投入养老服务事业当中,完善个人和社会的捐赠机制,鼓励社会力量提供资金。

第四,照护社会救助的服务提供。进一步细化服务内容,看清新形势,摸索时代特征,适应各个类型的"双困"老年人的差异化、多样化需求。根据老年人的实际需求,为"双困"老年人提供生活照护、安全保障、医疗保健和精神慰藉四方面的照护服务,在每一类服务内容里,照护社会救助的服务项目和服务水平是低于照护保障制度的。同时积极整合照护服务资源,在地区之间、管理部门之间和服务机构之间建立联动机制和协调机制,从制度上保证服务资源整合的运行;调动政府、社区、服务机构、非正式照护者、志愿者等多方供给主体的力量,整合照护服务的人力资源。

第五,建设一支人员数量充足、结构合理、素质优良的照护服务人才队伍。科学统计照护服务人才需求数量,将照护服务人才队伍建设纳入国家长期规划中,扩大照护服务人才的规模,优化照护服务人才队伍结构,提高照护服务人才总体素质。制定专门的法律法规或管理办法,建立、完善照护服务人员的职业准入制度、相关权利、相关义务和从业规则,维护照护服务人员的合法权益。通过专业教育、职业培训等多元化教育模式,采用以理论讲授为基础、情景模拟教学为辅助、实际操作为重点等灵活多样的教学方法和手段,培养素质优良的照护服务人才。

第六,照护社会救助的质量保障。首先要制定一个既考虑过去,又针对当前,还能兼顾未来的照护社会救助的发展目标以及战略性设计,完善照护社会救助方面的法律法规,制定资格审查制度、照护人才培养制度、需求评估制度、资金筹集制度、监管制度等制度,出台优惠扶持政策等;其次要设立照护社会救助的监管机构、完善标准规范体系,通过政府主管部门的定期不定期监督和社会大众的随时监督的方式,对照护社会救助框架的各个子要素的具体运行情况进行监督管理。通过完善照护社会救助的质量保障机制,实现照护社会救助的规范、健康和持续运行。

总之,作为养老制度的重要配套,照护社会救助制度发挥了完善养老保障体系、弘扬敬老爱老传统美德、树立新的养老观念等多种功能。正如《北京市老年人养老服务补贴津贴管理实施办法》中的规定,我们要"以习近平新时代中国特色社会主义思想为指导,牢固树立以人民为中心的发展理念""以老年人需求为导向,提高老年人照顾服务水平为目标",通过借鉴他国有利经验,建立和完善我国照护社会救助制度,让"双困"老年人更有获得感和幸福感。

第二节　主要创新点、不足之处及未来的研究方向

一、主要创新点

实施城市老年人的照护社会救助是城市老年人口社会救助的重要内容,也是缓解城市老年支出型贫困、促进社会公平的有效手段。目前对有关城市老年照护社会救助的地方性试点探索较多,如我国超过一半的省区市已经制定实施照护社会救助的相关政策,但是对适于全国推广实施的制度顶层设计的研究却比较少,大部分研究还是停留在对照护社会救助的定性研究层面,从定量的角度研究照护社会救助的则很少。本书试图利用微观和宏观相结合的方式重构一个适合在全国推广实施的老年照护社会救助框架,创新主要有以下三点。

第一,从社会救助角度深入研究"双困"老年人的长期照护问题。

老年人长期照护问题成为社会问题的时间相较于其他社会保障问题比较短，它是继养老保障、医疗保障之后的又一重大民生问题，国内对长期照护保障制度的研究尚属于起步阶段。城市老年照护社会救助在长期照护保障制度中起到了兜底作用，是从社会救助的角度深入研究长期照护保障问题，国内在这方面的研究还很少，因此本书研究城市老年照护社会救助问题属于社会的前沿问题，立意新颖。

第二，运用马尔科夫模型预测照护社会救助费用是本书的创新点。

对"双困"老年人数量的预测是一项复杂的工作，本书利用中国健康与养老追踪调查中大量的基础数据，运用了马尔科夫模型预测方法对我国城市老年人的失能状态转移概率进行了计算，进而对我国未来城市老年人口失能率、失能老年人口数量、"双困"老年人的数量及所需的照护社会救助费用进行了一系列的预测。目前我国城市老年照护社会救助尚缺乏定量研究，在这样的情况下本书对城市老年照护社会救助费用进行预测是重要的创新。

第三，重构城市老年照护社会救助框架是本书的创新点。

相对于中国人口老龄化的快速发展而言，目前中国对长期照护保障的内容及规范运行研究和实践都显得过于迟缓，本书是在缺乏照护社会救助顶层设计的背景下，对"双困"老年人照护社会救助的需求供给状况及存在的问题和原因进行充分分析，界定了救助对象的范围和救助标准，针对 2.5 倍低保收入以下的"两类六档"老年人，根据收入和失能程度实施六个档次的照护社会救助。同时在一系列预测的基础上，重构了既适应我国社会经济发展水平，又能满足"双困"老年人最低照护保障需求的照护社会救助框架，对以后我国长期照护保障体系的框架构建，有一定的前瞻性；对我国政府的未来相关政策尤其是公共管理政策的制定也具有一定的战略指导意义，这是本书的核心内容，也是重要的创新之处。

二、不足之处及未来的研究方向

第一，定量研究在注重运用正确的研究方法的同时，基础数据的掌握也很关键。由于照护社会救助是对"双困"老年人实施的救助，统计部门的数据不完整难以真正反映"双困"老年人的总体需求。本书只能利用现有的样本调查数据，来预测"双困"老年人数量及照护社会救助总费用，与实际情况的误差可能在所难免。未来将完善方法、挖掘数据、加强实证。

第二，由于城市老年照护社会救助框架的重构是一项既庞大又复杂的系统工程,主要涵盖了各个领域,如卫生部门、医疗部门、民政部门、财政部门、教育培训部门等,需要统一协调、互相配合、互相支持,更需要从法律法规和相关制度层面予以规范和指导,不可急于求成、一蹴而就,因此研究照护社会救助任重而道远。加之笔者的能力和精力有限,针对现有问题而提出的对策还存在不完善、欠全面之处,希望今后有更多的学者更加深入地研究下去,更期盼政府能真正从思想上重视,理顺管理体制,加大投入力度,让"双困"老年人多一份满足,少一份无助,实现人人能够安享晚年的美好愿景!

参 考 文 献

一、中文参考文献

(一) 著作类

［1］习近平.习近平谈治国理政[M].外文出版社,2014.

［2］中共中央宣传部.习近平总书记系列重要讲话读本[M].学习出版社、人民出版社,2016.

［3］中共中央文献研究室.习近平总书记重要讲话文章选编[M].中央文献出版社、党建读物出版社,2016.

［4］习近平.决胜全面小康社会夺取新时代中国特色社会主义伟大胜利——在中国共产党第十九次全国代表大会上的报告(2017年10月18日)[M].人民出版社,2017.

［5］曹信邦.中国失能老人长期护理保险制度研究[M].社会科学文献出版社,2016.

［6］曾毅.老年人口家庭、健康与照料需求成本研究[M].科学出版社,2010.

［7］程勇.21世纪的朝阳产业——老龄产业[M].华龄出版社,2001.

［8］戴卫东.中国长期护理保险制度构建研究[M].人民出版社,2012.

［9］凡勃伦.有闲阶级论[M].蔡受百,译.商务印书馆,1964.

［10］胡鞍钢,等.2030中国:迈向共同富裕[M].中国人民大学出版社,2011.

［11］吉尔伯特.社会福利政策导论[M],黄晨熹,等译.华东理工大学出版社,2003.

［12］景天魁.底线公平:和谐社会的基础[M].北京师范大学出版社,2009.

［13］蓝淑慧,鲁道夫·特劳普-梅茨,丁纯.老年人护理与护理保险——中国、德国和日本的模式及案例[M].上海社会科学院出版社,2010.

［14］李本公.中国人口老龄化发展趋势百年预测[M].华龄出版社,2007.

［15］李培林,李强,孙立平,等.中国社会分层[M].社会科学文献出版社,2004.

［16］米红,纪敏,刘卫国.青岛市长期护理保险研究[M].中国劳动社会保障出版社,2019.

［17］米什拉.资本主义社会的福利国家[M].郑秉文,译.法律出版社,2003.

［18］裴晓梅,房莉杰.老年长期照护导论[M].社会科学文献出版社,2010.

［19］肖云.中国失能老人长期照护服务问题研究[M].中国社会科学出版社,2017.

［20］姚玲珍.德国社会保障制度[M].上海人民出版社,2011.

［21］钟仁耀.社会救助与社会福利[M].上海财经大学出版社,2009.

(二) 学术期刊类

[22] 习近平. 关于全面建成小康社会补短板问题[J]. 求是,2020(11).

[23] 白桦,张同春,王珣.全国城乡贫困老年人状况调查研究项目总报告[J].老龄问题研究,2004(4).

[24] 曾毅,顾大男,兰德.健康期望寿命估算方法的拓展及其在中国高龄老人研究中的应用[J].中国人口科学,2007(6).

[25] 陈友华.居家养老及其相关的几个问题[J].人口学刊,2012(4).

[26] 陈卓颐,陈伟然.我国养老护理员队伍建设现状与对策[J].长沙民政职业技术学院学报,2009(4).

[27] 戴卫东.德国护理保险介绍[J].中华护理杂志,2007(1).

[28] 党俊武.长期照护服务体系是应对未来失能老年人危机的根本出路[J].人口与发展,2009(4).

[29] 丁盛清,张妙方.江苏养老护理业现状及其对策研究[J].江南论坛,2004(4).

[30] 董红亚.我国养老服务补贴制度的源起和发展路径[J].中州学刊,2014(8).

[31] 杜鹏,李强.1994—2004 年中国老年人的生活自理预期寿命及其变化[J].人口研究,2006(5).

[32] 冯倩.社会排斥理论研究综述[J].中共桂林市委党校学报,2010(1).

[33] 盖昭华.德国老人如何养老[J].现代班组,2013(11).

[34] 高春凤.居家养老(助残)服务券——实践居家养老模式之探索[J].北京建筑工程学院学报,2011(2).

[35] 高灵芝.论老年弱势群体社会支持体系的构建[J].理论学刊,2003(4).

[36] 顾大男,柳玉芝.老年人照料需要与照料费用最新研究述评[J].西北人口,2008(1).

[37] 关信平,郑飞北,肖萌.社会救助筹资及经费管理模式的国际比较[J].社会保障研究,2009(1).

[38] 桂世勋.上海市少子老龄化与可持续发展[J].市场与人口分析,2005(5).

[39] 桂世勋.21 世纪上海城市老人家庭护理需求与对策[J].人口与计划生育,2002(2).

[40] 桂世勋.上海城市社区为老服务资源整合研究[J].华东师范大学学报(哲学社会科学版),2004(1).

[41] 桂世勋.上海市人口老龄化与养老服务体系建设[J].上海金融学院学报,2011(4).

[42] 桂世勋.上海市老年保障与可持续发展[J].华东师范大学学报(哲学社会科学版),1999(2).

[43] 桂世勋.中国高龄老年人口生活质量研究[J].南方人口,2001(4).

[44] 桂世勋.中国高龄老人长期护理问题的思考[J].中国人口科学,2004(1).

[45] 桂世勋,等.长者友善社区建设:一项来自上海的经验研究[J]. 人口学刊,2010(4).

[46] 郭红艳,等.美国养老机构服务质量评价的特点及启示[J].中华护理杂志,2013(7).

[47] 郭士征.国外老年护理服务制度的发展现状与经验教训[J].外国经济与管理,1997(4).

[48] 和红.德国社会长期护理保险制度改革及其启示:基于福利治理视角[J].德国研究,2016(3).

[49] 何荣.居家养老是我区城镇养老的最佳模式选择[J].新疆社科论坛,2005(6).

[50] 何文炯.老年照护服务补助制度与成本分析[J].行政管理改革,2014(10).

[51] 何玉东,孙湜溪.美国长期护理保障制度改革及其对我国的启示[J].保险研究,2011(10).

[52] 胡良喜.社工对香港社区照顾服务资助券的建议[J].中国社会工作,2012(5).

[53] 胡苏云.老年护理保险制度的建立研究——上海个案分析[J].上海金融学院学报,2011(6).

[54] 蒋承,等.中国老年人照料成本研究——多状态生命表方法[J].人口研究,2009(3).

[55] 蒋永康.德国护理保险法及给我们的启示[J].社会,1997(6).

[56] 焦红霞,袁力.中美护理本科教育课程设置的比较及启示[J].全科护理,2010(25).

[57] 金旭旭,等.日本护理保险制度的发展及借鉴[J].中国证券期货,2012(9).

[58] 景天魁.大力推进与国情相适应的社会保障制度建设——构建底线公平的福利模式[J].理论前沿,2007(18).

[59] 拉尔夫·格茨,海因茨·罗特岗,苏健.德国长期护理保险制度变迁:财政和社会政策交互视角[J].江海学刊,2015(5).

[60] 李保平.西方社会排斥理论的分析模式及其启示[J].吉林大学社会科学学报,2008(2).

[61] 李春静,等.英国老年护理院管理对发展我国老年护理院的启示[J].护理研究,2012(29).

[62] 李虹.澳大利亚的家庭老年护理服务与我国养老服务体系的建立和完善[J].医院管理论坛,2004(8).

[63] 李强,汤哲.多状态生命表法在老年人健康预期寿命研究中的应用[J].中国人口科学,2002(6).

[64] 李绍军,王汝芬,郑瑜.医疗救助试点城市贫困人群疾病经济风险分析[J].中国初级卫生保健,2009(1).

[65] 李玉玲.我国老年弱势群体的现状及救助对策分析[J].西北人口,2007(2).

[66] 刘成军,叶盛,陶红,等.上海市浦东新区某地区老年人卫生服务公平性研究[J].中国卫生资源,2010(5).

[67] 刘婕,楼玮群.完善上海居家高龄失能老人亲属照顾者的社会支持系统[J].华东师范大学学报(哲学社会科学版),2012(1).

[68] 刘晶.城市社区生活不能自理老人居家养老生活质量评估指标体系探索[J].人口学刊,2005(1).

[69] 刘丽娟,任为民,王悦."空巢"对上海市老年人健康与卫生服务利用公平性的影响[J].中

国卫生事业管理,2011(9).

[70] 刘涛.联邦德国的老年防贫体系:社会救助制度的动态扩展与增量扩容[J].社会保障评论,2017(2).

[71] 刘薇,吴欣娟,曹晶.从美国的全方位养老服务项目看国内社区老年护理模式的发展[J].中华现代护理杂志,2009(36).

[72] 刘笑梦.由澳大利亚的养老护理及教育引发的思考[J].中华护理教育,2009(7).

[73] 刘雪琴,李漓,Keela H.美国老年护理的发展经验对中国护理的启示[J].中华护理杂志,2005(12).

[74] 卢慧芳,王惠珍,高钰琳.国内外养老机构护理分级现状[J].护理研究,2006(11).

[75] 罗楠,张永春.居家养老的优势和政府财政支持优化方案研究——以西安市为分析样本[J].福建论坛(人文社会科学版),2012(5).

[76] 米红,杨贞贞.老年残疾人居家养老服务补贴模式创新与实证研究[J].残疾人研究,2011(2).

[77] 穆光宗.解析"老年弱势群体"[J].社会科学论坛,2005(3).

[78] 彭华民,黄叶青.福利多元主义:福利提供从国家到多元部门的转型[J].南开学报(哲学社会科学版),2006(6).

[79] 彭华民.福利三角:一个社会政策分析的范式[J].社会学研究,2006(4).

[80] 彭荣.基于马尔科夫模型的老年人口护理需求分析[J].统计与信息论坛,2009(3).

[81] 钱宁."社区照顾"的社会福利政策导向及其"以人为本"的价值取向[J].思想战线,2004(6).

[82] 乔晓春,等.对中国老年贫困人口的估计[J].人口研究,2005(2).

[83] 秦勃.我国居家养老服务体系建设的难点及其突破[J].中南林业科技大学学报(社会科学版),2012(6).

[84] 苏健.德国长期护理保险制度:演化历程、总体成效及其启示[J].南京社会科学,2019(12).

[85] 孙陆军,张恺悌.中国城市老年人贫困问题[J].人口与经济,2003(5).

[86] 田申.我国老年人口长期护理需要与利用现状分析[J].中国公共卫生管理,2005(1).

[87] 王波.上海市困难老人生活照料服务补贴的可行性研究[J].华东理工大学学报(社会科学版),2004(3).

[88] 王德文,张恺悌.中国老年人口的生活状况与贫困发生率估计[J].中国人口科学,2005(1).

[89] 王杰领.国外护理救助发展现状与中国的探索[J].社会福利(理论版),2018(6).

[90] 王裔艳,赵环.香港护老者支援服务研究[J].人口与发展,2008(5).

[91] 王裔艳.澳大利亚居家服务体系研究[J].人口与发展,2011(5).

[92] 王裔艳.西方社会福利的三种分析框架[J].人口与发展,2010(6).

[93] 王裔艳.英国居家照料服务及其对我国的启示[J].人口与发展,2012(6).

[94] 伍小兰.中国老年人口收入差异研究[J].人口学刊,2008(1).

[95] 徐蔚.我国城市社区老年人健康状况评价及医疗服务需求调查[J].中国全科医学,2010(25).

[96] 许振明.完善城市老年弱势群体医疗保障机制探讨——基于兰州市老年低保人员医保状况调查[J].甘肃社会科学,2004(5).

[97] 杨福彬,仲春."居家养老"模式升华"六化"战略清除发展障碍[J].今日科苑,2003(6).

[98] 杨立雄.中国老年贫困人口规模研究[J].人口学刊,2011(4).

[99] 杨玲,刘远立.美国医疗救助制度及其启示[J].武汉大学学报(哲学社会科学版),2010(5).

[100] 杨贞贞,米红.中国老年人不健康寿命变动的分状态贡献率研究[J].南方人口,2013(5).

[101] 易景娜,陈利群,贾守梅,等.390名社区居家高龄老年人生活质量现状及影响因素分析[J].全科护理,2011(32).

[102] 于学军.我国人口规模及增长速度的新变化对经济社会发展的影响[J].人口研究,2010(5).

[103] 岳颂东.日本老年护理保险制度及对我国的启示[J].调查研究报告,2007(252).

[104] 赵秋成、杨秀凌.养老服务社会救助:一种必要的制度安排[J].大连海事大学学报(社会科学版),2014(4).

[105] 张赛军.居家养老服务:社会养老服务的另一根支柱[J].上海改革,2001(1).

[106] 张旭升.日本老年护理发展历程的启示[J].中国社会导刊,2008(3).

[107] 张萱.日本护理救助制度的介绍与分析[J].东南亚纵横,2009(6).

[108] 张盈华,杜跃平. 中国养老保险制度实施中的困境与问题分析[J]. 西北大学学报(哲学社会科学版),2007(1).

[109] 张盈华. 老年长期照护的风险属性与政府职能定位:国际的经验[J].西北大学学报(哲学社会科学版),2012(5).

[110] 张正宝.澳大利亚的医学教育[J].卫生职业教育,2004(19).

[111] 钟仁耀.上海老年长期照护服务供需矛盾分析[J].上海金融学院学报,2011(5).

[112] 钟仁耀.我国老年护理救助的供需状况分析[J].社会保障研究,2011(2).

[113] 周静.培训养老护理员适应养老事业发展[J].江苏卫生保健,2011(2).

[114] 周俊山.以房养老方式的住房释放金额比较[J].社会保障研究,2012(2).

[115] 朱铭来,宋占军.未来"老护"之路的设计走向[J].中国社会保障,2011(2).

(三) 学位论文类

[116] 安婧.社会主义和谐社会背景下城市老年弱势群体的社会保障问题研究[D].武汉理工

大学,2007.

[117] 陈琼.适度普惠福利制度下北京社区养老服务体系构建[D].中国青年政治学院,2012.

[118] 陈亚鹏.上海市老年弱势群体的社区照顾体系研究[D].上海交通大学,2009.

[119] 曹煜玲.中国城市养老服务体系研究——以大连市为调查分析样本[D].华东理工大学,2011.

[120] 党俊武.中国城镇长期照料服务体系研究[D].南开大学,2007.

[121] 段培新.上海市老年照护社会救助需求状况与对策研究[D].华东师范大学,2014.

[122] 付红丽.大连市沙河口区居家养老模式研究[D].大连理工大学,2009.

[123] 胡娟.上海市不同老年群体居家养老服务需求与对策研究[D].上海社会科学院,2008.

[124] 荆涛.长期护理保险研究[D].对外经济贸易大学,2005.

[125] 李维洁.城市老年人长期护理需求调查及服务体系探讨[D].东南大学,2004.

[126] 刘柏惠.中国老年照料服务体系分析与重建[D].上海财经大学,2012.

[127] 刘倩.浅议我国护理保险制度的构建[D].河北师范大学,2011.

[128] 李新刚.城市社区养老服务的需求调查及对策分析——以青岛市人和路社区为例[D].西南交通大学,2011.

[129] 吕津.中国城市老年人口居家养老服务管理体系的研究[D].吉林大学,2010.

[130] 祁峰.和谐社会视域下中国城市居家养老研究[D].大连海事大学,2010.

[131] 石宝雅.中国老年贫困人口问题研究[D].东北财经大学,2006.

[132] 石梅华.社会分层视角下我国城市居家养老服务问题研究——以长春市为例[D].长春工业大学,2011.

[133] 田青.老人社区照料服务:基于福利多元主义的比较研究[D].华东师范大学,2010.

[134] 田申.北京市东城区老年人口长期护理服务需要及利用现状分析[D].北京大学,2004.

[135] 仝利民.日本护理保险制度及其对上海的启示[D].华东师范大学,2008.

[136] 王迪.长期护理保险体制的国际比较——基于德国、日本和美国模式的绩效评价[D].复旦大学,2014.

[137] 王石泉.中国老年社会保障制度与服务体系的重建[D].复旦大学,2004.

[138] 杨盛花.制度分析理论视角下我国高校教学管理制度研究[D].湖南大学,2008.

[139] 张萱.日本护理保险的经验教训及其对上海的启示[D].华东师范大学,2010.

[140] 章晓懿.城市社区居家养老服务质量研究[D].江苏大学,2012.

二、英文参考文献

(一)著作类

[1] Anne Tumlinson, Scott Woods, Avalere Health LLC. Long term-care in America: An Introduction [M]. Washington DC: Avalere Health LLC,2007.

［2］Antonio Brettschneider, Ute Klammer. Lebenswege in Die Altersarmut: Biografische Analysen und sozialpoli-tische Perspektiven［M］.Berlin: Duncker & Humblot, 2016.

［3］Barresi C M, Stull D E. Ethnicity and Long-Term Care[M]. NewYork: Springer Publishing Co,1998:3-21.

［4］Barresi C, Stull D. Long-term Care[M]. NewYork: Springer Publishing Company,1993.

［5］Bayley M. Mental Handicap and Community Care[M]. London: Routledge & Kegan Paul,1973.

［6］Burau V, Theobald H, Robert H. Governing Home Care: A Cross-National Comparison [M]. UK:Edward Elgar,2007.

［7］Busse R, Riesberg A. Health Care Systems in Transition: Germany[M].Copenhagen: WHO Regional Office for Europe,2004.

［8］Colombo F, et al. Help Wanted? Providing and Paying for Long-Term Care[M].OECD Publishing,2011.

［9］Corens D. Health System Review: Belgium[M].Copenhagen:WHO Regional Office for Europe,2007.

［10］Fradkin L G, Health A. Caregiving of Older Adults[M]. California: ABC—CLIO, Inc., 1992.

［11］Gallo J J, Reichel W, et al. Handbook of Geriatric Assessment[M]. Maryland:Aspen Publishers,1988.

［12］Grossman M. The Demand for Health: A Theoretical and Empirical Investigation[M]. NewYork: Columbia University Press,1972.

［13］Hofmarcher M. Health System Review: Australia[M]. Copenhagen: WHO Regional Office for Europe, 2006.

［14］Jetse Sprey. Fashioning Family Theory: New Approaches[M]. CA:Sage Publications Inc,1990.

［15］Kane R A, Kane R L, Ladd R C. The Heart of Long-Term Care[M]. Oxford:Oxford University Press Inc,1998.

［16］Kane R A,Kane R L. Long Term Care: Principles, Programs, and Policies[M].New York: Springer Publishing Company,1987.

［17］Mary J G, Donald L R. Comparing Long Term Care in Germany and The United States: What can we learn from each other? [M].Washington DC: AARP Public Policy Institute,2007:68.

［18］Moroney Robert M. Caring and Competent Caregivers[M].Georgia: The University of Georgia Press,1998.

[19] Nicholas A B. The Economics of The Welfare State [M]. Stanford University Press, 1998,6.

[20] Roberts M J, Berman P. Getting Health Reform Right-A Guide to Improving Performance and Equity [M]. New York: Oxford University Press, 2004:153-189.

[21] Thomas Klie, Utz Krahmer. Sozialgesetzbuch XI-Soziale Pflegeversicherung Lehr- und Praxiskommentar (LPK-SGB XI). 4. Auflage [M]. Baden: Nomos, 2014.

[22] Wanless D. Securing Good Care for Older People: Taking a Long-Term View[M]. London: King's Fund, 2006.

[23] Watson J. Assessing and Measuring Caring in Nursing and Health Science[M]. New York: Springer Publishing Company, 2000.

(二) 期刊类

[24] Abrams P. Community Care: Some Research Problems and Priorities[J]. Policy and Politics, 1977(6).

[25] Adam Davey, Demi Patsios. Formal and Informal Community Care to Older Adults: Comparative Analysis of the United States and Great Britain[J]. Journal of Family and Economic, 1999(20).

[26] Adam Wagstaff, Eddy van Doorslaer. Measuring and testing for inequity in the delivery of health care[J]. Journal of Human Resource, 2000(4).

[27] Adelina Comas-Herrera, Raphael Wittenberg, Linda Pickard. The Long Road to Universalism? Recent Developments in the Financing of Long-term Care in England[J]. Social Policy & Administration, 2010(8).

[28] Adrienne Curry. Case Studies: Innovation in Public Service Management [J]. Managing Service Quality. 1999,9(3).

[29] Anne Doyle. Managed Care for the Elderly in the United States: Outcomes To-Date and Potential for Future Growth[J]. Health Policy, 1997(9).

[30] Asberg K H. The Common Language of Katz's Index of ADL in Six Studies of Aged and Disabled Patients[J]. Journal of Caring Sciences, 1988,2(4).

[31] Asiah N, et al. Parents Perceived Service Quality: Satisfaction and Trust of Childcare Centre: Implication on Loyalty[J]. International Review of Business Research Papers, 2009,5(5).

[32] Babakus E, Boller G W. An Empirical Assessment of the SERVQUAL Scale[J]. Journal of Business Research, 1992,24(3).

[33] Baldock J, Evers A. Innovations and Care of The Elderly: The Cutting Edge of Change for Social Welfare Systems—Examples from Sweden, the Netherlands and the United

Kingdom[J]. Ageing and Society,1992(12).

[34] Bartlett H, Phillips D R. Ageing and Aged Care in the People's Republic of China: National and Local Issues and Perspectives[J]. Health Place,1997,3(3).

[35] Bass D M, Noelker L S. The Influence of Family Caregiver on Elder's Use of In-home Service: An Expanded Conceptual Framework[J]. Journal of Health and Social Behavior. 1987,28(2).

[36] Benbow S M, Jolley D J. Provision of Residential Care for Vulnerable Old People[J]. Journal of Mental Health,1994(6).

[37] Berkman L F, Syme S L. Social Networks, Host Resistance and Mortality: a Nine-year Follow-up Study of Alameda County Residents [J]. American Journal Epidemiology, 1979,109(2).

[38] Bolin K, Lindgren B, Lundborg P. Informal and Formal Care among Single-Living Elderly in Europe[J]. Health Economics,2008(3).

[39] Bolton R N, Drew J H. A Multistage Model of Consumers, Assessments of Service Quality and Value[J]. Journal of Consumer Research,1991,17(4).

[40] Boulding W, Kalra A, Staelin R. A Dynamic Process Model of Service Quality: From Exceptions to Behavioral Intentions[J]. Journal of Marketing Research,1993,30(1).

[41] Brown J B, Finkelstein A. Why Is the Market for Long-term Care Insurance So Small? [J]. Journal of Public Economics,2007,91(10).

[42] Brown T J, Churvchill G A, Peter J P. Improving the Measurement of Service Quality [J]. Journal of Retailing,1993,69(1).

[43] Bruce Jones. Actuarial Calculations Using A Markov Model[J]. Transactions of Society of Actuaries,1994(46).

[44] Carmen J M. Consumer Perceptions of Service Quality: An Assessment of the SERVQUAL Dimensions[J]. Journal of Retailing, 1990(66).

[45] Caro L M, Garcia J. Measuring Perceived Service Quality in Urgent Transport Service [J]. Journal of Retailing and Consumer Services,2007,14(1).

[46] Chan W S, Li S H, Fong P W. An Actuarial Analysis of Long-Term Care Demand in Hong Kong[J]. Geriatrics & Gerontology International,2004(9).

[47] Claudia Vogel, Andreas Motel-Klingebiel. Altern im sozialen Wandel:Die Rückkehr der Altersarmut? [J]. Wiesbaden,Springer Fachmedien Wiesbaden, 2013(23).

[48] Collier J E, Bienstock C C. Measuring Service Quality in E-Retailing [J]. Journal of Service Research,2006,8(3).

[49] Crimmins E M, Saito Y, Ingegneri D. Changes in Life Expectancy and Disability—Free

Life Expectancy in the United States[J]. Population and Development Review,1989(15).

[50] Dooghe Gilbert. Informal Caregivers of Elderly People: An European Review[J]. Aging and Society,1992(12).

[51] Edwards, Douglas J. CBO:Private LTC Insurance Being Crowded Out by Medicaid[J]. Nursing Homes,2004,53(6).

[52] Effinger P B. Welfare State Policies and the Development of Care Arrangements[J]. European Societies,2005(2).

[53] Eldon L, Wegner. Restructuring Care for the Elderly in Germany[J]. Current Sociology, 2001,49(3).

[54] Elliott, Kevin M. SERVPERF versus SERVQUAL:A Marketing Management Dilemma When Assessing Service Quality[J]. Journal of Marketing Management,1994,4(2).

[55] Fukawa T. Household Projection and Its Application to Health/Long-Term Care Expenditures in Japan Using IANHSIM[J]. Social Science Computer Review,2011(1).

[56] Fukawa T. Household Projection and Its Application to Health/Long-Term Care Expenditures in Japan Using IANHSIM[J]. Social Science Computer Review,2011(1).

[57] Garvin D A. Competing on the Eight Dimensions of Quality[J]. Harvard Business Review.1987,65(6).

[58] Gordon, Murray. A Guide to Understanding Long-term Care Insurance[J]. Employment Benefits Journal,2001,26(3).

[59] Grout, P A,Stevens M. Financing and Managing Public Service: An Assessment[J]. Oxford Review of Economics Policy,2003,19(2).

[60] Hämel, K. Öffnung und Engagement. Altenpflegeheime zwischen staatlicher Regulierung, Wettbewerb und zivilgesellschaftlicher Einbettung [J]. Wiesbaden: VS Verlag für Sozialwissenschaften. 2012(18).

[61] Harbaugh C W, West L A. Aging Trends: China [J]. Journal of Cross-Cultural Gerontology, 1993(8).

[62] Heinz Rothgang. Social Insurance for Long-term Care: An Evaluation of the German Models[J]. Social Policy & Administration, 2010, 44(4).

[63] Hideki Ariizumi. Effect of Public Long-term Care Insurance on Consumption, Medical Care Demand, and Welfare[J]. Journal of Health Economics, 2008(27).

[64] Hillel Schmid. The Israeli Long-term Care Insurance Law: Selected Issues in Providing Home Care Services to the Frail Elderly [J]. Health and Social Care in the Community, 2004, 13(3).

[65] J. C. Campbell, N. Ikegami, M. J. Gibson. Lessons from Public Long-term Care

Insurance in Germany and Japan[J]. Health Affairs, 2010(29).

[66] Jesus R, Mark W. Paid and Unpaid Support Received by Co-Resident Informal Caregivers Attending to Community-Dwelling Older Adults in Spain[J]. European Journal of Ageing, 2011(8).

[67] Joshua M, Alison E. Public and Private Responsibilities: Home and Community-Based Services in the United Kingdom and Germany[J]. Journal of Aging and Health, 1999, 11(3).

[68] Kam P K. Empowering Elderly People: A Community Work Approach[J]. Community Development Journal, 1996, 31(3).

[69] Karlsson M, et al. Future Costs for Long-Term Care: Cost Projections for Long-Term Care for Older People in the United Kingdom[J]. Health Policy, 2006(75).

[70] Liu K, Manton K G, Aragon C. Changes in Home Care Use by Disabled Elderly Persons:1982-1994[J]. Journal of Gerontology, 2000, 55(4).

[71] Mathers C D, Robine J M. How Good is Sullivan's Method for Monitoring Changes in Population Health Expectancies? [J]. Journal of Epidemiology and Community Health, 1997, 51(1).

[72] Meinow B, Kareholt I, Lagergren M. According to Need? Predicting the Amount of Municipal Home Help Allocated to Elderly Recipients in An Urban Area of Sweden[J]. Health and Social Care in the Community, 2005(13).

[73] Mikiya Sato, et al. The Effect of a Subsidy Policy on the Utilization of Community Care Services under a Public Long-Term Care Insurance Program in Rural Japan[J]. Health Policy, 2006, 77(1).

[74] Motel K A, et al. Welfare States Do not Crowd Out the Family: Evidence for Mixed Responsibility from Comparative Analyses[J]. Aging and Society, 2005(25).

[75] Nadash P, Doty P, Schwanenflügel Matthias. The German Long-Term Care Insurance Program: Evolution and Recent Developments[J]. Gerontologist, 2017, 57(5).

[76] OECD. Projecting OECD Health and Long-Term Care Expenditures: What Are the Main Drivers[J]. Economics Department Working Papers, 2006(477).

[77] Oliver R L.Measurement and Evaluation of Satisfaction Processes in Retail Settings [J]. Journal of Retailing, 1981, 57(3).

[78] Olson P. Caregiving and Long-Term Health Care in the People's Republic of China[J]. Journal of Aging and Social Policy, 1993, 5(1).

[79] Parasuramn A, Berry Leonard L, Zeithaml Valarie A. Refinement and Reassessment of the SERVQUAL Scale[J]. Journal of Retailing, 1991, 67(4).

［80］Parasuramn A，Berry Leonard L，Zeithaml Valarie A. A Conceptual Model of Service Quality and Its Implication for Future Research ［J］. Journal of Marketing，1985(49).

［81］Pidd Mike. Perversity in Public Service Performance Measurement［J］. International Journal of Productivity and Performance Managent，2005，54(5).

［82］Pillermer Karl，Macadam M，Wolf R S. Services to Families with Dependent Elders［J］. Journal of Aging & Social Policy，1989(1).

［83］Sally Redfern，et al. Work Satisfaction，Stress，Quality of Care and Morale of Older People in Nursing Home［J］. Health and Social Care in the Community，2002，10(6).

［84］Sergi J M，Cristina V P. The Trade-Off between Formal and Informal Care in Spain［J］. The European Journal of Health Economics，2012，13(4).

［85］Shelley，White M，Robin R. Trade-Offs between Formal Home Health Care and Informal Family Caregiving［J］. Journal of Family and Economic Issues，2004，25(3).

［86］Sherry A C. Client-Centred，Community-Based Care for Frail Seniors［J］. Health and Social Care in the Community，2002，11(3).

［87］Stabile M，Laporte A，Peter C. Household Responses to Public Home Care Programs ［J］. Journal of Health Economics，2006(7).

［88］Stueker，H. Long Term Care Insurance Germany［J］. EU-China social reform co-operation project，2009(7).

［89］Tao Liu. Nursing Care for Elderly People in Germany and China：A Bilateral Comparison and Exploration of Policy Transfer［J］. Journal of Nursing and Care，2014(3).

［90］Wager R，William C. A New Image for Long-term Care［J］. Healthcare Financial Management，2004，58(4).

［91］Waston J. Caring Knowledge and Informed Moral Passion ［J］. Advances in Nursing Science，1990，13(1).

［92］Wooldridge J，Schore J. The Evaluation of the National Long Term Care Demonstration：The Effect of Channeling on the Use of Nursing Homes，Hospitals，and Other Medical Services ［J］. Health Services Research，1988，23(1).

［93］Xenia S A. Social Security for Dependent Persons in Germany and other Countries：Between Tradition and Innovation［J］. International Social Security Review，1995(1).

［94］Xie H，Chaussalet T J，Millard P H. A Continuous Time Markov Model for the Length of Stay of Elderly People in Institutional Long-Term Care［J］. Journal of the Royal Statistical Society，2005(1).

附　　录

附录一：巴氏量表

项目	分数	内容
一、进食	10	自己在合理的时间(约 10 秒钟吃一口)可用筷子取食眼前食物,若需使用进食辅具,会自行取用,不需协助
	5	需别人协助取用或切好食物或协助取用进食辅具
	0	无法自行取食
二、移位 (包含由床上平躺到坐起,并可由床移位至轮椅)	15	可自行坐起,且由床移位至椅子或轮椅,不需协助,包括轮椅刹车及移开脚踏板,且没有安全上的顾虑
	10	在上述移位过程中,需有些协助(如:予以轻扶以保持平衡)或提醒或有安全上的顾虑
	5	可自行坐起但需别人协助才能移位至椅子
	0	需别人协助才能坐起,或需两人帮忙方可移位
三、个人卫生 (包含刷牙、洗脸、洗手及梳头发和刮胡子)	5	可自行刷牙、洗脸、洗手及梳头发和刮胡子
	0	需别人协助才能完成上述盥洗项目
四、如厕 (包括穿脱衣物、擦拭、冲水)	10	可自行上下马桶,便后清洁,不会弄脏衣裤,且没有安全上的顾虑。若使用便盆,可自行取放并清洗干净
	5	在上述如厕过程中需协助保持平衡、整理衣物或使用卫生纸
	0	无法自行完成如厕过程
五、洗澡	5	可自行完成盆浴或淋浴
	0	需别人协助才能完成盆浴或淋浴

(续表)

项目	分数	内容
六、平地走动	15	使用或不使用辅具(包括戴支架假肢或无轮子之助行器)皆可独立行走50米以上
	10	需要稍微扶持或口头教导方向可行走50米以上
	5	虽无法行走,但可独立操作轮椅或电动轮椅(包括转弯、进门及接近桌子、床沿)并可推行50米以上
	0	需要别人帮忙
七、上下楼梯	10	可自行上下楼梯(可抓扶手或用拐杖)
	5	需要稍微扶持或口头指导
	0	无法上下楼梯
八、穿脱衣裤鞋袜	10	可自行穿脱衣裤鞋袜,必要时使用辅具
	5	在别人帮忙下,可自行完成一半以上动作
	0	完全需要别人帮忙
九、大便控制	10	不会失禁,必要时会自行使用塞剂
	5	偶尔会失禁(每周不超过1次),使用塞剂时需要别人帮忙
	0	失禁或需要灌肠
十、小便控制	10	日夜皆不会尿失禁,必要时会自动使用并清理尿布尿套
	5	偶尔会失禁(每周不超过1次),使用尿布尿套时需要别人帮忙
	0	失禁或需要导尿
总分		

附录二：中国健康与养老追踪调查问卷节选部分

2008 年中国健康与养老追踪调查预调查问卷(节选)

下面我们想了解一下您日常生活的情况。请问您目前是否因为身体、精神、情感或者记忆方面的原因导致完成下面我们提到的一些日常行为有困难？我们指的"困难"不包括那些预计三个月内能够解决的困难。

CB009.请问您是否因为健康和记忆的原因,自己穿衣服有困难？穿衣服包括从衣橱中拿出衣服,穿上衣服,扣上纽扣,系紧腰带。

(1) 没有困难　　　　　　(2) 有困难　　　　　　(3) 无法完成

CB010.请问您是否因为健康和记忆的原因,洗澡有困难？

(1) 没有困难　　　　　　(2) 有困难　　　　　　(3) 无法完成

CB011. 请问您是否因为健康和记忆的原因,自己吃饭有困难,比如自己夹菜？(定义:当饭菜准备好以后,自己吃饭定义为用餐。)

(1) 没有困难　　　　　　(2) 有困难　　　　　　(3) 无法完成

CB012. 您起床、下床有没有困难？

(1) 没有困难　　　　　　(2) 有困难　　　　　　(3) 无法完成

CB013. 请问您是否因为健康和记忆的原因,上厕所有困难,包括蹲下、站起？

(1) 没有困难　　　　　　(2) 有困难　　　　　　(3) 无法完成

CB014. 请问您是否因为健康和记忆的原因,大小便不能自理？(自己能够使用尿导管或者尿袋算能够控制自理。)

(1) 没有困难　　　　　　(2) 有困难　　　　　　(3) 无法完成

2011 年中国健康与养老追踪调查全国问卷(节选)

下面我们想了解一下您日常生活的情况。请问您目前是否因为身体、精神、情感或者记忆方面的原因导致完成下面我们提到的一些日常行为有困难？我们指的"困难"不包括那些预计三个月内能够解决的困难。

DB010.请问您是否因为健康和记忆的原因,自己穿衣服有困难？穿衣服包括从衣橱中拿出衣服,穿上衣服,扣上纽扣,系上腰带。

(1) 没有困难　　　　　　　　(2) 有困难但仍可以完成

(3) 有困难,需要帮助　　　　(4) 无法完成

DB011.请问您是否因为健康和记忆的原因,洗澡有困难?

(1) 没有困难　　　　　　　　(2) 有困难但仍可以完成

(3) 有困难,需要帮助　　　　(4) 无法完成

DB012. 请问您是否因为健康和记忆的原因,自己吃饭有困难,比如自己夹菜?(当饭菜准备好以后,自己吃饭定义为用餐。)

(1) 没有困难　　　　　　　　(2) 有困难但仍可以完成

(3) 有困难,需要帮助　　　　(4) 无法完成

DB013. 您起床、下床有没有困难?

(1) 没有困难　　　　　　　　(2) 有困难但仍可以完成

(3) 有困难,需要帮助　　　　(4) 无法完成

DB014. 请问您是否因为健康和记忆的原因,上厕所有困难,包括蹲下、站起?

(1) 没有困难　　　　　　　　(2) 有困难但仍可以完成

(3) 有困难,需要帮助　　　　(4) 无法完成

DB015. 请问您是否因为健康和记忆的原因,控制大小便有困难?(自己能够使用尿导管或者尿袋算能够控制自理。)

(1) 没有困难　　　　　　　　(2) 有困难但仍可以完成

(3) 有困难,需要帮助　　　　(4) 无法完成

附录三:我国城市老年照护社会救助访谈提纲

我国城市老年照护社会救助访谈提纲

访谈时间:

访谈地点:

访谈对象:民政局、街道或居委会的基层管理人员

访谈内容:

1. 贫困老年人、失能老年人概况。

2. 照护社会救助对象的范围。

3. 实际救助的"双困"老年人人数、标准。

4. 请简单介绍有关照护社会救助的相关政策(特有的、针对性的政策)。

5. 对目前的照护社会救助政策有些什么看法?

6. 如何对"双困"老年人进行经济审查和照护需求评估?

7. 为"双困"老年人提供的照护服务都有哪些? 请简单介绍。

8. 为"双困"老年人提供的照护服务是否公开、宣传,老年人是否知晓?

9. 照护服务人员拥有与此工作相关的职业资格证书情况。

10. 是否对照护服务人员进行职业技能培训(哪一级政府部门培训、费用谁出、效果谁来鉴定、培训的频次、是否有淘汰机制)?

11. 是否有其他社会组织、志愿者来此开展为老服务工作?

12. 照护社会救助的资金安排是怎样的(省级、市级、区县、街道、社区、社会捐赠等不同的制度安排)?

13. 在为老服务管理工作过程中,哪些方面还需要加强或需要引起重视?

14. 您认为目前照护社会救助面临哪些困难? 如何解决这些问题?

15. 照护社会救助在未来将如何规划或发展?

附录四:我国城市(未包括港澳台地区)老年照护社会救助政策汇总表

表 1　东部沿海地带老年照护社会救助政策汇总表

城市	救助对象	身体或收入状况		救助标准	救助内容或方式	备注
北京	困难老年人养老服务补贴。发放给低保、低收入、计划生育特殊家庭等困难老年人,用于日常照料等生活性服务补贴	低保		300 元/月	按月发放,可以用已持有的"北京通一养老助残卡"、"北京通一民政一卡通"等作为养老服务补贴津贴发放的账户	补贴经费由市、区财政和福利彩票公益金按照 1∶1∶2 的比例分别负担
		低收入(未享受低保)		200 元/月		
		计生特殊家庭且不符合低保、低收入的老年人		100 元/月		
	失能老年人护理补贴。发放给重度失能或持有相应残疾证的老年人,用于因生活自理能力缺失而产生的长期照护补贴	重度失能		600 元/月		
		中度失能		400 元/月		
		轻度失能		200 元/月		
	高龄老年人津贴。发放给 80 周岁及以上的老年人,用于养老服务消费特别是生活照料护理服务	80～89 岁		100 元/月		
		90～99 岁		500 元/月		
		年满 100 岁		800 元/月		

政策来源:《关于印发〈北京市老年人养老服务补贴津贴管理实施办法〉的通知》(京民养发〔2019〕160 号)

天津	享受城市最低生活保障待遇,特困救助和抚恤补助优抚对象中 60 岁以上需要生活照料的老年人	轻度失能		200 元/月	现金形式发放	
		中度失能		400 元/月		
		重度失能		600 元/月		

政策来源:《关于明确我市居家养老服务〈护理〉补贴有关事项的通知》(津民发〔2019〕41 号)

(续表)

城市	救助对象	身体或收入状况	救助标准	救助内容或方式	备注
河北石家庄	具有石家庄市区户籍且在石家庄市区内居住的60周岁及以上的"三无"老年人、低保老年人、社会孤老、重度失能老年人和90周岁及以上高龄老年人	"三无"老年人	300元/月	以虚拟服务额度形式发放到个人专属账户	市、区两级财政以1:1比例承担。政府购买服务卡中资金数额,半年度清零
		低保老人	100元/月		
		社会孤老	200元/月		
		重度失能老年人	500元/月		
		高龄老年人	200元/月		
		计生特殊家庭	200元/月		

政策来源:《关于印发〈石家庄市困难老年人社区居家养老服务补贴制度实施方案〉的通知》(石民政〔2018〕18号)

城市	救助对象	身体或收入状况	救助标准	救助内容或方式	备注
辽宁沈阳	城乡低保、低保边缘户和计划生育特殊家庭中的失能失智老年人	失能失智老年人	30—45小时居家养老服务/月	采取政府购买服务等方式,提供助餐、助洁、助医、助急等定制服务	以户籍为基础,实行属地化管理,保障资金由市、区(市)两级财政县1:1配比

政策来源:《沈阳市居家养老服务条例》(2019年10月1日起施行)

城市	救助对象	身体或收入状况	救助标准	救助内容或方式	备注
上海	最低生活保障家庭的老年人	照护一级	960元/月	非现金形式的补贴券(卡)	市、区两级财政1:1比例分担
		照护二级至四级	896元/月		
		照护五级至六级	640元/月		
	低收入人家庭的老年人	照护一级	768元/月		
		照护二级至四级	640元/月		
		照护五级至六级	384元/月		
	年满80周岁且本人月收入低于上年度城镇企业月平均养老金的老年人	照护一级	480元/月		

政策来源:《关于调整本市养老服务补贴标准的通知》(沪民规〔2019〕2号);《上海市民政局 上海市财政局 关于进一步调整本市养老服务补贴政策的通知》(沪民规〔2018〕1号)

（续表）

城市	救助对象	身体或收入状况	救助标准	救助内容或方式	备注
江苏南京	60周岁以上特困供养人员（失能、半失能、失智的低保及低保边缘的老年人；经济困难的失能、半失能老年人；70周岁及以上的失能、半失能计生特扶老年人；失能、半失能计生特扶老年人	半失能	400元/月	助老服务券	失能、失智低保老年人，入住养老院每月减免800元。失能、失智低保人、入住养老院边缘户老年人、入住养老院每月减免400元
		失能	700元/月		
政策来源：《关于健全完善养老服务补贴的通知》（宁民福〔2018〕301号）；《关于调整养老服务补贴的通知》（宁民财〔2017〕79号）					
浙江杭州	最低生活保障家庭中的失能、失智老年人（一类补贴对象）；独居、空巢、孤寡老年人，或80岁以上高龄老年人，或市级以上劳模、重点优抚对象、纯居干、失独、归侨等特殊贡献老年人或特殊困难老年人，且与配偶平均月收入或退休金或养老保险金在3 000元/月及以下（二类补贴对象）	重度依赖	入住养老机构：每人每年12 000元；居家养老服务：每人每年4 800元	一类补贴对象入住养老机构的，其本人的低保金低保金计入养老服务补贴；居家接受服务的，其本人的低保金不计入养老服务补贴	为一类补贴对象提供养老服务补贴，省级财政按"三类六档"进行补助；为二类补贴对象提供养老服务补贴，省级财政采取以奖代补方式给予适当支持
		由各区、县（市）根据本年度政府购买服务人数比例、按照护理需求评估从高到低的原则确定	不低于每人每年1 000元，老年人如同时列入两类补贴对象的，实际补贴标准为享受两人经评估后补贴标准之和的80%		
政策来源：《杭州市民政局 杭州市财政局关于印发〈杭州市养老服务补贴制度实施意见〉的通知》（杭民发〔2013〕329号）					
福建厦门	城镇最低生活保障家庭低收入家庭中的失能和半失能老年人	失能、半失能	400元/月	护理补贴不支付给个人，而是由民政部门根据养老服务方式分别支付给相应的养老服务机构或居家养老服务企业或机构	保障资金由各区财政负担

（续表）

城市	救助对象	身体或收入状况	救助标准	救助内容或方式	备注
山东济南	孤寡老年人、失能和半失能困难老年人，80周岁以上空巢低收入老年人	失能和半失能	每人每月服务 20 小时，按照济南市城市最低工资标准计算	免费安装为老服务"贴心一键通"	市级留成使用的福利彩票公益金用于社会养老服务体系建设的比例不得低于50%
广东深圳	低保及低保边缘家庭、计划生育特殊家庭、重点优抚对象中的老年人	中度失能	640 元/月	电子服务券	
		重度失能	850 元/月		
	普通老年人	中度失能	450 元/月		
		重度失能	600 元/月		
政策来源：《深圳市老年人照护补贴管理办法（征求意见稿）》（2019 年 9 月 18 日）					
海南三亚	凡具有三亚市户籍，60 周岁以上的特困供养人员，70 周岁以上享受城乡低保困难的空巢、独居、失独等孤寡困难家庭老年人，70 周岁以上享受城乡低保的特殊困难家庭，子女残疾重病老年人，特等或一等革命伤残军人家属老年人	全部	每人每月补贴 900 元（30 个小时）	代市券	
	具有三亚市户籍，60—69 周岁享受城乡低保家庭老年人的空巢、独居、失独等孤寡困难老年人；60—69 周岁享受城乡低保、重病无力承担赡养义务的特殊困难家庭老年人；80 周岁以上的老年人	全部	每人每月补贴 450 元（10 个小时）		
政策来源：《三亚市人民政府关于印发〈三亚市推进社区居家养老服务工作实施意见〉的通知》（三府〔2018〕82 号）					

表 2　中部地带老年照护社会救助政策汇总表

城市	救助对象	身体状况	救助标准	救助内容或方式	备注
山西大原	城市"三无"老年人、农村"五保"老年人、城市低保老年人或因意外导致生活特别困难的老年人、城市丧失劳动能力的一、二级残疾老年人或独生子女为丧失劳动能力、失独老年人的老年人、失独老年人、享受国家定期抚恤抚助的城市重点抚恤高龄老年人、荣获市级及以上劳动模范称号、因公致残或见义勇为伤残等对社会作出突出贡献人员中失能或高龄老年人	全部	100 元/每户每月	社区服务卡	补贴费用一年内有效,不会出现"当月不用、下月作废"的情况
政策来源:《太原市人民政府办公厅关于印发〈太原市政府购买养老服务实施暂行办法〉的通知》(并政办发〔2016〕53 号)					
吉林长春	"三无"老年人、失独贫困老年人、低保家庭、低保边缘家庭 重点优抚对象家庭中空巢老年人,曾或者仅与重度残疾子女共同居住的空巢老年人,获市级以上劳动模范荣誉称号的空巢老年人	失能	200 元/月	养老服务券	当月未消费完毕的费用,可转到下个月继续使用,但不能累计到第三个月
政策来源:《关于规范政府购买养老服务工作的通知》(长民规〔2018〕1 号)					
黑龙江哈尔滨	居住且户籍在本市市区 65 周岁(含)65 周岁以上的城乡低保家庭、低收入家庭的独居、空巢老年人及失能半失能老年人	失能、半失能	200 元/月	社会化发放形式按月发放	以户籍为基础,属地化管理,保障资金由同级财政负担
政策来源:《哈尔滨市人民政府办公厅关于印发〈哈尔滨市居家和社区养老服务改革试点工作实施方案〉的通知》(哈政办规〔2017〕55 号)					
安徽合肥	市属城区 70 周岁以上低保、空巢(无子女)老年人和 90 周岁以上老年人	全部	600 元/月		所需资金市、区(开发区)财政按 1∶1 比例分担
	县(市)城关镇 70 周岁以上低保、空巢(无子女)老年人和 90 周岁以上老年人	全部	100 元/月		所需资金市、县(市)财政按 1∶1 比例分担
政策来源:《关于印发〈合肥市社会养老服务体系建设实施办法〉的通知》(合民〔2017〕168 号)					

（续表）

城市	救助对象	身体状况	救助标准	救助内容或方式	备注
江西南昌	分散特困供养老年人、失独老年人,70周岁以上享受最低生活保障的老年人、80周岁以上的失能老年人	失能	200元/月		
	获得市级以上劳动模范称号、见义勇为荣誉称号或者因公致残的老年人		按规定享受		
政策来源:《南昌市居家养老服务条例(征求意见稿)》(2019年3月12日)					
河南焦作市	"三无"老年人		180元/月—540元/月		
湖北武汉	城镇低收入(含低保)和农村低保家庭中失能(含轻度、中度、重度)的老年人;城镇低收入(含低保)和农村低保家庭中失能中80周岁(含)以上的老年人;重点优抚对象、市级以上劳模及以上劳模、见义勇为称号中失能的老年人;中心城区个人收入低于上年度人均退休金水平重度失能老年人	失能	200—800元/每人每年	虚拟服务额度	市、区两级财政按1:1比例配套解决资金
政策来源:《关于实施武汉市特殊困难老年人养老服务补贴的通知(征求意见稿)》(2018年8月1日)					
湖南长沙	失能半能低收入家庭低保老年人以及百岁老年人	失能	300元/月	购买服务的方式	市、区两级财政按1:2比例分担。入住养老机构的,服务补贴可抵扣入住费用
	失能半失能低保老年人,年满70周岁的低保老年人、失能半能低收入老年人	失能	400元/月		
	失能半能散居"三无"老年人,年满70周岁的散居"三无"老年人、失独老年人,失能低收入老年人,获市级以上劳模称号的老年人	失能	500元/月		
政策来源:《长沙市人民政府办公厅关于全面放开养老服务市场提升养老服务质量的实施意见》(长政办发〔2019〕1号)					

表 3　西部地带老年照护社会救助政策汇总表

城市	救助对象	身体状况	救助标准	救助内容或方式	备注
四川成都	具有成都市户籍的 60 周岁及以上低保家庭中的老年人	能力完好和轻度失能	50 元/月	服务券、卡等方式非现金方式	符合条件的补贴对象入住机构的,在居家和社区养老补贴的基础上每月标准上增加 200 元
		中度失能	300 元/月		
		重度失能	500 元/月		
	具有成都市户籍的 60 周岁及以上低保边缘家庭中的老年人	中度、重度失能	50 元/月		
政策来源:《成都市人民政府办公厅关于进一步完善困难老年人基本养老服务补贴制度的意见》(成办发〔2018〕37 号)					
重庆	具有重庆市户籍的城乡低保对象,城市"三无"人员和农村五保对象中年满 60 周岁且生活不能自理的老年人;具有重庆市户籍的城乡低保对象,城市"三无"人员和农村五保对象中年满 80 周岁的高龄老年人		260 元/月	发至符合条件对象的社保卡(银行卡)	所需资金由区县财政纳入年度部门预算。市财政对区县给予适当补助,其中都市功能核心区和都市功能拓展区补助 50%,城市发展新区补助 20%,渝东北生态涵养发展区和渝东南生态保护发展区补助 70%
			200 元/月		
政策来源:《重庆市经济困难的高龄老年人养老服务补贴实施办法》(渝民发〔2015〕71 号)					
云南昆明市呈贡区	年满 60 周岁以上且在本区内无子女照顾的散居老年人"五保"、"三无"老年人,市级以上劳模由政府购买服务	需要半护理和全护理	300 元/月	服务券的形式	居家养老服务券当月内使用有效,资金由区财政安排
	年满 60 周岁以上且在本区内无子女照顾的低保老年人,年满 70 周岁以上且在本区内无子女照顾的重度残疾老年人	生活不能自理	200 元/月		
	年满 80 周岁以上的空巢、独居老年人	全部	100 元/月		
政策来源:《昆明市呈贡区居家养老服务工作实施方案(试行)》(2014 年 8 月 2 日起实施)					

（续表）

城市	救助对象	身体状况	救助标准	救助内容或方式	备注
陕西西安	城乡低保对象、城镇"三无"对象、优抚对象、低收入家庭的老年人	失能	260元/月		
	农村"五保"对象	失能	390元/月		
政策来源:《西安市人民政府办公厅关于印发〈破解"养老难"提升服务业创新发展的实施方案〉》（2017年10月25日）					
甘肃兰州	1."特困人员"中的失能、失智老年人;2.城乡低保家庭中的失能、失智老年人;3.特困人员、城乡低保家庭中80周岁及以上的高龄老年人;4.计划生育特殊困难家庭中失能、失智老年人;5.其他低收入家庭中失能、失智老年人	失能、失智	100元/月	先服务后补贴	省、市、县区三级担，其中省市资助70%，县区配套30%
政策来源:《关于建立经济困难的老年人补贴制度的通知》（甘民发〔2016〕249号）					
宁夏银川	具有银川市户籍、享受城乡最低生活保障的老年人	重度失能	300元/月	支付到救助对象"一卡通"账户	市辖三区所需资金由银川市财政发放补贴的50%给予资金补助。两县一市所需资金由市财政根据实际发放补贴的30%给予资金补助。剩余资金部分由各县（市）区财政足额配套解决
		中度失能	200元/月		
	具有银川市户籍、月固定收入低于当地城乡最低生活保障标准150%的老年人	重度失能	150元/月		
		中度失能	100元/月		
政策来源:《银川市人民政府办公厅关于印发〈银川市经济困难失能老年人生活补贴办法（试行）〉的通知》《银政办发〔2016〕116号》					

（续表）

城市	救助对象	身体状况	救助标准	救助内容或方式	备注
广西南宁	60周岁以上城市散居特困老年人、城市失独老年人、城市低保对象、城市生活补助的重点优抚对象	全部	4小时（40元/小时）		市、区按1:1比例承担，开发区补助资金由开发区财政自行承担
	85周岁（含85周岁）以上的城市高龄老年人	全部	2小时（40元/小时）		

政策来源:《南宁市人民政府关于印发南宁市政府购买居家养老服务的实施意见》（南府规〔2019〕21号）

| 内蒙古包头市 | 享受城乡低保或分散供养的"三无"人员、农村牧区五保对象、重点优抚对象中享受待遇的、以及其他生活长期不能自理的智力、精神和肢体重度残疾困难老年人 | 失能 | 200元/月 | | |

政策来源:《包头市民政局 包头市财政局关于建立困难失能老年人护理补贴制度的通知》（包民发〔2016〕27号）

| 新疆 | 具有兵团户籍的低保对象、特困人员中年满80周岁的老年人；年满60周岁中没有享受残疾人护理补贴的失能老年人和特困人员中的失能老年人 | 失能 | 不低于80元/月 | | |

政策来源:《关于印发〈新疆生产建设兵团经济困难的高龄失能老年人补贴实施办法〉的通知》（兵民发〔2019〕7号）

图书在版编目（CIP）数据

我国城市老年照护社会救助研究/刘晓雪著. —上海：复旦大学出版社，2022.6
ISBN 978-7-309-15402-3

Ⅰ.①我…　Ⅱ.①刘…　Ⅲ.①老年人—护理—社会服务—研究—中国　Ⅳ.①R473.59
②D669.6

中国版本图书馆 CIP 数据核字（2020）第 229798 号

我国城市老年照护社会救助研究
WOGUO CHENGSHI LAONIAN ZHAOHU SHEHUI JIUZHU YANJIU
刘晓雪　著
责任编辑/王雅楠

复旦大学出版社有限公司出版发行
上海市国权路 579 号　邮编：200433
网址：fupnet@ fudanpress. com　http://www.fudanpress.com
门市零售：86-21-65102580　　　团体订购：86-21-65104505
出版部电话：86-21-65642845
江苏凤凰数码印务有限公司

开本 787×960　1/16　印张 16.5　字数 278 千
2022 年 6 月第 1 版第 1 次印刷

ISBN 978-7-309-15402-3/R·1845
定价：48.00 元